疫病と人類知

Apollo's Arrow
The Profound and Enduring Impact of Coronavirus on the Way We Live

新型コロナウイルスが私たちにもたらした
深遠かつ永続的な影響

イェール大学ヒューマンネイチャー・ラボ所長
イェール大学ネットワーク科学研究所所長
ニコラス・クリスタキス
Nicholas A. Christakis

庭田よう子訳

講談社

疫病と人類知

——新型コロナウイルスが私たちにもたらした
深遠かつ永続的な影響

心中怒りに燃えつつ、弓とともに堅固な覆いを施した矢筒を肩に、オリュンポスの峰を降《くだ》る。怒れる神の肩の上では、動きにつれて矢がカラカラと鳴り、降《くだ》りゆく神の姿は夜の闇の如くに見えた。やがて船の陣から離れて腰を据《す》え一矢を放てば、銀の弓から凄《すさ》まじい響きが起る。始めは騾馬《らば》と駿足の犬どもとを襲ったが、ついで兵士らを狙い、鋭い矢を放って射ちに射つ。かくして亡骸《なきがら》を焼く火はひきもきらず燃え続けた。

（四三―五二）

九日にわたり神の矢は陣中隈《くま》なく飛び交《か》ったが、十日目になってアキレウスが発議し、全軍の集会を催させた。これは白い腕《かいな》の女神ヘレ（ヘラ）が、ダナオイ人の次々に斃れゆくさまを目《ま》のあたりにして気遣うあまり、アキレウスに思いつかせた思案であった。

――ホメロス『イリアス』（松平千秋訳、岩波書店）より引用

師であり親愛なる友人であるルネ・C・フォックスに捧ぐ
彼女はエピデミックを生き延び、エピデミックを研究し、病気と社会がどのように交差するかを深く理解し、幸運にも彼女の教えを受けた何世代もの学生に影響を与えた

そして、
ポール・ピアッツァ、トム・S・リース、レオポルド・J・ポスピシル、ジョン・B・マリケン、アラン・M・ブラント、アーサー・M・クラインマン、ポール・D・アリソン、サンキー・V・ウィリアムズ、アーサー・H・ルーベンスタインをはじめとする、これまで出会った多くの先生方に

略語一覧

CDC（Centers for Disease Control and Prevention）

アメリカ疾病予防管理センター。伝染病防止を担う政府系の主要機関。ジョージア州アトランタを拠点とする。

COVID-19

SARS-2によって引き起こされる臨床疾患で、患者は多様な症状を呈し重篤化する場合もある。パンデミックそのものを指す場合にも使われる。

NIAID（National Institute of Allergy and Infectious Diseases）

アメリカ国立アレルギー・感染症研究所。感染症の科学的研究を行う政府の主要機関。メリーランド州ベセスダを拠点とする。

NPI（nonpharmaceutical interventions）

感染症の流行に対抗するために、薬の代わりに、または薬に加えて用いられる、隔離などの非医薬品介入のこと。

ＰＰＥ（Personal protective equipment）
医療従事者などが感染を避けるために着用する、マスク、フェイスシールド、手袋などの個人用防護具。

ＳＡＲＳ（Severe acute respiratory syndrome）
重症急性呼吸器症候群。さまざまな病原体の感染や肺の損傷により、息切れを起こす重篤な臨床疾患で、ＳＡＲＳ－１ウイルスによる病気の名称としても用いられる。

ＳＡＲＳ－１
２００３年に出現し、小規模なパンデミックを引き起こしたコロナウイルス科のウイルス。ＳＡＲＳ－ＣｏＶ－１とも呼ばれる。

ＳＡＲＳ－２
２０１９年に出現し、大流行を引き起こしたコロナウイルス科のウイルス。ＳＡＲＳ－ＣｏＶ－２とも呼ばれる。

はじめに

子ども時代、ギリシャ神話の神々はいつも身近な存在だった。わたしはよく神々についてあれこれ想像を膨らませた。夜眠りにつく前には、ギリシャ人移民の両親が神話の話をしてくれた。ギリシャに住むいとこを訪ねたとき一緒に遊んだ子どもたちのなかには、神々の名前をもつ子もいた。わたしは神々のもつ二面性に魅了された。彼らは不死性と力をもちながら弱さをもち不品行に及ぶ。たとえば、アポロンは病を癒す神であると同時に、病をもたらす神でもあった。トロイア戦争では、アポロンに仕える祭司の娘クリュセイスがギリシャ軍に捕らわれたとき、アポロンは娘の解放を求める祭司の訴えを聞き入れ、ギリシャ軍を罰するため、銀の弓から矢を放ち、ギリシャ兵に疫病をもたらした。

『イリアス』に描かれた出来事から3000年を超える時が過ぎ、21世紀になってわたしたちがさらされている集中攻撃に考えを巡らせながら、わたしはいつの間にかアポロンとその復讐について改めて考えていることに気づいた。この新型のコロナウイルスは、まったく新しい脅威であると同時に、はるか古代の脅威でもあるように思えた。今回の大惨事に対して、過去の知恵に頼りながらも、現代的な方法で相手に立ち向かうことがわたしたちに求められていた。

人類はこれまで、医学、公衆衛生、通信、技術、科学において進歩を遂げてきたが、今回のパンデミック（感染症の世界的大流行）は、過去のパンデミックに劣らぬほどの破滅をもたらしている。誰にも看取られずに亡くなる人たち。愛する家族に別れを言うこともできず、きちんとした葬儀を執り行い弔うこともできない。生計が破壊され、教育の機会が奪われる。食料の配給を受けるために列を作る。拒絶、おそれと悲しみと痛み。これを執筆している2020年の8月1日時点で、15万5000人を超えるアメリカ人が、そして世界では68万人を超える人々が亡くなっており、この数に含まれていない人も数多くいる。迅速なワクチン開発が実現しようがしまいが、パンデミックの第2波が差し迫っている。

だが、この猛襲のさなかでさえ、ウイルス封じ込め対策はやり過ぎだと多くの人が思っている。アメリカ人のなかには、こうした対応は度が過ぎていると思っている人もおり、これもまた、厳しい現実を受け入れることができないアメリカという国の現状を物語っている。しかし、この考えは2つの点で間違っていると思う。

第1に、ウイルスを抑えて死亡者をこの規模に留める〝だけ〟でも、21世紀の富とノウハウなどの並外れた力が必要となるのだ。2020年春のパンデミックの第1波に対処するために、遅ればせながら集めたリソースを活用できなかったならば、はるかに多くの、おそらくは100万人のアメリカ人が亡くなっていただろうと、多くの優秀な科学者たちは考えており、わたしもこの見解に同意する。一部の人たちのように、このCOVID‐19［訳注：以下、日本の一般的呼称にならい、新型コロナウイルス感染症または新型コロナウイルスとする］のパンデミックを、その影響を軽減させようと尽力しないで（または尽力したとしても！）通常の季節性インフルエンザと同等にみなすならば、現実を読み誤る。

第2に、現代人がパンデミックの課す苦難に遭わずにすむと考えるならば、あるいは別の時代の人々が、わたしたちと同じおそれや孤独、分裂に、マスクや事業閉鎖を巡る同じような戦いに直面しなかったと考えるならば、友好と協力の呼びかけを経験しなかったと考えるならば、歴史を読み違えている。別の時代の人々も、わたしたちと同じことに直面し経験したのだ。

２０２０年1月末、ウイルスが勢いを増しつつあったとき、イェール大学のわたしの研究グループでは、有能な若手科学者とスタッフの多くに、このウイルスに重点的に取り組んでもらうことにした。まず、中国の研究者と協力し、中国の数百万人の携帯電話のデータを用いて、２０２０年1月と2月のウイルスの伝播を追跡した研究を発表した。次に、ホンジュラスのコパンの隔絶された地域におけるウイルスの生態と影響についての研究計画を立てた。わたしたちはその地を長期間のフィールド研究の場として、１７６の村で暮らす3万人の住民と緊密な関係を築いていた。また、選挙や抗議活動などの大勢の集まりが、アメリカでのウイルスの伝播とどのように重なるかについても調査を開始した。そして5月に、わたしたちはＨｕｎａｌａというアプリを開発し発表した。これは、ネットワーク・サイエンスと機械学習法に基づいて、利用者が感染リスクを評価することができるアプリだ。

２０２０年初頭、科学界全体の雰囲気は緊急性と誠実性に満ちていた。世界中の研究者がコロナウイルスに向き合い、研究や協力、発表の妨げとなる壁を取り払った。だが、公共の情報に空白が発生し、次々と現れる問題を伝える効果的な方法もほとんどないことが、すぐに明らかになった。疫学者、ウイルス学者、医師、社会学者、経済学者など広範な領域に及ぶ科学者とともに、わたしはツイッターにコロナウイルス関連の話題を投稿するようになった。たとえば、子どもと高齢者の死亡率や、曲線を〝平坦〟にしなくてはならない理由、ウイルス感染後の免疫の性質、中国がアウトブレイク（感染爆発・集団発生）対策として用いた異例のアプローチなどだ。

本書を執筆した動機には、社会が目の前の脅威に対処できるようになってほしいという願いも込められている。２０２０年3月中旬、イェール大学は閉鎖した――もっとも、わたしの研究室をはじめ、多くの研究室はリモートで仕事を続けた。本書は同年の3月から8月にかけて執筆した。その間は、バーモント州の自宅で妻のエリカと10歳の息子とともに閉じこもって過ごした。成人した子どもたちも、この病気が発生する前に営んでいた生活からやはり切り離され、時折わたしたちの家に身を寄せた。

わたしは、今誰もが直面していることを生物学的にも社会学的にも人々が理解する手助けができたらと思う。人間が過去に同じような脅威にいかに立ち向かったのか概略を示し、たとえ大きな悲しみを経たのちであっても、やがてたどり着くこの問題の向こう側へいかにして到達するのか説明したいと思っている。感染症や命にかかわる病を理解する力は、公衆衛生教育や、地球規模の健康介入の実施、末期患者と遺族をケアするホスピス医師、ネットワーク・サイエンスを用いた感染分析、社会現象を研究するアカデミックな社会学者といった、わたしの長年の経験がそのまま基盤になっている。

とはいえ、新型コロナウイルス感染症のパンデミックは、今なおとらえどころがない。現時点でも、生物学的に、臨床的に、疫学的に、社会的に、経済的に、政治的に知られていないことが多々ある。その理由の1つは、わたしたちの行動が事態の行く末を変えるからだ。何が起きるのかを確実に知ることは難しい。それに、時間を経なければ明らかにならないことも多い。たとえば、感染による健康への長期的影響や、現在行われている感染症対策がもたらす長期的影響（物理的および社会的距離の確保が、子どもたちの精神衛生と教育、現在成人を迎えている若者世代の経済的見通しに、どのような影響を与えるか）などだ。また、ワクチンが実用化されるかどうか、いつ実用化されるのか、どの程度のリスクを伴うのか、有効期間はどのくらいかについても定かではない。こうした不確実性はあるが、幅広く検討された意見と科学的事実の最良の解釈を入手し、個人として社会として、現時点で可能な最善の決断を下さなくてはならない。

アポロンがトロイアでまき散らした疫病は、アキレウスと天界の女王である女神ヘラの介入のおかげで、やがて収まった。10日たち多くの死者が出てから、アポロンの恐ろしい矢は尽き、彼は弓を下ろした。疫病の流行は終わりを迎えた。だが、そこまでどのようにして至るかが、わたしたちの在り方と、この古代からの脅威をいつ屈服させるのかを定めることになる。

疫病と人類知　CONTENTS

第3章 引き離すこと

第4章 悲嘆と恐怖と嘘

第5章 わたしたちと「彼ら」の分断

第6章 一致団結する

第7章 深遠かつ永続的な変化

第8章 疫病はどのように収束するか

第1章 小さな大敵との出会い

人間には3つの大敵しかいない。熱と飢饉と戦争である。このなかで最大かつ最悪の敵は、熱である。
——ウィリアム・オスラー卿の演説「南部の熱病の研究」（1896年）より

2019年の晩秋、コウモリの体内で数十年にわたりひそかに進化していた目に見えないウイルスが、中国の武漢で、一瞬のうちに人の体内に入り込んだ。それは偶然の出来事であり、その微細についてわたしたちが知ることはないだろう。ウイルスをもらった当人もそれ以外の人たちも、何が起こっていたのかよくわかっていなかった。それはごく小さな、目に見えない変化だった。

記録に残っている最初の患者の多くがその市場の行商人や訪問者だったことから、このウイルスが人間に最初にうつったのは、武漢の華南海鮮卸売市場だったのではないかと、後日、科学者たちは疑うようになった。だが、その全体像は混乱していた。華南はウェット・マーケットとして知られている。世界中の多くの市場と同じように、そこでは新鮮な農産物、魚、肉、生きた動物、ときには野生動物（ハリネズミ、アナグマ、ヘビ、キジバトなど）まで買うことができる。こうした動物の一部は、市場の中で、その場で解体される。わたしたちの多くが慣れている消毒されたスーパーマーケットとは異なり、こうした市場では、床をきれいにするために一日中ホースで水を流している。だから、「濡れた《ウェット》」マーケットなのだ。[1]

わたしたちの知る限り、華南でコウモリは売られていなかったが、中国では消費されている。[2]ウイルスが密かに人類に忍び込む１年前に、現状を予見する論文が発表されていた。科学者が「たとえば野生動物を売る中国南部のウェット・マーケットやレストランに生きたコウモリがいるが、コウモリと動物、およびコウモリと人間の接触は、世界的なアウトブレイクを引き起こす恐れがある」と指摘したのだ。[3]

ＣＯＶＩＤ-19または新型コロナウイルス感染症として知られることになる病気を発症したと最初に確認された人物は、２０１９年12月１日に重症急性呼吸器症候群（ＳＡＲＳ）の症状を呈した。それ以前に発症した患者がいる可能性もあるが、わたしたちはそれについてはわからない。だが、この患者（および初期のその他数例）は、コウモリとも野生動物とも接触しておらず、華南市場にも関係がなかった。これが、ウイルスは当初、もしかすると別の手段で、たとえば野生動物から直接ウイルスのサンプルを採取し、実験室で不適切な防護手順でそのウイルスを分析した武漢の研究者によって人間にうつったのではないかとの懸念につながった。[4]コウモリのウイルス研究をしている武漢疾病予防管理センターは、華南市場からわずか数ブロックのところにあり、武漢ウイルス研究所はやはり同市場から数キロのところにある。だが、ウイルスがこうした施設から漏れる可能性はまったくないと、中国当局は主張している。[5]

ウイルスの出所は謎ではあるが、2019年12月に感染した41人の66%が、買い物客や業者、訪問客などとして華南市場と直接関係があったことは確かだ[6]。ウイルスが人間に最初にうつったのがこの市場ではなかったとしても、当初ウイルスが検出されやすかったのはこの市場だった。露店が密集し大勢の人でにぎわうこの市場は、ウイルスが素早くやすやすと広がり、局所的にクラスターを発生させてわたしたちの注目を集めるようになるには、適した環境だった[7]。

この病気に最初に警鐘を鳴らした医師の1人が、湖北省の中西医結合病院の張継先だった。2019年12月26日、張医師は、7人の非定型肺炎患者に気づいた。そのうち3人は家族で、ほかの4人は華南市場で働いており、互いに知り合いだった。張医師は翌日、この7人について武漢疾病予防管理センターに報告した[8]。パンデミックを定着させた当初の不作為を隠蔽する工作の一環として、その後、当局は症例を報告した張医師を称えて功労賞を授けた[9]。しかし、その後の調査で、北京の中国疾病予防管理センター（CCDC）への通知基準を超えた非定型肺炎患者が、12月初旬にほかにも発生していたのに報告されていなかったことが、明らかになった。アウトブレイクを封じ込めるための貴重な時間は失われた。12月中に104人の患者が発生し15人が死亡していたことが、その後の分析で判明した[10]。

当局は何が起きているのか気づいて、2020年1月1日に華南市場を閉鎖した[11]。その頃には、最初に発症し別々の病院に入院していた患者たちは、特殊指定施設である武漢市の金銀潭医院に移されるようになっていた[12]。1月27日、中国CDCが発表した分析（これには誤った情報が含まれている可能性があると、後日指摘する者もいた）によると、1月1日から12日の間に華南で採取された、585個の環境試料（検査対象の表面から採取したスワブサンプルなど）のうち33個には、その後SARS-CoV-2と名づけられる、新型コロナウイルスのRNAが含まれていた。陽性となったサンプルは、野生動物が売られていた市場の西部で採取されたサンプルが圧倒的に多かった。[13]

2019年12月30日、市場が閉鎖される2日前に、33歳の眼科医、李文亮は、同僚の驚くべき報告書を読んで、クラスターが発生しつつあることに気づいた。武漢市中心病院救急科主任の艾芬はその頃すでに、SARSであることを示す非定型肺炎患者の検査報告書を受け取っていた。[14] 医学部時代の同級生数人とのWeChat（ウィーチャット）グループで、李医師は、「華南海鮮市場で、7人のSARS患者が確認された」と警告を発した。「最新情報によると、患者はコロナウイルスに感染していることが確認されたが、そのウイルス株は亜型だということだ。感染しないように自らの身を守り、家族にも警戒するように伝える必要がある[15]」

2020年1月3日までに、地元当局は李医師のメッセージを把握していた。1月12日に中国共産党の集会が開かれる予定があったので、局地的なアウトブレイクが発生したというニュースは、ましてや深刻なニュースは、歓迎されなかった。実際に、少なくとも1月11日までは、武漢で新規発症例は見られないという誤った情報が世間で信じられていた。[16] 李医師は警察に呼び出され、「デマを流し」「インターネットで虚偽を述べた」かどで責め立てられた。彼は発言を撤回し、「違法行為」に関わらないと約束する書面に署名するよう強制された。[17] 病原体が世界中に広まるなかで、新型コロナウイルスに関する真実の隠蔽や無視は、これが最後とはならなかった。

言うまでもなく、李医師のメッセージは完全に正しかった。後日、当局は公式に謝罪し、自由な表現に対する制限にうんざりし、指導者たちが発する偽りの情報に幻滅した中国の一般市民の間で、李医師は英雄となった。[18] 残念ながら、やがて中国の（またほかの国々でも）大勢の医療従事者が同じ運命をたどったように、李医師は2月7日に新型コロナウイルス感染症で亡くなった。[19] 1月8日に緑内障患者の治療をしたときに感染したのだ。その患者は華南市場で店を出していた。

この病気は人から人へと広まり、一定の動物宿主と無関係に繰り返しうつることはないと、中国当局はかなり早い段階で認識していた。この憂慮すべき事実は、1月24日にイギリスの医学雑誌『ランセット』に掲載されオンラインで発表された、最初の41件の既知の症例に関する論文で証明された。[20] これが深刻な病気であることも、中国当局は気づいていた。最初の患者のうち6人（15％）が死亡した。このウイルスが「健康に対する世界的脅威にならないように、深く掘り下げて研究する必要がある」と、論文は結論づけていた。

武漢から始まった中国のアウトブレイク

ウイルスは当初ゆっくりと、やがて急速に、武漢市から、5800万人の人口を擁する湖北省全域へと広まった。1月を迎えた頃、武漢市の感染者割合は全体としてはまだ低かったが、大勢の人々が武漢市を離れたときに、その一部の者が病原体を運び出すには十分な数の感染者がいた。

このウイルスは非常に悪いタイミングで名乗りを上げた。中国で2020年1月25日の旧正月の祝日（春節）に向けた国民大移動（春運）が始まる時期に、ちょうど当たっていたのだ。この期間に移動する人々る旅行者の延べ人数は、通常30億人を超えると言われており、アメリカで感謝祭のために移動する人々

図１

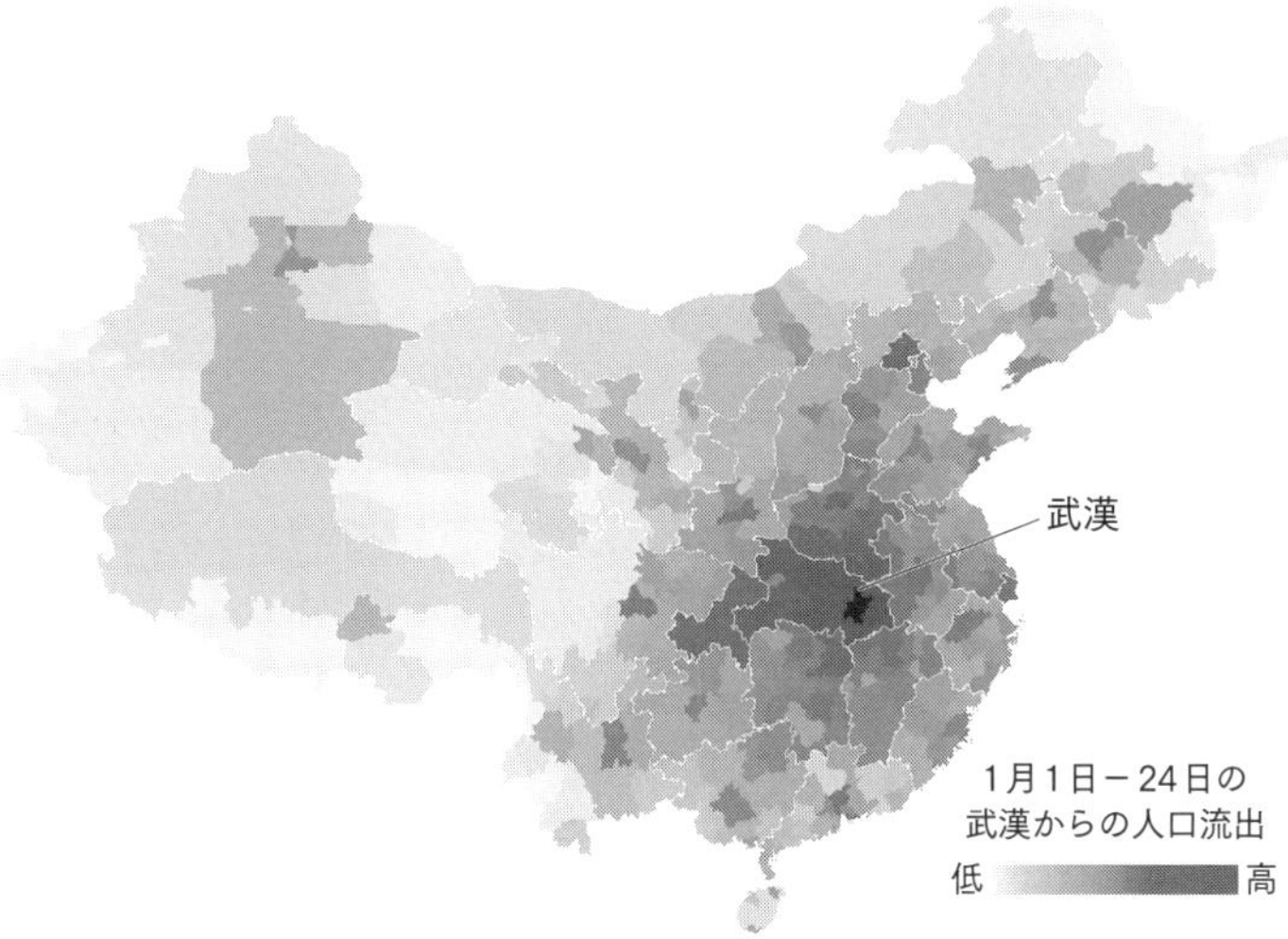

SARS-2のウイルスを運んだ、2020年１月の武漢からの人口流出。

の数など、足元にも及ばないほどの大移動となるのだ。[21] さらに、武漢が中国の交通の要衝であることが事態を一層悪化させた。１月に１２００万人近い旅行者が武漢を経由した（中国の研究者と共同で行ったわたしの研究室のリサーチがのちに証明するように）ことで、２月中旬までに中国全土にウイルスが運ばれた。[22] 図１で示すように、武漢から特定の目的地へ向かう人が多いほど、その目的地でＳＡＲＳ－２のアウトブレイクが悪化する。最初に「持ち込んだ」者たちが、疫学者が「市中感染」と呼ぶカスケード反応によって、局地的なアウトブレイクを引き起こすのだ。

　当局は最初、李医師のような意見を封じたが、後日、急に真実を認めて方針を変えた。諸外国の政治家たちもやがてこれの二の舞を演じることになる。中国はアウトブレイクの封じ込めに躍起になり、正直な報告が奨励されるようになった。１月20日、習近平国家主席は、この状況について最初に公式発表したときに、「適時流行の情報を公開すること、および国際協力を深めることが必要である」と述べた。[23] 中国共産党中央政法委員会は、透明性を奨励することはないとされる組織だが、中国で人気のあるソーシャルメディアのサイトで、次のような厳しい警告を発した。「報告を故意に遅らせたり隠したりした者は、未来永劫、歴史に汚名を残すことになる」。この投稿はのちに削除された。[24]

1月17日、李文亮医師がSARS-2に感染してから9日後、杭州市の浙江大学の高名な医師で疫学者である72歳の李蘭娟は、武漢のある医療関係者が新型の肺炎にかかっていることを、私的なやり取りから知った。[25] 李蘭娟医師は同日、武漢行きの許可を取得するために北京の国家衛生健康委員会に連絡した。その翌日、中国は16名から成るチームの一員として、彼女を武漢に派遣した。そのチームには、83歳の呼吸器科医、鍾南山もいた。鍾医師は、SARSウイルスが2003年に大発生したときに、その性質と重大性を突き止めたことで知られている。李蘭娟医師と鍾南山医師は、中国内外で大きな尊敬を集めていた。中国疾病予防管理センター（CCDC）主任の高福医師は、武漢で起こっていることに不安を抱いており（12月下旬に非公式の報告を受けて以来、彼は地元当局に対して積極的な協力を要請していた）、彼もこの任務に加わることになった。[26]

1月19日、チームは複数の病院や、武漢疾病予防管理センター、華南市場を訪れた。武漢市の医療体制はすでに逼迫していた。数日のうちに、中国は武漢の既存のインフラを補うために、30の集中治療室と1000床を有する、約6万平方メートルの病院建設に着手した。病院は10日以内に完成する予定だった。[27] 同日の夜、チームは北京に戻り、国家衛生健康委員会に概要を伝えた。彼らの報告は憂慮すべき内容だった。翌20日の午前8時半、チームの6人の専門家が、中国指導者層の本拠地であり、紫禁城に隣接する中南海で、閣僚会議に出席した。この病気は人から人に広がる可能性があるので、チームは政府に対し、強力なコントロール対策を実施するよう進言し、武漢の封鎖を勧めた。武漢市政府は1月23日の午前2時、同日午前10時にロックダウン（都市封鎖）を実施すると発表した。これに続いて、湖北省全域でただちにロックダウンが実施された。[28]

1月25日までに、ほぼ中国全土が封鎖された。[29] わたしが指導する中国人学生の1人がその直後に行った分析によると、9億3400万人の人々が、「閉鎖的な管理」という新規則の対象となる地域で生活していた。毛沢東主席下の社会統制をいくらか彷彿させるような、これほどの規模での規制は驚異的だった。人類史上最大規模で課された公衆衛生対策だった。

「閉鎖的な管理」には多くの特徴があった。[30] 住民は自宅に閉じこもることが求められ、生活必需品購入のために週に1～2度だけ外出許可が与えられた。列に並んで待つ買い物客たちは、前後の客と約2メートルの距離を空けていた。それは、中国の普段の密集ぶりを知っている地元民や外国人を唖然とさせるような変化だった。そして、公共の場では誰もがマスクを着けていた。人や車が移動する際は、各エリアで特別な出入許可証がチェックされ、近場に行くときでも例外はほとんど認められなかった。こうした許可証に書かれた短い注記（「ウイルスとの闘いは各自の責務である」）から、通りに掲げられた大きな赤い横断幕まで、集産主義者のスローガンが至るところで姿を現した。各コミュニティの入口では、一人一人の体温がチェックされた。学校の授業は数百万人の生徒に対しオンラインで行われるようになった。交通機関の車両や公共の場所は定期的に消毒された。大量の食品とその他生活必需品は注意深く配送された。中国当局は運送会社に商品配達を奨励し、運送会社は、運転手が必ずマスクを着用し発熱していないことを、どこからでもアクセスできる注文アプリで保証した。

こうした規則の遵守を課したのは、街区の班長や地元の役人、中国共産党員だった。[31] 中国の独裁政府と集産主義の基準がそれを容易にしたわけだが、新規制の遵守はトップダウンによるものだけではなかった。たとえば、地方の住民たちは木を切り倒して道路に大雑把なバリケードを作り、外部の者が入れないようにし、侵入者を見破るために、来訪者に方言で尋問した。[32]

この統制に現代的な趣向が加えられることもあった。2月には、市民が自分の名前とID番号を入力しておくと、飛行機や電車、バスなどの利用時にウイルス感染者と接触した可能性を通知するアプリを、国営の軍用電子機器会社が発表した。この技術は世界中で大勢の人をぞっとさせたが、ほどなくして、このような発想は望ましく、標準的でさえあると受け止められるようになった。[33]

3月下旬、中国政府は国内の一部の地域で、こうした制限をいくつか慎重に解除したが、中国の人々は大規模な単位で、その他多くの方法を継続した。[34] たとえば、エレベーターの中では、使い捨て爪楊枝が刺さった針刺しが壁に取り付けられており、その爪楊枝を使ってボタンを押した。多くの都市では、エレベーターの乗員数は1度に4人までとされ、床にテープを貼って乗員の立ち位置を提示した。エレベーターには、「辛抱強く次のエレベーターを待ってください。この非常時には団結してウイルスと闘いましょう」との表示があった。従業員がオフィスや工場に出勤するようになると、会社や工場の食堂に変更が加えられた。利用者は段ボールかアクリル樹脂の仕切りでほかの人と隔てられ、素早く食べるようにと指示された。1つのテーブルに1人しか着席できず、会話も交流もなかった。ロックダウン生活のさまざまな場面でブラックユーモアが生まれたように、このときも、「1つのテーブルに1人というスタイルは、受験生時代を思い出す」と多くの人たちが口々に言った。
中国はこのアプローチで、実質的に〝社会的核兵器〟を爆発させたのだ。そうして、彼《か》の国はウイルスの蔓延を食い止めることができた。３月下旬までに、中国国内の新規感染者の報告症例数は、１日数千人から50人未満にまで減少した。[35] ４月までに、日々の感染者数はゼロになった。しかも、これは人口14億人を擁する国の話だ。中国の報告症例数の基準（たとえば、中国は当初、無症状の感染者を数に含めなかった）について、および報告の信憑性（確かに、武漢の初期の症例の情報は隠蔽されていた）については、いくらか批判があった。[36] しかし、中国の発表した数の一部が曖昧だったとしても、中国が感染症の流行をコントロールすべく動き出したときに大幅に症例を減少させたことは、公衆衛生の観点からは、驚くべき成果だった。
誤解のないように言えば、中国でも、その後ロックダウンを実施した各国でも、ウイルスを根絶させたわけではなかった。一時的に蔓延を止めただけだった。ロックダウンが解除されると、ウイルスはまた盛り返した。[37]
わたし自身が新型コロナウイルス感染症の調査に関わるようになったのは、武漢でロックダウンが開始された日の翌日からだ。１月24日に、中国の携帯電話のデータ分析で、過去数年にわたり共同研究をしていた中国の研究者から連絡を受けた。それまでは、高速鉄道と地震が人間の交流による社会的ネットワークをどのように再形成するかについて、彼らと共同で調べていた。これはわたしが２００１年から関心を抱いているテーマだ。２０２０年の１月下旬に、同様のデータを用いれば急拡大する流行を研究できるかもしれないと、わたしたちは考えた。そういうわけで、わたしは中国の状況を注視するようになった。やがて、徐々に警戒を抱くようになった。新型コロナウイルス感染症は、中国だけの流行では終わらないと気づいたからだ。歴史的に深刻なパンデミックになるにちがいないと気づいたのだ。

中国の現状を調べながら、逼迫する病院、ロックダウン、自宅学習、アクリル樹脂の仕切り、さらには爪楊枝さえも、どれも間もなくアメリカで起きることになると気づき始めた。そうならない理由は思いつかなかった。ところが、2月上旬に我が家で警鐘を鳴らそうとしたとき、いつもならわたしの意見をかなり深刻に受け止める妻から、そんな心配は杞憂にすぎないと言われた。

それは他人事ではない——「患者ゼロ」の誕生

中国でアウトブレイクが抑えられた頃、SARS-2は世界各地で相当な広がりを見せていた。アメリカでは1月中旬までに少なくとも1人が感染していた。世間の注目を集めることになった最初の患者は、ワシントン州のスノホミッシュ郡で診断された35歳の男性だった。この情報は、CDCが1月21日にプレスリリースで発表した。彼は1月15日に武漢からワシントン州に戻っていた[38]。遺伝子分析から、この患者は中国の福建省、杭州市、広東省で見られた変異型と緊密に関係する変異株に感染していることが判明し、このウイルスはUSA/WA1/2020、または短くWA1と記録された[39]。武漢の最初の患者41人か媒介者から、思いがけなく感染したのだ。この症例が発表された頃には、アメリカは武漢から到着した乗客に大雑把な検査を行うようになっていた。だが、検査はニューヨークやロサンゼルス、サンフランシスコといった特定の空港に限られ、しかも、開始したのはこの男性が到着した2日後の1月17日からだった。この不完全な取り組みは、その後明らかになったことを裏づける格好の例となった。つまり、国境閉鎖は一般に、新型コロナウイルス感染症のようなパンデミックに対してごく限られた効果しかない、ということだ。

このときCDCはプレスリリースで、「限定的な人から人への拡大が起きつつある兆候が現れている」と述べた。また、最初に検出された症例について公表された臨床報告には、この患者が華南市場や医療施設には行っておらず、本人が知る限り病人とは誰とも接触しなかったことを示すさらなる証拠があった。つまり、ほぼ間違いなく無症状だった人から、彼は感染したのだ。これはこの感染症の最も厄介な点の1つであることが、まもなく証明された。世界中にパンデミックが広まるなか、無症状者からの感染のせいで、病気を追跡し制御することが一層困難になった。感染しているかどうかは、症状の有無を当てにすることができなかった。

ともあれ、この患者が診断を受けたことは、思いがけない幸運だった。彼はCDCの発したウイルスの警告を知っており、武漢から戻った4日後の1月19日に、微熱と咳の症状が出たため、シアトル北部の応急クリニックへ行った。クリニックのスタッフは、検体を採取して深夜便でCDCに送った。患者は帰宅して自宅隔離するように言われ、その通りにした。1月20日の午後、検査の結果は陽性だと判明した。同日の午後11時、彼はプラスチックで覆われた感染者搬送用のカプセル型ストレッチャーに乗せられて、ワシントン州エバレットのプロビデンス地域医療センターで以前エボラ出血熱患者に対処するために設けられた、生物学的封じ込め病棟に向かった。彼は、わたしたちが知る限り検査で確認された最初の症例、「患者ゼロ」となった——この用語は、こうした苦境に際して個人に責任を帰すべきではないという意味で使われた[40]。

彼の症状は悪化し肺炎を発症した。入院中は、マスクなどの防護具を装着したスタッフが看護にあたり、体温や血圧などのバイタルサインをとるためにロボットが使われた。医師や看護師とのやり取りには、ビデオ会議システムが用いられることが多かった。患者との距離を保ち、李文亮医師や武漢の大勢の医療従事者を死に至らしめた、命を奪うおそれのある病気に感染することを防ぐためだ。この人間味のない隔絶した医療を、のちに多くの入院患者が受けることになる。1月30日までに患者ゼロの病状はかなり改善し、その後ほどなくして退院した。2月21日にはもう感染は認められず、自宅隔離を解かれた。

接触者を追跡したところ、少なくとも60人が患者ゼロと接触があったことが明らかになった。接触者追跡とは、患者が誰と接触していたかを突き止めるために、判明している最初の症例からさかのぼって調べることで、刑事のように〝足を使う〟公衆衛生システムの仕事だ。驚いたことに、接触者のなかで病気になった者は1人もいなかった。その後の遺伝子解析により、この患者はシアトルで発生したエピデミック（特定の社会、共同体における予測を超えた感染症の流行）の原因ではない可能性が高いことが確認された。こうしたウイルス感染の袋小路が、このパンデミックのもう1つの重要な、それに厄介な特徴である。後述するが、このような分析に基づくと、中国と関係のある、おそらくはアメリカ市民である未知の人物が、2月13日頃に湖北省から到着し、異なる変異ウイルスによるアウトブレイクをワシントンで引き起こす原因となったと思われる[41]。

近くのカークランドにある、ライフケア・センターという高齢者介護施設に行き着いたのは、後者の変異ウイルスのほうだった。基礎疾患のある高齢者が大勢いる施設はウイルスが蔓延しやすい。ここで発生したクラスターが、その後すぐに世間の注目を集めることになった。この施設に緊急で呼ばれる回数が2月に入って増えていることに、救急医療隊員は気づいた。1月は7回だったのに2月にはおよそ30回に増えていた。初期対応者（ファーストレスポンダー）たちも具合を悪くしていた。消防署は、このライフケア・センターがホットゾーン（感染区域）であると宣言し、施設に立ち入る際に救急隊員に完全防護具を装着することを要請した。さらに、ライフケア・センターの職員は、マスクを着けて車椅子に乗せた患者を施設から運び出し、救急隊員が患者を拾えるように、患者の乗った車椅子を縁石のところに止めておいてほしいと言われることもあった。死亡者の死因が新型コロナウイルスだということがようやく明らかになったのは、2月28日に陽性の検査結果が出たときだった。その2日後の3月1日、ライフケア・センターの70代の男性が、新型コロナウイルスで亡くなったと発表された最初の入居者となった[42]。その後3月27日に発表されたCDCの報告書によると、この施設に関連した症例の総数は167人で、その内訳は入居者が101人（全入居者の3分の2に当たる人数）、医療従事者が50人、訪問者が16人で、最終的に少なくとも35人が死亡した[43]。3月8日時点では、シアトルで確認された感染者数は118人だけで、死亡者は18人だった——その大部分は、ライフケア・センターに関連する人々だった。

基礎疾患のある高齢者の入居する介護施設でのクラスターは、ある意味、ウイルスのペトリ皿のようなものを全米に示した。ほどなくして、こうした施設に付設される小規模な遺体安置所では、急増した死亡者に対応できなくなった。4月を迎える頃には、不安にさせる見出しが新聞に並んだ。

「匿名情報によれば、ウイルスに襲われた高齢者介護施設で17人の遺体が見つかる」

「ホルヨークのソルジャーズ・ホーム、コロナウイルスでほぼ毎日のように死者。これまでに67人が死亡」

後者の場合は、施設の入居者の3分の1が死亡したことになる[44]。高齢者介護施設は思いもかけないことに、21世紀初頭の「伝染病患者隔離病院」——かつての伝染病患者の収容所——と化していた。自宅で一人暮らしの高齢者も新型コロナウイルスであっという間に命を落とすことがあったので、以前気づかれなかったこうした死亡者を考慮に入れて、統計学者はウイルスの致死性の推定値をのちに上方修正しなくてはならなかった。

シアトルには患者ゼロの住まいがあり、また最初のクラスターが発生したとされ、エピデミックによる最初の死亡者がいたことを考えると、ウイルスがアメリカに根を下ろしたのはシアトルに違いないと思われた。ところが、その後の研究から、西海岸の別の場所で、シアトルよりも前に発症した患者がいることが判明した。アメリカでは、孤独死や死因に疑いがある場合は、地域の監察医の検死の対象となる。そのため、カリフォルニア州サンタクララの監察医は、57歳のパトリシア・ダウドの検死を行うことになった。彼女は1月下旬に体調を崩し、インフルエンザのような症状を呈していた。仕事を休んで自宅にいるとき、近隣のストックトンに住む家族に、会いに行けないと伝えていた。2月8日の午前8時、彼女は職場の同僚に連絡を取ったが、2時間後に亡くなっている姿が発見された[45]。当初、死因は心臓発作と思われたが、その後の検査でSARS-2の存在が判明した。新型コロナウイルスに感染してから死亡するまで、通常はおよそ3週間とされるので、ウイルスがベイエリアにやって来たのは1月中旬の可能性が高い。患者ゼロがシアトルに着いた頃と大体同じだ。ダウド自身は中国に行ったことがないことから、市中感染がすでに起きていたことになる。

見知らぬ人から感染したダウドを除けば、最初に確認されたヒト–ヒト感染（人から人への感染）の症例は、イリノイ州の夫婦だった。[46] 妻は2020年1月13日に武漢からアメリカに帰国し、夫にうつしていた。夫婦は重症化して入院したが、2人とも回復した。だが興味深いことに、患者ゼロと同様に、この夫婦から感染した人はいなかった。州の公衆衛生当局は、この2人が接触した、175人の医療従事者を含む372人を追跡した。夫婦は感染したが、ほかの誰もウイルスに感染していなかった。

これに対してシアトルでは、前述したようにウイルスが新たに入り込んだあと、SARS–2ウイルスは広がり続けた。感染症専門医のヘレン・チューは、1月下旬に聞いたシアトルの最初の症例に懸念を抱いていた。しかも、彼女はその懸念に対し何らかの行動を起こせる立場にいた。チュー医師は2018年に開始した、シアトル・インフルエンザ研究（ビル・ゲイツの慈善事業からの支援を受けている）という進行中の企画事業の一員で、ピュージェット湾地域での調査プロジェクトの一環として、呼吸器に症状がある人から、鼻咽頭ぬぐい液で検体を採取していた。このチームは、新しいサンプル（1月と2月）を検査することができれば、コロナウイルスがすでに広がり始めていたのかどうか、だとしたらそれはいつだったのか、突き止められることに気づいた。

州と連邦当局からは許可が得られなかったが、病気の伝播にますます不安を抱いたチュー医師と同僚は、最終的な承認を得ないまま、2月25日、到着した検体の分析に着手した。すると、中国に（それ以外にも）渡航歴のない15歳の少年が、その数週間前にSARS–2にかかっていたことを、ただちに発見した。その少年は2月24日に、上気道感染で医療機関を受診していた。少年は患者ゼロの家から24キロしか離れていないところに住んでいたが、彼の保有する変異ウイルスは患者ゼロのものとは異なっていたので、患者ゼロから感染したわけではなかった。[47] この診断が下されたとき、わたしがよく知る医師をはじめとする地域の医療従事者は、大急ぎで少年の居所を探した。その日、少年は学校にいることがわかった。当然だろう。ありふれた病気と思われた病気から回復して、学生の本分を果たしていただけだ。少年の姿が見つかると、彼はすぐに校内から連れ出され、学校はすぐに閉鎖された。

この症例を発見して、チュー医師は暗澹としながら、病気は「すでに至るところに」あることに気づいた。[48] シアトル・インフルエンザ研究の研究者が1月中に採取した検体の検査に取りかかると、さらに多くの症例が発見された（もっとも、彼らが発見した陽性の最新症例は、2月21日に採取した検体だった）。この少年と同様に、このときに見つかった患者に対しても感染の事実が伝えられた。実際にこの時点で、シアトル地区では新型コロナウイルスによる死亡者がすでに2人出ていた。2人とも高齢者だった。これも、病気の特徴としてすぐに知られるようになった。つまり、若者は大概において最悪の影響を免れるらしいということだ。

15歳の少年が国外に出ていないのに新型コロナウイルスに感染していたという事実は、アメリカで市中感染がかなり進行していることを示す、さらなる明白な証拠となった。だが、検査キットが不足していたために、CDCは当初、呼吸器に症状がある人は、中国に渡航歴のある場合か、既知の新型コロナウイルス感染者と接触した場合に限り、検査を受けるようにと勧めており、この方針は2月27日まで取り下げられなかった。そのため、患者ゼロの発見から6週間にわたり、全米でほかに検出されたその他症例は、59人にとどまった。[49] このように検査対象者を制限するルールが広まったのは、臨床的理由からではなく、単に十分な検査キットがなかったからだった。

３月初旬、わたしの妻エリカにひどいインフルエンザの症状が現れたのだが、妻は「症状が多すぎる」という理由で、主要な医療施設である地元の病院に検査を断られた。驚いたことに、適切な数の検査を実施できない状況は、夏になっても全国的に続いた。

アメリカ人はマスクを着けるべきだったときに、目隠しをしていたのだ。検査不足は大失敗であり、初期感染への対応を大幅に遅らせた。専門家は次に、今なら誰もが知っていることを疑った。病気は実は至るところにあった。多数の検査を実施したことにより、ワシントン州だけで、３月25日までに２５８０人の感染者と１３２人の死者が出たことが確認された。アメリカ合衆国全体では、３月25日までに感染者が６万８６７３人、死者が１０２８人にのぼった。[50]

シアトルの感染が、クルーズ船グランド・プリンセス号のアウトブレイクのきっかけとなったようだ。同船は、クルーズ船がホットゾーンとなった多数の事例の１つだ（その後、アメリカの原子力空母「セオドア・ルーズベルト号」さえもホットゾーンとなった）。多くの場合、乗員や乗客は船上で死亡した。信じられないことに、船は接岸が許されず、船上でアウトブレイクが猛威を振るうなか、当局によって沖合に停泊を命じられ、医療が受けられずに狭い場所に閉じ込められたせいで、多くの命が失われた。[51]

ダイヤモンド・プリンセス号の自然実験

２月11日、２４００人を超える乗客と１１１１人の乗員を乗せた、クルーズ船グランド・プリンセス号は、サンフランシスコを出港してメキシコに向かい、21日にサンフランシスコに帰港した。ほとんどの乗員と68人の乗客は下船せずに、新規の乗客を中心とする２４６０人を乗せた船は、ハワイに向かって出港した。３月４日、最初のクルーズを終えた乗客の１人が、新型コロナウイルスと診断されたため、船は太平洋上で針路を変えて、出港した港に向かい始めた。恐れていたように、その頃にはもう新型コロナウイルス感染症がクルーズ船内で発生しており、乗客２人と乗員19人が陽性と判定された。[52] ３月８日、クルーズ船は接岸し、乗客と乗員は軍事基地にて隔離された。[53] ３月21日までに、78人が陽性と判定された。その後まもなく、ＣＤＣはかなり厳しい勧告を出すことになった。「新型コロナウイルス感染症が世界的に流行しているうちは、世界各地のクルーズ旅行を延期すべきである」[54]

また、クルーズ船ダイヤモンド・プリンセス号は、２月３日に日本の横浜港で検疫を受けた。これは、ある種残酷な自然実験を科学者に提供して、エピデミックにおいて重要な役割を果たすことになった。科学的知識にとっていかに重要な実験であっても、実用的な理由もしくは倫理的理由から、科学者が実験を行うことができない状況が多々ある。たとえば、配偶者の喪失が、個人の死のリスクを高める（いわゆる「ブロークンハート症候群〈たこつぼ心筋症〉」のせいで）かどうかについて、実験的に評価することはできない。誰かの配偶者を無作為に殺したり、取り上げたりすることなどできないからだ！

しかし、科学者が自然実験、つまり偶然〝治療〟が対象者に割り当てられた状況を利用できるときもある。たとえば、物理的に互いに接近した状態に置かれた人々、したがって致死性の高い細菌に感染しやすいリスクにさらされた人々の影響を観察するようなときだ。もちろん、自然実験には計画実験のような慎重な管理はない。その他の制約のなかで、その処置が本当に偶然割り当てられたと、必ずしも確信することはできない。たとえば、ダイヤモンド・プリンセス号の場合、クルーズ旅行に参加する人たちは一般に年齢層が高く、高所得者で、おそらく社交的であることを、科学者は考慮しなくてはいけない。

とはいえ、船はまだ観察可能な証拠を示しており、パンデミック初期で混乱していた時期に、科学者たちはノイズから何か信号のようなものを探そうとして、何十もの書類のデータを丹念に調べた。限定された船内にいる、下船が認められなかった3711人の集団によって、疫学者は集団におけるSARS-2の感染割合や、感染者の死亡率を確認することができた(55)。（比較的高齢の）乗客の少なくとも712人がウイルスに感染し、そのうち少なくとも12人（1・7％）がのちに死亡したことが、分析から明らかになった(56)。この数字は専門家に警戒心を抱かせた。実際、同クルーズ船の感染者数は非常に多く、当時世界保健機関（WHO）が作成していた新型コロナウイルスの国別感染者数では、中国とイタリアに次ぐ人数で、まるで船自体が1つの国のようだった。

3月半ばには、アメリカは新型コロナウイルスがもたらす危険性にはっきりと気づいた。西海岸の指導者たちは、ライフケア・センターで大勢の死亡者が出たことで、何か手を打たなくてはならないと認識した。3月5日から、アマゾンやマイクロソフトなどシアトルの大手テクノロジー企業のトップは、可能ならば自宅で仕事をすることを従業員に奨励した（その数日前、アマゾンの従業員が新型コロナウイルス検査で陽性と判定され、隔離されていた(57)）。その後、レストランの予約減少やその他データの分析から、一般市民は地元の出来事を報道で知り、言われるまでもなく外出を控えるようになったことがわかった。3月17日、ワシントン州のジェイ・インスレー知事は、レストランの店内飲食やバー、娯楽・レクリエーション施設の営業を停止する命令を出した。3月19日、カリフォルニア州のギャビン・ニューサム知事は全州民に対して、必要な活動以外は自宅で待機するように命じた。[58] 3月23日、ワシントン州のインスレー知事は同様の措置を講じた。

ウイルスのゲノムが描く感染地図

現代の遺伝学的技術は、このウイルスの基礎を理解し、ウイルスがどこに広がるか突き止めるうえで有益だった。最初のステップは、ウイルスのゲノムをマッピングすることだった。この作業は、複雑な生物よりもウイルスのほうが扱いやすい。すべてのウイルスのゲノムには、ほんの一握りのタンパク質に対する指示しか含まれておらず、遺伝子機構は宿主に依存する。つまりウイルスは人間の遺伝機構を乗っ取ることで自己増殖する。それゆえコロナウイルスの遺伝子コードはわずか29903文字しかない。そのゲノムは、診断テスト開発の道を開くために、上海の復旦大学の張永振博士が率いる中国の科学者たちによって、すぐに（華南市場の業者から採取されたサンプルから）配列が決定され、2020年1月11日に公表された。[59] 翌日、中国政府は、科学情報をコントロールしたいというばかげた動機で、この重要な研究を行っていた研究室を〝矯正〟のために閉鎖した。[60]

SARS‐2は、コロナウイルスとして知られるウイルスの姉妹種である。コロナウイルスには、人間に風邪を引き起こすウイルス種もあれば、豚や猫、ニワトリなど、一部の家畜を病気にさせるものもある。SARS‐2は、数年前に中国の雲南の洞窟のコウモリから見つかったコロナウイルス（RaT

G13として知られる）と96・2％一致することが、遺伝子配列から判明した。これは、もともとコウモリを発生源とするSARS‐2が、数十年間気づかれないまま広がっていたことを裏づけるものだが、このウイルスは人間に感染する前に一時期センザンコウの体内にいた可能性もあり、これまでの経路は入り組んでいて完全に解明することはできないかもしれない[61]。

コウモリは、これまでもその他多くのエピデミックの発生源となっていた。たとえば、致死性の高いエボラ出血熱やマーブルグ病、めったに見られないが、ヘンドラウイルス感染症、ニパウイルス感染症、セントルイス脳炎のウイルスを媒介する。コウモリがなぜこれほど人間の病原体の温床となっているのか正確にはわからないが、昔から死と関連する伝承の対象にもなっている。たとえば、ナイジェリアの民話やメキシコ古代文明のコウモリ神、それにヨーロッパではドラキュラにまつわる話などがある。ある学説によれば、不思議なことにコウモリの免疫系は人間の免疫系と似ており、コウモリに適合する病原体は人間に感染しやすいという。また、コウモリは飛行可能な唯一の哺乳類であることから、保有するウイルスを、わたしたち人間を含むその他哺乳類に広くまき散らしやすいという説もある。

ウイルスのゲノムのマッピングから得られる重要な成果としては、ウイルスのさまざまな変異株を確実に突き止められるので、世界各地での感染拡大を追跡できることが挙げられる[62]。時間がたつにつれて、ウイルスのゲノムは些細な突然変異を起こす。それは、ウイルスの機能に普通は影響を与えない、遺伝コードのわずかな変化だ。こうした変化は、分子時計のように、かなり規則的な間隔で起きる。平均して2週間ごとに小さな変化が1つ生じる。このような突然変異はコード内で無作為に起きるので、世界のある地域のウイルスのゲノムは、別の地域のウイルスのゲノムとは少し異なることになる。世界各地で何千ものサンプルを収集して、累積した偶発的な突然変異を調べることによって、科学者はウイルスの動向を再構築できる。こうした突然変異は、ウイルスがどこにいたのか、いつ国境を越えたのか記録するので、まるでパスポートのスタンプのような役目を果たす。たとえば、この技術のおかげで、サンフランシスコを出港したグランド・プリンセス号のアウトブレイクが、それ以前に発生したシアトルのアウトブレイクと関連があったこと、さらには武漢で発生した最初のアウトブレイクと関連があったことを、迅速に確認することができたのだ。

ワシントン州のアウトブレイクの配列決定は、ワシントン大学の感染症専門家でシアトル・インフルエンザ研究の一員でもあるトレバー・ベッドフォードの研究室で、2月中旬に始まった。[63] シアトルのアウトブレイクが発生したばかりの頃、ベッドフォードのチームは、地域の複数の感染者から採取したウイルスのゲノムを解析して、ウイルスの発生源を追跡しようとした。1つの可能性として、SARS-2のウイルスが、2020年1月15日に患者ゼロによってシアトルに持ち込まれ、その後、この患者が治療対象となる前後のしばらくの間にひそかに広まり、最終的に、ライフケア・センターでアウトブレイクを引き起こし、シアトル・インフルエンザ研究が見つけた15歳の少年を苦しませることになった、という経緯が考えられた。また、同時期に、別のルート、もしくは異なる複数のルートによってウイルスが持ち込まれ、その他の局地的アウトブレイクを引き起こしたという可能性も考えられた。

こうした可能性を見分けることは、規模を感じ取るために重要になる。それにより、ウイルスと戦っている前線がいくつあるのか研究者にわかるからだ。このようなデータは、ウイルスの感染力と経路を判断するうえでも非常に有効である。こうして、シアトルで市中感染を引き起こした原因は、患者ゼロではなく、その後持ち込まれたウイルスに端を発するものだと推定することができた。

2月下旬までに、この後者のウイルスがシアトル地域で確認された感染の85％を引き起こしたが、その他複数の変異株も別の旅行者によって同地域にすでに入り込んでおり、それぞれが各自の系統を築き始めていた。

ただ、絶対的確信を得られるとは限らないので、別の可能性を見分けることはやはり難しい。その主な理由は、人がSARS－2をうつす速度（ある人が感染してから、他人にうつすまでの平均的間隔は、約1週間）は、それが特有のものかどうかを識別できる突然変異が生じる速度（2週間に1回ほど）よりも速いからだ。これではまるで、毎週別の国を訪れるのに、隔週でしかパスポートのスタンプを押されないようなものだ。よって、どこを訪ねたのか正確に把握することが難しくなる。

図2は、遺伝子系統樹を示したもので、アリゾナ大学の進化生物学者マイケル・ウォロビーの研究室が、ほかの研究室と共同で作成したものだ。それぞれの点はウイルスの変異株を示す（ゲノムのシークエンシングにより確認）。患者ゼロを苦しませた変異株のWA1（左下）にはその先がなく、後続の変異株を生み出すことも他人に感染させることもなかった。その他の変異株（右上）は、2月13日頃にワシントン州でアウトブレイクを発生させた。そこから、カリフォルニア、ニューヨーク、その他の場所へと広がった。[64]

ベッドフォードのチームは、最初の市中感染の症例（15歳の少年の症例）の配列を決定し、その1ヵ月前に中国の張博士がそうしたように、結果を即座に公表した。ベッドフォードは2月29日にその情報をツイッターにあげ、これをきっかけに、ツイッターは科学者が素早く情報を共有する主要な手段となっ

図2

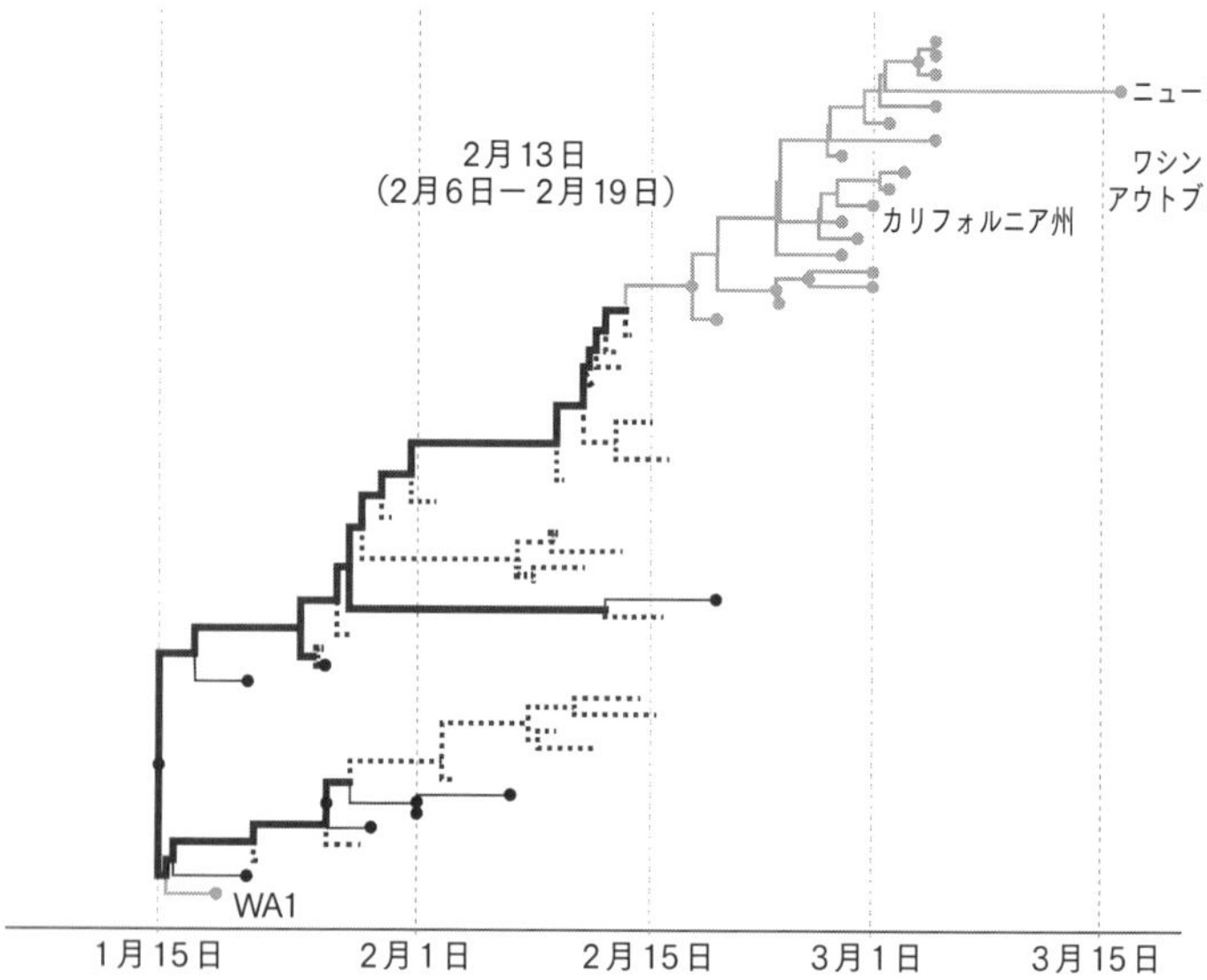

SARS-2の変異株の遺伝子マッピングは、分岐推定時期を示すことでウイルスの経路追跡が可能。

た。国際コンソーシアムは、世界中から集めたこのウイルスの遺伝子配列を、ネクストストレインというプラットフォームで共有するようになった。これは、熱心に先祖を突き止めたがる人たちが家系図を示すときに用いるオンラインツールのような機能をいくらか果たしている。

3月に、SARS-2の感染がコネティカット州で発生してから、ウイルスの感染源が国内なのか海外なのか追跡しようとして、科学者は同様の手法を用いた。[65] 彼らは、このウイルスの9つの検体のゲノム配列を決定し、付近の空港での飛行機による移動に関してデータを検証した。アメリカは、1月31日に中国に対して、2月29日にイランに対して、3月11日にヨーロッパに対して、大幅な渡航制限を課していた。ところが、こうした遺伝子解析の結果、アメリカ人に対する最大のリスクは外国ではなく、アメリカ国内の他州であることが明らかになった。当時コネティカット州で発見されたSARS－2の変異株は、ワシントン州を中心とするその他数ヵ所から入って来たもので、検査を受けた患者のなかに渡航歴のある者はいなかった。海外旅行者よりも国内を移動する者のほうがはるかに数が多いのだから、国内移動のリスクのほうが高くても驚くには値しない。渡航制限を課してもウイルスの拡散には限られた効果しかないと、科学者たちは結論づけた。

だが、2020年3月1日にニューヨーク州で初めて確認されたコロナウイルス患者は、実際に海外に行っていた——渡航制限が出される直前の2月25日に、イランからニューヨーク市に戻って来たのだ[66]。当然ながら、この病気はすでに少し前からニューヨーク市で広まっており、3月下旬になると病院は患者であふれかえるようになった。4月上旬には、同市で毎日1000人近い患者がこのウイルスのせいで亡くなるようになり、物理的距離の確保（フィジカルディスタンスまたはソーシャルディスタンス）の取り組みが広く行き渡るようになった数週間後に、その数はようやく減少した。3月19日までに、ウイルスはアメリカの50州すべてで検出された。図3は、アメリカにエピデミックを引き起こしたウイルスが最初に入り込んだとされる日付を示したものだ[67]。

アウトブレイクが1月に中国で起きてから3月にアメリカで起きるまでの間に、イタリアとイランで大きなアウトブレイクが発生し、大勢の死亡者が出て、両国に甚大な被害をもたらした[68]。スペインやフランス、その他多くのヨーロッパ諸国、アジアと中南米の一部の国も、大きな打撃を受けた。たとえばエクアドルでは、4月上旬にはすでに壊滅的被害を受けていた。死者があっという間に増えたため、遺

図3

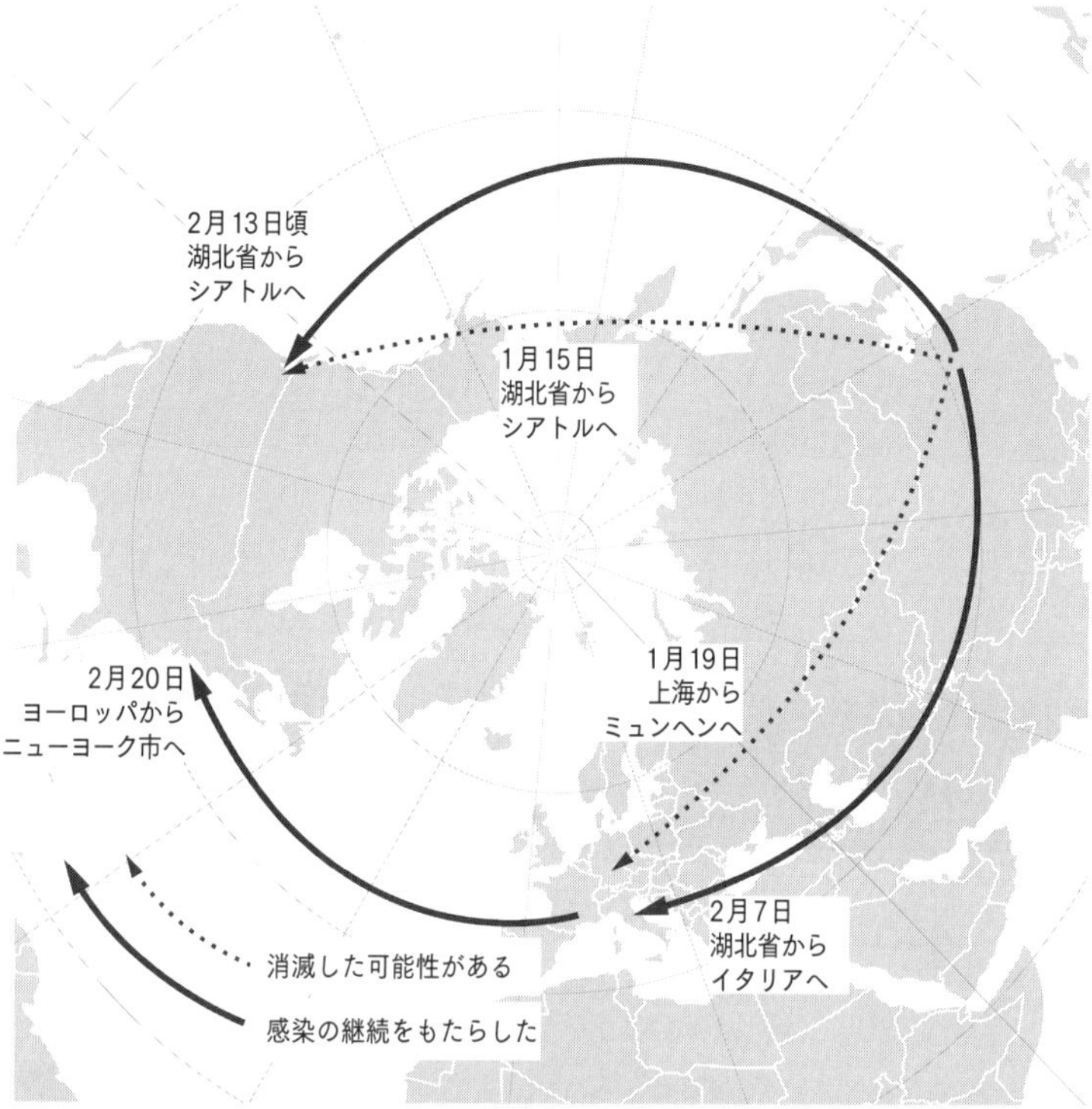

2020年2月にSARS−2がアメリカにたどり着くまでの軌跡は、変異ウイルスの遺伝子解析から推測が可能。

体はビニールシートにくるまれ、その上に数個の岩が置かれて、道端に放置されているような状況だった[69]。

　わたしの研究室は、ホンジュラス西部コパンの3万人以上が住む農村地帯で、公衆衛生のフィールドワークを行っている。エクアドルのような惨状を招かないために、わたしたちは3月にコパンでの活動を中止した。

　3月11日、ウイルスが人間に忍び込んでからおよそ4ヵ月後、世界保健機関（WHO）は新型コロナウイルス感染症（ＣＯＶＩＤ‐19）はパンデミックであると表明した。これは、言うまでもなく形だけのことだった。状況を見守っていた常識ある人々や、困難な状況にある世界各地の都市で暮らす数多の住民にとっては、すでに明白な事態だったからだ。２０２０年４月１日時点で、アメリカでは既知の感染者が21万９６２２人と死者５１１４人、世界では感染者が93万６８５１人と死者は４万７２１０人にのぼった。５月１日までに、アメリカでは新型コロナウイルスが日々の死因のトップに躍り出て、季節性インフルエンザによる死者を圧倒的に上回り、癌と心臓疾患による死者をはるかに凌駕するまでになった。７月１日までのアメリカの死者数は13万７６１人となり、全世界では51万８１３５人にのぼった――しかも、その終わりはまだ見えない。

✣「ポストコロナ症候群」――長期的影響の可能性

ＳＡＲＳ‐２が属するウイルスの種類は、ウイルスを電子顕微鏡で見たときの姿から名称がつけられた。この種のウイルスが１９６８年に初めて可視化されたとき、外側に王冠のような特徴があることから、「コロナウイルス（coronavirus）」と名づけられたのだ（「コロナ［corona］」は、王冠として被ったリースを意味する古代ギリシャ語に由来する）(70)。この王冠は、実際にはウイルスの「スパイクタンパク質」から成り、ウイルスが人間に害を与えるうえで不可欠な役割を果たしている。ウイルスは、スパイクタンパク質を人間の細胞表面のタンパク質（ＡＣＥ２として知られる）に結合させ、細胞内に侵入する。次に、ウイルスは自らのＲＮＡを放出し、ヒトの遺伝子機構を用いて自己複製する。そして、わたしたちの体内にさらなるウイルスを放出する。

新型コロナウイルス感染症（つまりＳＡＲＳ－２ウイルスによって引き起こされる病気）は、発熱、咳、筋肉痛、嗅覚の喪失（無嗅覚症）などのさまざまな症状を引き起こし、呼吸器感染症としては実に多様な症状を呈する。患者の症状は、ウイルスが体内のどの細胞に感染したか、体が免疫学的にどのように反応するかによっていくらか異なる。この病気の主な病型は呼吸器系で、咳と発熱の２つが最も一般的な症状であり、息切れの症状も見られる。あまり一般的でない症状としては、筋骨格系の症状（筋肉痛、関節痛、倦怠感）と消化器系の症状（腹痛、嘔吐、下痢）の２つが挙げられる。しかし、ほかにも、発疹や頭痛、めまいなど、多くの症状が出ることもある。あまり見られないが、無嗅覚症が出た場合は、その他の呼吸器病原体ではなくＳＡＲＳ－２である可能性が高い[71]。

また、患者によって重症度は大きく異なる。感染者の半数は無症状だろう。残りの半数は、軽症（ほとんどの場合）から入院（おそらく症例の20％）、死亡（症例の１％）まで、さまざまである。病気にかかった人のなかには、すぐに回復する人もいれば、健康問題が長引く人もいる。

軽症の場合は、喉の痛み、筋肉痛、微熱といった症状しか現れない。なかには、自分はインフルエンザにかかっているか、風邪が長引いていると思い込んでいる人もいるし、時差ぼけのせいだと思っている人もいる[72]。ダイヤモンド・プリンセス号の検疫停船期間中、67歳のある男性に見られた症状は、短時間の発熱、３日間にわたる軽度の息切れ、そして咳だけだった[73]。「自宅で同じような症状が出たら、たぶん普段通り仕事に行っていただろう」とこの男性は語った[74]。軽症者に最もよくみられたのは、めまいと倦怠感だった。昼寝が増えて、階段を上ったりシャワーを浴びたりすることが非常に困難になったと、軽症者は述べる。73歳の別の男性は、「エネルギーと意欲がすっかり失われた。……頭があまりよく働かなくなった。わたしはその状態を『コロナの霧』と呼んでいた」と話した。[75]

重症患者は強烈な表現を用いて症状を報告する。「エイリアンに体を乗っ取られたような感じがする」と、シカゴ在住の41歳の女性患者は、数週間にわたる新型コロナウイルスとの闘いについて述べた。[76]病気にかかったその他大勢の人たちと同じように、彼女は突然発症し、コロナウイルスの典型的症状が急速に進行した。苦しく乾いた咳、味覚と嗅覚の喪失、頭痛と体の痛み、極度の倦怠感があった。「インフルエンザとは違う。……これまで経験したことがないようなものだ」

ある43歳の女性患者は、週の最初に背中の痛みと咳が出て、週末に救急車で救急外来に運ばれ、医療的行為からたちまち昏睡状態に陥り、挿管された。「ひどく叩きのめされた感じがした、まるでマイク・タイソンとボクシングしたみたいに。……咳で体中がガタガタと鳴った。車のエンジンがプスプスする音があるでしょ？　そんな感じだった」[77]。元気そうに見えても、次の瞬間にひどく息切れして、たちまち挿管が必要になるといった、「ばたりと倒れる」ような急変も新型コロナウイルスの患者にはありうると、医療従事者は指摘する。急激に具合が悪くなり、何が起きているのか誰も気づかないうちに、自宅で死んでしまう患者もいる。

健康でぴんぴんした若者でも、話をしようとしたり部屋の中を横切ろうとしたりするときに、息切れが収まらないこともある。19歳の患者は、「象が自分の胸の上に寝そべっている」ような感じだと表現した。別の患者は、呼吸の感覚を「アイスピックで胸を刺されて」いるようだと言い表し、また別の患者は、咳をしても吐き出せない「脱脂綿」が肺の中にあるような感じだと語った。[78]

ウイルスが肺に入ると、酸素交換を担う肺胞と呼ばれる小さな球状の嚢に並んでいる細胞を殺す。血液や体液が、傷ついた肺組織から肺胞嚢の中に漏れ、そのせいで患者は息切れする。患者は自分の体液で溺れてしまうのだ。ウイルスは体内のその他の組織に感染することもあるので、呼吸器系以外の症状を引き起こす可能性もある（たとえば腸に影響を与えて下痢を起こしたりする）。さらに悪いことに、免疫系がこの侵入者に過剰反応して、「サイトカイン・ストーム」という現象を引き起こし、状況を改善するどころか悪化させてしまうこともある。その過程で、侵入者に対する防御を調整しようとする物質が体内で放出されるが、その物質は肺（およびその他）の細胞を傷つけ、炎症を起こし、酸素交換機能が悪化して息切れが起こる。(79)

最後に、回復していると患者自身が感じていても、ウイルスの性質が不安定なせいで、急に新たな症状や極度の倦怠感、発熱が起こる場合がある。新型コロナウイルス感染症の重症患者が退院したあと、熱は下がっていても、咳や脱力感が長く続くことがある。回復に要する時間は、軽症の場合は2週間、重症の場合は6週間以上に及ぶ可能性もある。(80) ウイルスによる身体的打撃からくる疲労困憊は、この病気の伝染性を考えたときに受ける精神的打撃によって、一層激しくなる。多くの患者は、自分がまだ無症状だったときに、知らず知らずのうちに他人にウイルスをうつしてしまったことに対し、罪悪感を抱いていた。また、SARS-2に感染したことにより、多くの患者が「ポストコロナ症候群」（post-COVID syndrome）と呼ばれる長期的影響を多数の臓器系が受ける可能性があると、医師は考えている。そのような患者は、たとえば肺や腎臓、心臓などが恒久的に損なわれたり傷を負ったりしているかもしれないし、まれに神経学的な障害を負うこともある。この病気が患者に与える永続的な影響を科学者たちが真に理解するまでに、おそらく数年はかかるだろう。普通はめったにないことだが、子どもを含めた患者が、まれな合併症を起こすおそれもある。

感染症流行の新天地

ほとんどの人は命に関わるエピデミックを経験したことがない。だが、少なくとも、３０００年ほど前に人間が都市で大きな集団で暮らすようになってから、疫病はずっと人類を苦しめてきた。紀元前４３０年、アテネで疫病が発生した。５４１年、皇帝ユスティニアヌスの時代に疫病が流行った。１３４７年に黒死病が流行し、１９１８年にスペイン風邪が流行した。古代は疫病の神が存在した。ギリシャ神アポロンだけではなく、ヴェーダの神ルドラや、中国の神の史文業もそうだ。疫病は、古くからなじみのある小さな大敵なのだ。そして２０２０年、疫病が再び姿を現した。

21世紀、人間は個人として集団として、この再登場にどう対応するのだろうか？　良くも悪くも、課題と対応は時代を問わない。疫病は、わたしたちの慣れ親しんだ社会秩序を作り直し、分散し離れて暮らすことを求め、経済を破壊し、信頼を恐怖と疑念に置き換え、自分たちの苦境を他人のせいにするように仕向け、嘘を助長し、悲しみを引き起こす。しかし、疫病は優しさや協力、犠牲、創意工夫も引き出す。

現代世界は、かつて疫病が発生した時代とはまったく異なる。今日《こんにち》、わたしたちには、過密した都市、電子技術、近代的な医療、より良い物質的環境、そしてリアルタイムで何が起こっているのか知る能力がある。都市が閉鎖されるところを見守りながら、科学者は宇宙からアウトブレイクの発生を追跡できる。地上からは、人々の携帯電話の移動が止まるようすを観察しながら。さらには分子レベルで、遺伝子技術を用いて突然変異を分析し、ウイルスの拡散を把握しながら。

だが、ウイルスにしてみれば、機は熟しており、事態はこれまでと同様に単純である。ウイルスには思う存分活動できる機会が与えられている。進化生物学的には、ウイルスに「生態的解放」という状態が生じたのだ。これは、種がそれまで直面していた制限から解放されたときに起きる、分布域の拡大と個体数の爆発を意味する。その典型的な例としては、オーストラリアで爆発的に増えたオオヒキガエル、ニュージーランドで圧倒的に増加したネズミ（1250年まで何百万年もの間、この島を占拠していた恐竜のようなムカシトカゲをほぼ全滅させた）、アメリカ南東部の葛など、人間によって持ち込まれた侵入生物種が挙げられる。新たに到着した者たちは、自分たちが利用できる広大な土地があることに突然気づく。人類には、このウイルスに対する自然免疫がない。わたしたちはこれまで、この病原体を経験したことがなかった。わたしたちは言わば「この感染症にとっての新天地」なのである。[81] こうして、コロナウイルスは人類に一挙に押し寄せたのだ。

専門家の間では、ウイルスが生物かどうかについて多少の議論がある。しかし、このコロナウイルスは、間違いなくその他の生物と同じように行動している。利用可能で手つかずの生息地を見つけ、それを獲得したのだ。このウイルスは、人間が免疫を獲得するかワクチンを開発するまで、人間に感染し続けるだろう。たとえそうでも、ＳＡＲＳ‐２は、インフルエンザや麻疹、風邪など、人類の間を循環しているその他のウイルスのようになる可能性が高い。ともあれ、人間はこのウイルスと共存しなければならないだろう。だが、その前に、多くの人がこのウイルスのために亡くなる。新しい病原体がもたらされてしまった以上は、何らかの形でわたしたちの間を永遠に循環することになるのだ。

世界から予測を消滅させた「中国の蝶」

わたしが15歳のとき、原子物理学者の父は、一匹の蝶が中国で羽ばたくと、当時わたしたちが住んでいたワシントンＤＣの沖でハリケーンを引き起こすという話をしてくれた。そんなはずがないと、当時のわたしは思った。

このイメージは、１９７２年12月29日に開かれたアメリカ科学振興協会の第１３９回会議で、ＭＩＴ（マサチューセッツ工科大学）のエドワード・ローレンツ教授という気象学者によって最初に紹介された。正確には、細かい点が違っていた。ローレンツは当時、ブラジルで羽ばたく蝶がテキサスで竜巻を引き起こすというイメージを使っていた。[82] しかし、このイメージが非常に強力だったため、蝶が羽ばたきしている場所（中国、ブラジル）、蝶が引き起こしたこと（嵐、津波、高層ビルから転落する人々、株式市場の暴落）、こうした影響をどこに与えたか（東京、ロンドン、ニューヨーク）について、あっという間に無数の表現が生み出された。

この発想は、数学や物理学のさまざまな分野を変化させた。ローレンツは、複雑な体系における初期条件に対する些細な変動や一見無関係な変更が、時間の経過とともに、最終的に著しく異なる結果をもたらす可能性があることを提示した。１９９３年公開の映画『ジュラシック・パーク』で、ジェフ・ゴールドブラムの演じる登場人物がこの概念を説明していたことを覚えている人もいるだろう。彼はローラ・ダーンの手に水滴を垂らし、ごく小さな摂動が水の流れにどんな影響を与えるかを説明した。

ローレンツは、自身の人生のちょっとしたきっかけから、偶然この着想を得た。1961年の冬、彼は初期のコンピューターを用いて、気象のモデル化と気象パターンの予測を行っていた。あるとき、さらに詳しく検証するために、プログラムを再実行することにした。前回実行したときの入力値は、0・506127だった。ローレンツはそれを0・506に丸めて計算を再実行した。席を外してコーヒーを飲みに行き、戻って来たとき、コンピューターが前回とはまったく異なる予測を導き出していることに気づいた。このほんのわずかな数値の違いが、彼のモデルが予測していた2ヵ月間の気象シミュレーションを大きく変えていた[83]。

こうして、微細な事柄が大きな影響を及ぼすことがあるという概念が生まれた。体系のなかには、初期条件に非常に影響を受けやすいものもあり、これが真実である限り、未来の予測はほぼ不可能に近いと言える。ローレンツは1963年に、これについてまとめた『決定論的な非周期的流れ』という論文を書いた[84]。この論文は当初まったく注目されなかったが、やがて有名になった。最終的に、この論文は気象学以外の分野にまで影響を与え、1970年代から80年代には、新興分野であるカオス理論において基礎をなすものと認識されるようになった。

ローレンツの同僚は、もし彼の理論が正しければ、カモメが羽ばたけば「天候の成り行きを永遠に変えるには十分だ」と述べた。ローレンツはのちに次のように語った。「論争はまだ決着がついていないが、最近の証拠ではカモメに有利なようだ[85]」。やがて、ローレンツは蝶という詩的な比喩を用いるようになり、少しためらいを示した。彼はそれ以来ずっと、自分が提起した疑問の答えを見つけようと奮闘した。「今でも適切な答えがよくわからない」。０・５０６１２７から０・５０６に四捨五入したことが自らの人生を根底から新しい方向に変えてから40年以上たった２００８年の講演会で、彼はそう語った。(86)

蝶の比喩がこれほど多くの人々を魅了し、大衆文化に浸透した理由の１つは、それがわたしたちをひどく動揺させるからだろう。蝶の比喩は、世界は予測可能で、秩序があり、理解可能だというわたしたちの信念を覆す。物事は理由があって起こるものであり、その理由がどんなに曖昧であっても、科学を使うことによって見定めることができるかもしれないという考えを脅かす。わたしたちが合理的な予測や計画を立てられるという考えを脅かすのだ。

わたしはこれまで、社会システムの慣性の理解にキャリアの多くを費やしてきた。たとえば、社会システムの不変の現実、基本的進化の起源、安定化と固定化などについてだ。だが、社会システムは、これまでわたしの関心を引かなかったような方法で、天候のようにきわめて不安定になりうるということに、今わたしは感銘を受けている。

このウイルスが２０１９年後半に人類の体内に入り込んでいたとき、わたしはほとんどの人と同じように、いろいろな計画を立てているところで、それは実現するはずだと思っていた。予測は不可能だという考えは、わたしの頭の中にまったくなかった。高齢の父に会いに家族でギリシャへ行く計画を立てていた。娘の大学卒業を楽しみにしていた。わたしの大学では、教員の採用や会議の開催について取り決めているところだった。研究室では新たにプロジェクトを設けて、ホンジュラスとインドで地域の衛生研究を行っていた。仕事や生活がまもなく消え失せてしまうかもしれない、愛する人と離れ離れになるかもしれない、その後の数ヵ月間がそれまでの数ヵ月間とは、まるっきり違うものになるかもしれないとは、世界中の人々とて夢にも思っていなかった。握手をしたり、顔にかかった髪を払ったり、合唱団で歌ったりなどのまったく差しさわりのない行為が、とても考えられないこと、忌避すべきこととされるようになるなど、誰が予想できただろうか。２０１９年11月、政治運動のスタッフは春に向けて戦略を練っていた。中小企業の経営者は商品を発注していた。農家は作物を選んでいた。そしてエコノミストは、経済が引き続き成長すると予測していた。

そのどれも起こることはなかった。目に見えない小さなものが、わたしたちが観察できなかった動きをしたからだ。中国で羽ばたく蝶はワシントンＤＣでハリケーンを引き起こす可能性があるのだ。

第２章　昔なじみの敵が戻って来る

天災は繰り返し発生するものだ。しかし、それが頭上に降りかかると、わたしたちはどういうわけかにわかには信じがたい思いを抱く。これまで、戦争と同じくらい多くの疫病が発生したが、疫病と戦争はいつも同じように人々の不意をつく。

——アルベール・カミュ『ペスト』（１９４７年）

１９１８年、６歳のマリリー・ハリスは、スペイン風邪で寝込んでいた。彼女の年齢だと、致死率はおよそ１％ほどだった。２０１５年、マリリーが１０２歳のときに出版された自伝によると、当時、彼女がようやく階下に行って父親が朝食を食べている姿を見たとき、自分が治ったことを知ったという。隔離を経て、その後再び家族と一緒に食事をとったことが、記憶に強烈に残っていたのだ（あとでわかったことだが、マリリーはそれ以前にも１度死を免れていた。「ヴィクトリア朝のまっとうな女性」だった彼女の母親は、「40代で子どもを産む」ことを望まず、ヒマシ油を飲んで中絶しようとしたのだ[1]）。

マリリーがパンデミックで死に直面したのは、これが最後ではなかった。２０２０年、彼女——現在の名前はマリリー・シャピロ・アッシャー。熟練のアーティスト――は、ワシントンDCにある、チェビー・チェイス・ハウスという高齢者向け住宅で、新型コロナウイルスに感染した。107歳のマリリーは、今回は確実に50%を超える死の危険に直面した。4月18日、食事をとらなくなったマリリーは病院に運ばれ、数時間のうちに死亡するだろうと家族は宣告された。マリリーは生き延びた。5日後、人工呼吸器を装着されることもなく、退院できるまでに回復した彼女は、その後も芸術活動を続けようと考えていた。(2)

2020年、アメリカには100歳を超える人が9万人以上いる。その多くは、幼少期に1918年のスペイン風邪にかかり、生き延びた人たちかもしれない。しかし、そのことを覚えているほど認知能力がはっきりしている高齢者は、ほんの少ししかいない。大規模なパンデミックはめったに発生しないので、実際にパンデミックを経験した人はごくわずかしかいない。だが、人々の記憶に残っていないからといって、それを無視してもいいというわけではない。パンデミックは必ず再発する。わたしたちは注意を払うべきなのだ。

2003年のSARS-1パンデミック

2020年のパンデミックを起こしたコロナウイルスは新型であるが、わたしたちは長い間、別のコロナウイルスと共存してきた。人類には4種類のコロナウイルスが常に存在しており、わたしたちはこうした病原体とは共存に至っているということになる。こうした病原体は人類の間を循環し、ある程度着実に苦しめており、わたしたちは生物学的に社会的にそれに慣れてきたのだ。この4種類のコロナウイルスが引き起こすのは普通の風邪でしかなく、風邪を引いた人の15％から30％を占める（コロナウイルスを含む200以上のウイルス種が、風邪の原因となる[3]）。

だが、冬の鼻風邪よりもひどい症状をもたらす深刻なコロナウイルス種と、人類は何度か闘ってきた。コロナウイルスによる最初のパンデミックに直面したのは2003年で、2020年にわたしたちを苦しめたパンデミックとよく似ている。それがSARS-2とどのように異なっていたのか再検討することは、2020年のパンデミックがなぜ、どのようにこれほど深刻化したのかについて明らかにするために役立つし、このような病原体の疫学を理解する方法を示すことにもなる。

今回の新型コロナウイルス感染症と同様に、2003年のパンデミックも中国で始まった。最初の症例とされるのは、広東省順徳区の農民で、2002年11月16日に発症した[4]。このウイルスはやはりコウモリ由来で、症状としては熱、空咳、息切れ、筋肉痛、またときに死に至る肺炎が見られた。このときもウイルスは広範囲に伝播し、アメリカとその他29ヵ国に広まった[5]。

だが、現在SARS-1と呼ばれるこのウイルスは、わたしたちを制圧するまでに至らない、ある本質的な疫学的性質があった。SARS-1に対する取り組みは最終的に成功を収め、世界保健機関（WHO）は、パンデミックの発生からわずか8ヵ月後の2003年7月5日、パンデミックを「封じ込めた」と宣言した[6]。同年8月1日時点での感染者数は全世界で8422人となり、これは、今回の新型コロナウイルスのパンデミック発生7ヵ月後にあたる2020年7月1日に、アイダホ州で検出された新型コロナウイルス感染者数とほぼ同じ人数だった[7]。この2つのウイルスの違いを検討すれば、姉妹種の

ＳＡＲＳ−１が世界を席巻しなかったのに、なぜＳＡＲＳ−２は世界を席巻したのかについて理解する一助となる。

ＳＡＲＳ−１が現れたのは２００２年11月だったが、中国政府がそのアウトブレイクについてＷＨＯに通知したのは、２００３年２月12日になってからだった。１０５人の医療従事者を含む３０５人の感染者と、５名の死亡者が発生したと報告された。原因はその時点では不明だった。ＷＨＯへの報告が遅れたこと、また当初隠蔽したことに対して、中国は大きな批判を浴びた。アウトブレイクの初期段階では、感染スピードが非常に遅かったが、広州市の中山大学孫逸仙紀念医院に魚卸売商の周が入院した１月31日から、症例数が急増した。彼の入院中に、医師と看護師の30人が感染した。２０２０年のパンデミックと同じように、この厄介なクラスターの発生と、ウイルスが医療従事者に広まったという事実が警鐘となり、当局に措置を講じるように促すとともに病気の深刻さと感染性を知らせることになった。

周から感染した医師のなかに、64歳の劉剣倫がいた。２月21日の時点では、甥の結婚式に出席するためにバスで３時間かけて香港へ行けるほどの体調だった。バスに乗車中、劉医師は少し具合が悪くなったが、香港に到着後、妻と一緒に昼食を食べに出かけたり、親戚に会ったりすることもできた[8]。夫妻は午後５時に、九龍地区にある３つ星ホテル、メトロポール・ホテルの９１１号室にチェックインした。

翌日の朝、劉医師の体調は悪化していた。彼はウォータールー・ロードを歩いて５ブロック先の香港の広華医院へ向かい、診察を受けた。広州でＳＡＲＳ患者の診療をしていた劉医師は、自分を隔離すべきだと職員に注意を促した（もっとも、医院ではアウトブレイクの発生をすでに認識していたので、警告を発する必要はなかったかもしれない）[9]。明くる日の２月23日の朝、彼は鎮静剤を投与され、挿管処置を施された。医師1人と看護師5人の具合が悪くなったが、適切な警告を受けていたので、彼らは全員N95マスクと手袋、ガウンを装着していた。おかげでウイルスの曝露量が少なくてすんだのだろう。このような病気は曝露量が少ないほうが軽くなる。彼らは全員回復した。ただ残念ながら、劉医師は回復することなく3月4日に亡くなった。

3月1日、劉医師が意識不明に陥っていたとき、彼の義理の兄弟が同じ病状で広華医院に入院した。義兄弟も悪化の一途をたどり、3月19日に死亡したが、医師は彼の生前に肺の生検を行っていた。その検体を用いて、香港大学のチームはウイルスの培養を行い、3月21日に、ウイルスを特定したと発表した。電子顕微鏡で見たそのウイルスの外側には、コロナウイルス特有のスパイク（突起）があった[10]。

感染源だった魚卸売商と同様に、劉医師もスーパー・スプレッダーであることが判明した。メトロポール・ホテルの宿泊客23人もSARSを発症し、そのうち7人は彼が滞在していた9階の宿泊客だった。宿泊客たちはその後、世界中で次々とこの感染症を発生させた。後日まとめられたWHOの報告によると、このパンデミックによる世界各地の患者の約半数は、劉医師のメトロポール・ホテルでの24時間の滞在にさかのぼることができるという。

図4で示す、ホテルの9階のフロアマップは疫学者の間でよく知られるようになった。このフロアマップを見ただけで、911号室に近い部屋は病気感染のリスクが高いことが見て取れた。最終的に、香港でこのウイルスに感染した1755人の80％は、劉医師にさかのぼることができるだろう[11]。これほど多くの人が感染した原因については、劉医師がホテルの部屋の外の廊下で、カーペットの上に吐いたからだという説が有力だった（これは決定的証明には至っていない）。掃除機などでその吐瀉物の後始末をした

ときにウイルスがエアロゾル（ガス状プルーム）化し、それが廊下中に広まり、おそらく換気装置に吸い込まれた可能性がある。だが、驚いたことに、このホテルの300人の従業員のなかで病気になった者は1人もいなかった。これは謎であり説明がつかなかった。

このホテルを起点とする病原体の外部への伝播は、桁外れだった。たとえば、26歳の空港専門技術者の男性は、2月15日から23日にかけて、メトロポール・ホテルにいる友人を数回訪ねた。劉医師が亡くなった3月4日、この男性は香港のプリンス・オブ・ウェールズ病院の8A病室に入院した[12]。そこで、呼吸を楽にするためにネブライザーによる治療を受けた。ネブライザーは薬を細かい霧状に噴出するので、このときにどうやらうっかりウイルスを部屋中に放散してしまったようだ[13]。結果として、彼と接触した少なくとも99人の病院の働き手が感染した。

病床が病院のスタッフで埋まるようになった。医学部長のジョセフ・サング医師は次のように述べた。「20人を超える同僚が同じ部屋で座っていた。全員、体が震え、高熱を出していた。多くの人が咳をしていた。……それが悪夢の始まりだった。その晩から毎日、どんどん多くの人が同じ病気を発症するようになった[14]」。サングは病院のスタッフを2つのチームに分けた。1つは、SARS以外の患者だけを看護する人々で、もう1つは、感染の危険を冒してSARS患者を看護する、「汚れ役チーム」と呼ばれる人々だ。家族に幼児のいる者は、汚れ役チームを免除された。しかし、本人が独身か、子どもが成人している者は、チームへの志願が奨励された。サングは後日、そのときの窮状についてこう述べている。「仕事に参加する人材を継続的に供給する必要があった。衛生部で人材がいなくなると、外科医、整形外科の人たち、婦人科医、眼科医までもが手伝いに来てくれたことに、わたしはとても感動し

図4

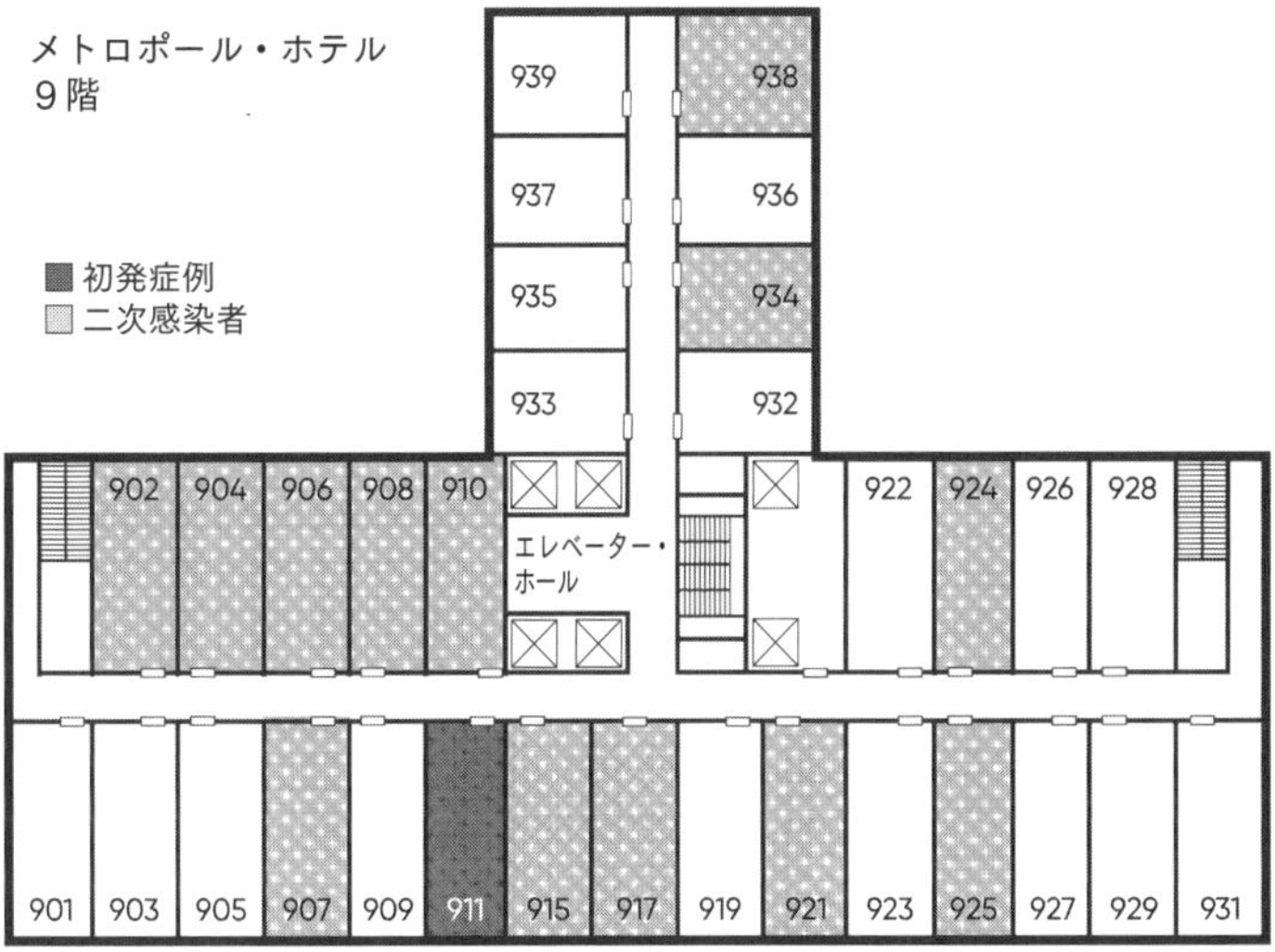

香港のメトロポール・ホテルは、2003年のSARS−1蔓延の鍵となる場所だった。スーパー・スプレッダーとなる初発症例は911号室に滞在。

た」

　腎臓に疾患があり、血液検査のために3月13日に入院し、8A病室に入れられた33歳の患者は、ここでSARS−1に感染した。彼はその翌日と3月19日に、香港のアモイガーデンズという、多くの住民が入居する高層集合住宅の7階に住む兄を訪ねた。そのとき、この患者は下痢の症状が出てバスルームを借りた。のちに疫学者の間でよく知られるようになったが、原因を調査したところ、集合住宅におけるその後の発症例の多くは、この建物の水なし下水管に関係することが、最終的に判明した。換気扇を回したりバケツで水を汲んでトイレを流したりすることで、乾燥した汚物をかく乱し、ウイルスに感染したエアロゾルが複数のバスルームに放出されたのだ。[15] 数日のうちに、321人の感染者を出す大規模なアウトブレイクがアモイガーデンズで発生した。

このような空気感染は、比較的よく見られる飛沫感染よりも、公衆衛生従事者にとっては、はるかに警戒すべきものだ。病気の患者が咳やくしゃみをしたとき、ことによると勢いよく話しただけでも、ウイルスを含んだ飛沫が吐き出され、感染する。このような飛沫は重く、通常は飛沫を発した人から約2メートル以内のところで地面に落下する。これは2020年のパンデミックで、物理的距離の確保のガイドラインによって、よく知られるようになった（とはいえ、明確に言うならば、約2メートルでは必ずしも十分ではない）。しかし、空気感染の場合、微小で軽量なウイルス粒子は、おそらくかなり遠くまで空気中を浮遊できる。これがアモイガーデンズで起こったことだと考えられており、まさに糞便からの感染だったのだ[16]。

メトロポール・ホテルで劉剣倫医師の部屋の向かいの910号室に滞在していたのは、上海から来た47歳の中国系アメリカ人で、衣料小売業を営むジョニー・チェンだった[17]。彼はベトナムに渡航し、2月26日にハノイ・フレンチ病院に入院した。チェンは3月13日に（3月5日に香港の病院に転院したあとで）死亡したが、ハノイの病院スタッフ38人が彼から感染した。職員たちは、外部の世界を守るために、病院内に閉じこもるという異例の措置をとった。

このハノイ・フレンチ病院の医師のなかに、当時ハノイに派遣されていたWHOの感染症専門家のカルロ・ウルバニがいた。彼は協力を申し出て、数週間にわたり休むことなく仕事に取り組んだ。医療従事者への感染は人から人への感染拡大の証拠だと気づいた、観察眼に優れたほかの医師たちと同様に、深刻な感染症が新たに出現したことをウルバニも認識していた。チェンがハノイの病院に入院した2日後、劉医師が香港の病院に入院して1週間後、そして中国がWHOに通知してから16日後にあたる2月28日に、ウルバニは自身が見聞きし観察したことをWHOに報告した。[18] 3月11日、彼はベトナムからタイに赴いたが、機内で体調を崩した。バンコクに到着すると、彼は出迎えた友人に、自分に触れないように警告し、救急車ですぐに病院に連れて行ってほしいと頼んだ。[19] 3月29日、ウルバニは死亡した。公衆衛生の世界で、彼は今なお大きな尊敬の念を集めている。

ホテルで感染した宿泊客のなかに、スイ＝チュウ・クワンという78歳の女性がいた。彼女がメトロポール・ホテルに滞在していたのは、航空会社から無料宿泊券を受け取ったからだった。2月23日にチェックアウトしてカナダのトロントに戻った彼女から、44歳の息子と彼女の家族4人が感染した。彼女は3月5日に死亡し、息子は3月13日に死亡したが、それまでにスカボロー・グレース病院の医療従事者が、彼らからこの病気に感染した。[20] 病院は3月25日に新規患者と面会者の立ち入りを禁止し、トロントの何千人もの住民は、自宅で自主隔離するように命じられた。先に香港で起きたように、地域の公衆衛生当局は、接触者を追跡して患者を隔離することで病気を封じ込めようと、必死に対応した。カナダでは最終的に、アジアから数人の感染者が入国したことにより、241例（うち108例は医療従事者）の発症者と41人の死亡者が出た。

さらに、メトロポール・ホテルの別の宿泊客や訪問者が、シンガポールや台湾をはじめとする世界中の国に移動し、そこでも流行を引き起こした。シンガポールのアウトブレイクは、アメリカで発生したアウトブレイクの最初のきっかけとなったようだ。

アメリカの最初の症例は、3月15日に検出された53歳の男性で、彼はその前にシンガポールに旅行し

3月10日に具合が悪くなった。その後、広東省やベトナム、香港から持ち込まれたウイルスが原因となったクラスターが、アメリカで確認された[21]。しかも、アメリカでクラスターの発生源となった3人の患者は、メトロポール・ホテルに滞在していた。だが、全米の発症例は結局33件だけで、死亡者はいなかった。アメリカの最後の症例は2003年7月に記録された。

✣夏がパンデミック収束に一役買う

SARS-1パンデミックの発生源である中国に話を戻すと、病気の感染拡大は続き、最終的に症例数が5327例と死亡者が349人にのぼった。鍾南山医師（2020年1月に武漢入りする6人の専門家チームの一員）は当時、広東省の州都にある広州呼吸器疾病研究所の所長を務めていた。最初のSARS患者が同研究所にやって来たのは、アウトブレイクが発生して間もない2002年12月20日のことだった。そして症例数が積み重なるにしたがい、鍾医師は何が起こっているのかに気づいた。この病気の病因学、起源、罹患率についての公式方針に反して、鍾医師は、中国が公式にWHOに通知する前日の2003年2月11日、広東省保健局で記者会見を開き、この新疾病の原因、予防、管理について説明した[22]。4月20日、鍾医師と違いこの脅威を軽視していた北京市長と保健相は、中国共産党のポストを追われた。鍾医師は称賛を浴びた。

中国でSARS-1の最後となったと見られる症例は、2003年6月25日に報告された。その頃にはもう、中国の科学者は原因と思われるものを特定していた。同年5月、人間にその病気を引き起こしたウイルスと似たウイルスが、珍味として食されていた動物から発見された。広東省南部の深圳市にある東門市場で入手した、8種25匹の動物（ハクビシン、タヌキ、アナグマ、ビーバー、野ウサギなど）に対して検査が行われた。ジャコウネコ科に属する6匹とタヌキ1匹が、コロナウイルス陽性という結果が出た。こうした動物を調べるのは理に適っていた。最初から、ＳＡＲＳの出どころはこうした動物であると疫学的データは示していた。動物飼育者と、消費者のためにこういった動物を調理する料理人が、中国で当初発生したＳＡＲＳの症例のなかで圧倒的に多かった。さらに、その後の研究で、２００３年に広東省のいくつかの市場で動物を売っている人たちを調べたところ、ＳＡＲＳ－１に対する高レベルの抗体を保有していることがわかった。これは、彼らがそのウイルスにさらされてきたということだ。たとえば、動物を売買する商人は、対照群である同じ市場の野菜商人よりも、はるかに高レベルの抗体を保有していた。[23] 遺伝子解析により、ウイルスの本来の発生源はコウモリであり、おそらくその排泄物によって感染するのだろうということが明らかになった。[24]

最初のＳＡＲＳパンデミック時の民間航空会社は、まるで２０２０年のパンデミックにおけるクルーズ船のようだった。５つの国際便が感染に関わっていたが、それよりも多くの便にＳＡＲＳ患者が搭乗していたことが、現在ではわかっている。最悪の影響を受けたフライトでは、１２０人の搭乗者のうち22人が初発症例から感染した。感染者に座席が近ければ、当然ながらリスクは高まるが、必ずウイルスに感染するというわけではなかった。あるフライトでは、通路を隔てた反対側の座席で、感染者から7列離れた席にいた2人が感染した[25]こともあった。

機内感染が発生したことから、このエピデミックでサーモグラフィーによる検温が空港で導入されるようになった。２００５年に香港に旅行したとき、この技術がまだ使われていたことに気づき、ＳＦ映画の一場面を見ているような気がした。無表情な警備員が監視するビデオモニターに自分の体表温が映されているところを――ついでに言えば、近くにいる人の体表温を――見るのはいい気持ちがしなかった。結局、このスキャンで発見された患者はごく少数しかいなかったので、このような屈辱を味わう価値はないようだった。そのためか、２０１６年に香港を再訪したときには、サーモグラフィーによる検温はなくなっていた。実際のところ、カナダ、中国、台湾、香港の結果を組み合わせたある分析によると、３５００万人以上の海外旅行者を対象にしたサーモグラフィーによる検温では、ＳＡＲＳ患者が１人も検出されなかった――アメリカの空港が２０２０年夏にサーモグラフィーによる検温を開始したときも、同じ結果だった[26]。パンデミックの歴史には、このように技術的に解決しようとした例が散見され、高額な費用がかかっているか、過剰であることが多い。残念ながら、こうした解決策は、より効果的な対策から注意をそらしかねない。とはいえ、あとから見れば明らかだとしても、目に見えない侵略者の蔓延を食い止めようとその渦中で行動していた人たちを非難することは難しい。

ウルバニ医師がタイで入院した翌日、つまり彼がＷＨＯにアウトブレイクを知らせてから2週間後にあたる3月12日に、ＷＨＯは非定型肺炎を引き起こす新規感染症についてグローバル・アラート（世界に向けた注意喚起）を発した[27]。4月16日までには、この病気を引き起こすウイルスが完全に特定された[28]。5月13日までに、接触者の追跡、検疫、マスクの使用、公衆教育などを組み合わせたことにより、当初アウトブレイクが起きたすべての国で拡大が食い止められるようになった[29]。ベトナムなどの国に出されていた渡航中止勧告は、同月から次々と解除された。北半球では、呼吸器系疾患のアウトブレイクを減退させることが多い夏季の到来が、パンデミック消失に一役買った可能性が高い[30]。

２００３年のＳＡＲＳのパンデミックは、ほぼリアルタイムでゲノムを完全に配列決定し、ウイルスの変異株とその地理的分布を特定するという、最新の遺伝学で対処した、最初のパンデミックだった。第１章で述べたように、こうしたツールはのちのＳＡＲＳ－２のパンデミックで有効活用された。ＳＡＲＳ－１のワクチンを早急に開発しようと注力し、動物実験まで行われたが、パンデミックが失速すると商業的理由がなくなり中止された。世界中でＳＡＲＳに感染した８４２２人のうち９１６人が死亡し、医療従事者が死亡者の20％を占めていた[31]。

「致死率＝病気の恐ろしさ」ではない

こうして、２００３年のＳＡＲＳのパンデミックは、その発生とほぼ同じくらい突如として終わりを告げた。ＷＨＯによってパンデミックだと正式に宣言されることもなかった。とはいえ、私見では、その基準、つまり「新たな疾病が世界中に拡大」という基準を間違いなく満たしていたと思う。

ＳＡＲＳ－２が消滅しなかったのに対して、ＳＡＲＳ－１のアウトブレイクは、世界に急速に拡大し、多数のスーパー・スプレッダーが登場して警戒が高まるなど異例の幕開けを見せたのに、なぜ消滅したのか？　それは、２００３年の公衆衛生の対応のほうが、何らかの点で効率的だったからというわけではなかった。何しろＳＡＲＳ－１は多くの国に伝播し、市場からホテル、病院、集合住宅、飛行機まで、多くの場所で広がった。ＳＡＲＳ－１が次第に消滅した理由は、ウイルス自体がＳＡＲＳ－２と微妙に、ただし重要な点で異なっていたからだ。そのため、前者は感染拡大しづらくなり、パンデミックをコントロールしやすくなったのだ。２つの病原体の特徴の差異が、ＳＡＲＳ－２がこれほどまでに破壊的になった理由をまさに浮き彫りにしている。

逆説的ではあるが、ＳＡＲＳ－１の特徴の１つは、死に至らしめる可能性が高すぎることだった。疫学者は病原体の致死性を次の２つの方法で数値化する。

・感染致命割合（ＩＦＲ）＝感染した場合にその人が死亡する割合。
・致命割合（ＣＦＲ）＝医療機関にその病気の診断を下されたあとで死亡する割合。

ＣＦＲに代わるものとして、有症状致命割合（ｓＣＦＲ）が用いられることもある。これは、感染症の症状が現れた場合にその人が死亡する割合のことである。その人が病院にかかり治療を受けるかどうか予測がつかないことを考慮すると、こちらのほうが優れた指標と言えるかもしれない。

ＳＡＲＳ－１のパンデミックはすでに脱しているので、実際の全死亡者数を全症例数で割るだけで、ＣＦＲは算出される。世界各地で治療対象となった８４２２人のうち９１６人がこの病気で死亡したので、ＣＦＲはおよそ10・９％となる。だが、香港の高齢者のような集団では、感染者の50％も死亡した[32]。致死性の高い病気の場合、急速に犠牲者の命を奪うので、病原体が拡散する時間がないのだ。これが、数年ごとにアフリカで突発的に起きる超致死性のエボラ出血熱の流行が収束しやすい理由だ。エボラウイルスとそのいとこ分でさらに致死性の高いマールブルグウイルスは、アウトブレイクの際にＣＦ

Rが何と80から90%にまで達することもある。[33] SARS-1はこの点ではエボラよりも穏やかだとはいえ、やはり犠牲者をすぐに死に至らしめるので、ウイルスは効果的に拡散できないのだ。

一方、SARS-2の致死性はどうだろうか？ そのIFRとCFRをはっきり把握することは、エピデミックの最初の数ヵ月間は非常に困難だった。これはエピデミックが新たに起こるたびに現れる問題なのだが、数々の理由がある。感染者数であれ有症状者数であれ、分母を正しく把握することは難しい。1つには、初期の段階では検査が不足しているので、無症状者が多い場合にはとくに、誰が感染しているのか把握することが難しいからだ。さらに、病気になった人の多くは、症状が軽い場合は医療機関を受診しない。あるいは逆に、医師に診てもらう間もなくあっという間に命を落とすような場合は、診断が下されないこともある。

分子の計算もやはり難しい。分母が確実にわかっていたダイヤモンド・プリンセス号でさえ（乗船者数がわかっており、誰も下船できなかったので）、算出されたCFRは時間の経過とともに悪化の一途をたどった。それは、最初の算出時に罹患していたが生存していた患者が、最終的に死亡したからだ。そのため、CFRはこのアウトブレイクのかなり後半まで絶えず変化した。分子に影響を与えるもう1つの問題は、心臓発作など別の死因だと思われていた人が、あとになって新型コロナウイルスにより死亡したことが判明し（サンフランシスコのパトリシア・ダウドが当初は別の死因だとみなされたように）、死者数に加える必要が生じることだ。

よって、エピデミックの初期段階にCFRを知ることは難しい。それでも、多くの当局者は世界各国の幅広いデータやサンプル、手法を用いて、新型コロナウイルスの全体的なCFRは0・5から1・2

％の範囲だと結論づけた。ＳＡＲＳ－２患者の約半数（かそれ以上）は無症状なので、ＩＦＲはＣＦＲの半分、つまり０・２５から０・６％の範囲ということになる。約０・５から１・２％のＣＦＲであるならば、ＳＡＲＳ－１の少なくとも10分の１の致死性しかない。さらに、全般的ＣＦＲが約０・１％の通常の季節性インフルエンザとも比較してみよう。つまり、ＳＡＲＳ－１はＳＡＲＳ－２の10倍の致死率で、ＳＡＲＳ－２は通常のインフルエンザの10倍の致死率ということになる。

だが、もう１つ問題がある。ＳＡＲＳ－２は、所定の単一症例においてはＳＡＲＳ－１と比べて致死性は高くないが、全体的に危険性が低いというわけではない。１０００人の集団の20人にある病原体が感染したとしよう。この病原体により感染者は重症化し、そのうちの２人が死亡したとする。よって、ＣＦＲは10％となる。次に、別の病原体が別の１０００人の集団に同じ影響を与えたとしよう。つまり20人が重症化し、そのうち２人が死亡する。ただし、さらに１８０人がこの病原体に感染して、軽症または中等症になるが、死には至らないとする。後者の場合のＣＦＲは、２００人の患者のうち２人が死亡したので１・０％となり、後者のほうがはるかに軽い病気に見える。だが実際には、全般的に見て前者よりも恐ろしい病気なのだ。前者ではなく後者の１０００人の集団の１人になりたいと思う人はいないだろう。

第１章で述べたさまざまな症状や過酷な体験を考えると、ＳＡＲＳ－２は後者に似ているのではないかと考える科学者もいる。ＳＡＲＳ－２は肺に感染して重度の肺炎を引き起こすこともあるが、上気道（喉頭の上）に感染して症状が軽いこともある。[34] ＳＡＲＳ－２の生物学的性質についてわたしたちがすでに知っていることは、この考えを裏づけている。

人に感染するコロナウイルスは７種類しか知られていない。そのうち４種類は普通の風邪を引き起こす。その４種類のうちの２つのＯＣ43とＨＫＵ１は、もともとげっ歯類に由来しており、残りの２つの229ＥとＮＬ63は、コウモリに由来する。その他３種類のＳＡＲＳ－１、ＳＡＲＳ－２、そしてＭＥＲＳ（Middle East respiratory syndrome）と呼ばれる中東呼吸器症候群が、人間を苦しめる。

もちろん、コロナウイルスはほかにもさらに種類があり、まだ発見されていないものもあるが、その他の種類はコウモリやほかの動物に影響を与える。人間の風邪の原因となるウイルスは、上気道の細胞に結合しやすいのに対し、深刻な病気の原因となるウイルスは肺の細胞に結合しやすい。後者のほうがはるかに致死性の高い理由がわかるだろう。ＳＡＲＳ－２が特殊なのは、上気道と肺、双方の細胞に結合できるからだ。これが、幅広い症状をもたらす一因であり、感染力を高めることになっている。言い換えれば、ＳＡＲＳ－２は風邪のように感染しやすいが、ＳＡＲＳ－１のような致死性があるようなのだ。

ＳＡＲＳ－１がＳＡＲＳ－２よりも容易にコントロールできたもう１つの重要な特徴は、前者は一般に、発症前の人からは感染しなかったからだ。だから、ＳＡＲＳ－１感染者の多くは医療従事者だったのだ。彼らは、すでにかなり症状が現れていたＳＡＲＳ－１の患者にさらされていた。こうした患者が最も感染性をもっていたのは、たいていは死の間際になって病院に来たときだった。これに対して、ＳＡＲＳ－２は症状が現れる前に感染する。アメリカでは２０２０年２月に、そして３月になってからも、明らかに病気の兆候が現れた場合のみ家に留まるようにと、学校や職場は勧告していた。教会の信者は日曜日の礼拝で、熱っぽかったり、信徒席で激しく咳き込んだりしない限り、平和のしるしのとき

図5

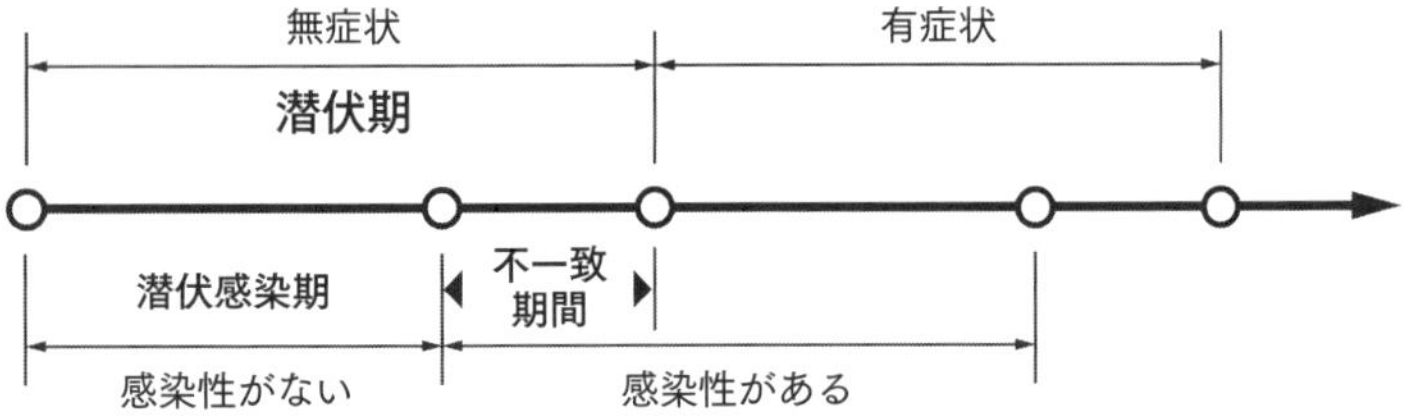

感染過程における重要な期間を図示。SARS–2のように潜伏感染期が潜伏期よりも短い場合、不一致期間中に無症状感染（“検疫”の抜け穴）が起こる可能性を示している。

にも身体的接触をしており、聖餐式のブドウ酒を聖杯で回し飲みすることさえあった。無症状の病原体保有者が実は問題だと科学者たちの間で知られていたにもかかわらず、世間ではこのように控えめな注意が多かった（この問題については、疾病予防管理センター所長がすでに2月中旬、公式発表していた）[35]。1月には科学文献に記載されていたというのに、ジョージア州（1946年の設立以来、CDCの本拠地がある州）の知事は、無症状感染がありえることに何と4月1日まで気づかなかったと述べていた[36]。

感染してからその兆候や症状が現れるまでの期間を、「潜伏期」という。潜伏期は、SARS-2の場合は2日から2週間（そのため2週間の隔離が推奨されている）で、たいていは6日から7日ほどだ。SARS-1の場合、潜伏期は2日から7日とSARS-2よりも短い。しかし、もう1つ重要な期間がある。それは、感染してから、その人が感染性をもつようになるまで、つまり、他人に感染させるようになるまでの期間を指す「潜伏感染期」だ。

潜伏期と潜伏感染期は、必ずしも同じではない。SARS-2では潜伏感染期が潜伏期よりも短いことが多いが、SARS-1では通常そうではなかった。この2種類の期間の差を、「不一致期間」と呼ぶことがある。これは、潜伏期を測定し、そこから潜伏感染期を差し引いて算出される。この2つの期間の差は、正の場合もあれば負の場合もある。HIVのようにその差が正となる疾患では、図5に示すように潜伏期が潜伏感染期よりも長く、無症状患者がしばらくの間感染性をもつことがある（このような状況の場合、不一致期間は「不顕性感染期間」と呼ばれる）。天然痘のように不一致期間が負となる疾患では、潜伏感染期が潜伏期よりも長い（または同じ）ので、患者が感染性をもつ前に症状が出ているはずである。

無症状感染という課題

SARS-1の場合、潜伏感染期は潜伏期と同じか、少し長い場合もあるので、一般的に、患者に症状が出るまで感染性はなかった。だが、SARS-2は違う。

新型コロナウイルス感染症の患者は、ウイルスに曝露してから症状が出るまでに平均して約7日かかるのだが、ウイルス保有者の多くは、症状が出る2日から4日前に、感染を広げてしまう。この発見は好ましくない知らせだった。これは、多くの政治家などが否定したいと思っていた内容であり、わたし自身も含めて多くの医師が、パンデミック発生当初、そうではないことを願っていた内容だった。しかし、中国で発表された証拠は当初からこの発見を裏づけていた。感染源となった人と被感染者の468組（たとえば、一緒に旅行した家族など）を対象とする入念な初期調査から、感染源となった人の症状が出る前に、12％の人が感染を引き起こしていたことがわかった。[37] また、明らかに接触歴のある武漢の患者124人を調査したところ、二次感染者の73％が、最初の感染者が発症する前に感染していたことがわかった[38]。その後さまざまな国で行われた研究で、こうした情報が確認された[39]。たいていは症状が現れる1日から2日前が、新型コロナウイルスが最も感染しやすい時期だろうと思われた。

無症状感染は、自分が感染しているとは夢にも思っていない患者が感染を拡大させる可能性があることから、公衆衛生管理にとっての課題は明らかだ。病気が顕在化する前に大半の感染が発生した場合（HIVの場合のように）、受け身のコントロール策（公衆衛生の医療従事者が、接触者追跡や検疫などの対策を講じるために、症例が現れるのを待つこと）では、効果がないだろう。逆に言えば、病気の症状がはっきり現れていれば、彼らが病気を蔓延させる前に特定して隔離しやすいので、無症状者による感染が少ないほうが、疾病コントロールは成功しやすくなる（SARS‐1の場合のように）。つまり、SARS‐2の症状が出ている人をすべて隔離したとしても、症状の出ていない別の感染者が、捜査網を潜り抜けて感染を広げてしまうことになるのだ。

誤解のないように言えば、SARS‐2に無症状感染があるからといって、医師が発熱などの症状を見きわめて患者に自主隔離を求めるべきではない、ということにはならない。ウイルス保有者と患者の隔離は、やはり必要不可欠である。だが、それだけではこの病気の流行を止めることはできない。そのため、無症状者やあまり症状のない人を対象にした検査は非常に重要であり、アメリカで新型コロナウイルス感染症の検査の幅広い実施が遅れたこと（たとえば韓国と比べて）は、非常に不運であった。検査をすれば、患者は症状がなくても自分が感染していると知ることができ、当局が自宅隔離を提案（あるいは強制）することができる。

CFRと不一致期間に加えて、2020年前半にはSARS‐2のもう1つ重要なパラメーターが調べられた。それは、各症例が新たな症例を何例生じさせるか、つまり、ある人が感染した場合、その人は平均して何人に感染させるかということだ。この数値は「実効再生産数（effective reproduction number）」として知られており、Ｒｅと表記される（「実効再生率［effective reproductive rate］」と呼ばれることもある）。

このＲｅは、より基本的なパラメーターであるＲ０（「アール・ノート」と読む。「基本再生産数」のこと）とは異なる。映画『コンテイジョン』（Contagion）では、ケイト・ウィンスレット演じる登場人物が、懐疑的なメディアチームのためにホワイトボードでＲ０について説明する場面があった。Ｒ０とは、〝その病気にかかったことがなく、抗原に曝露されておらずきわめて感染しやすい集団における〟一次感染者が引き起こす二次感染者の予想平均数である。Ｒ０は、病原体がアウトブレイクを発生させる能力を表し、病原体を制御する手段がない場合の感染性の度合いを示している。一方でＲｅは、集団がすでに〝抗原に曝露されている〟場合に、流行の後期における感染のリアルタイムの広がりを示す。このＲｅは人間の反応に影響を受けやすい。

感染性がはるかに低い病原体も存在する一方で、ある種の病原体は、ほかの病原体よりも本質的に感染性が高く、人から人へやすやすと広がる。たとえば、麻疹は最も感染性の高い病気の１つで、Ｒ０は12から18とされる（つまり、１人の感染者が、一般に12人から18人に感染させる可能性があるということだ）。水疱瘡のＲ０は10から12、天然痘は３・５から６、エボラ出血熱は１・５から１・９だ。季節性インフルエンザは０・９から２・１とされている[40]。

Ｒ０であれＲｅであれ、再生産数が１を上回る場合は症例数が増加する。これはまさに感染症流行の定義である。再生産数が1を下回る場合、症例数は時間の経過とともに減少し（各既存症例は自らを置き換えることすらできないので）、流行は収束する。再生産数がほぼ1の場合（自然に、または社会が講じた措置によって）、拡大も縮小もしない。ある感染症がエンデミック（特定の地域での限定的流行）化したと言われるときは、このことを指している場合もある。

言い換えるならば、問題となるのは、病原体の本来の感染力だけではないということだ。宿主や環境も重大な関係があり、だからこそ、実効再生産数、Ｒｅが重要なのだ。

たとえば、仮にＳＡＲＳ－２の不幸な宿主である人が、山頂の小屋で1人で生活するという極端な行動をとったとしよう。この場合、最初に感染した人は、病原体を決して他人に広げることはできないだろう。あるいは、流行の後期のある時点で、ほとんどの人がその病原体に免疫をもつようになったとしよう。これは確実に病原体の伝播性に影響を与えることになる。いずれの場合も、流行が進行するにつれて、病気にかかっている人が感染しやすい人に遭遇する可能性は低くなる。感染しやすい人が感染して死ぬか、生き残って（程度の差はあれ）免疫を獲得するので、流行が進行するとＲｅは自然と低下する。したがって、病原体の宿主の行動と特性が重要になるのだ。

では、環境はどうだろうか？　ある病原体がきわめて熱に敏感で、寒冷な気候では容易に広がるが高温では広がらないとしよう。宿主と環境に関連するこうした要因から、夏にアトス山の隠遁者が感染した場合と、冬にニューヨークのパーティー好きが感染した場合では、同じ病原体でもその伝播性は大きく異なることになる。

ＳＡＲＳ－1のＲ0は2・2から3・6の範囲内にあると算出されており、おそらくは2・6から

3・0の間だろう。[41]だが、Reは病気に対する人間の集団的な反応次第で変化する可能性がある。たとえば、SARS-1発生当初のシンガポールのReは、最初の1週間は7だったかもしれないが、シンガポールが検疫などを導入して迅速に流行を食い止め、2週目を迎える頃には1・6に下がり、3週目までには1を下回った。

潜伏期と潜伏感染期と同様に、こうした再生産数の説明は、これまでのところ流行の成り行きと概ね関連している。R0の平均値が3・0の場合、SARS-1の1人の感染者は3人の新たな感染者を生み出したが、ばらつきがあった。誰にも感染させなかったか1人しか感染させなかった患者がいたのに対し、たとえば劉剣倫医師のように、何十人も感染させた患者もいたのだ（ただし、必ずしも彼らに落ち度があるわけではない）。このような人はスーパー・スプレッダーと呼ばれている。図6は、感染の連鎖がどのように行き止まりになるか、あるいは多数の犠牲者を出すのかを示している。丸印は人、線は社会的交流と感染の機会を意味する。黒い丸が感染者、白い丸が非感染者である。左端の黒丸の初発症例は4人を感染させた。その人たちは次にさまざまな数の人々と接触し、1人も感染させなかったり、3人を感染させたり、スーパー・スプレッド現象を起こして多数の人を感染させたりしていく。

集団の個体間のR0に見られるこの変動は定量化することができ、この量は、エピデミックの経過に微妙だが重要な影響を与える。この変動（または、ばらつき）が大きいほど、エピデミックはスーパー・スプレッド現象と、感染の連鎖の行き止まりの両方が特徴となる可能性が高い。つまり、各自のR0が3である集団のエピデミックは、たとえR0の平均が3であっても、R0が0の人から10の人までいる集団のエピデミックとは、まったく異なる経過をたどる可能性があるのだ。このようにR0の変動が大

図6

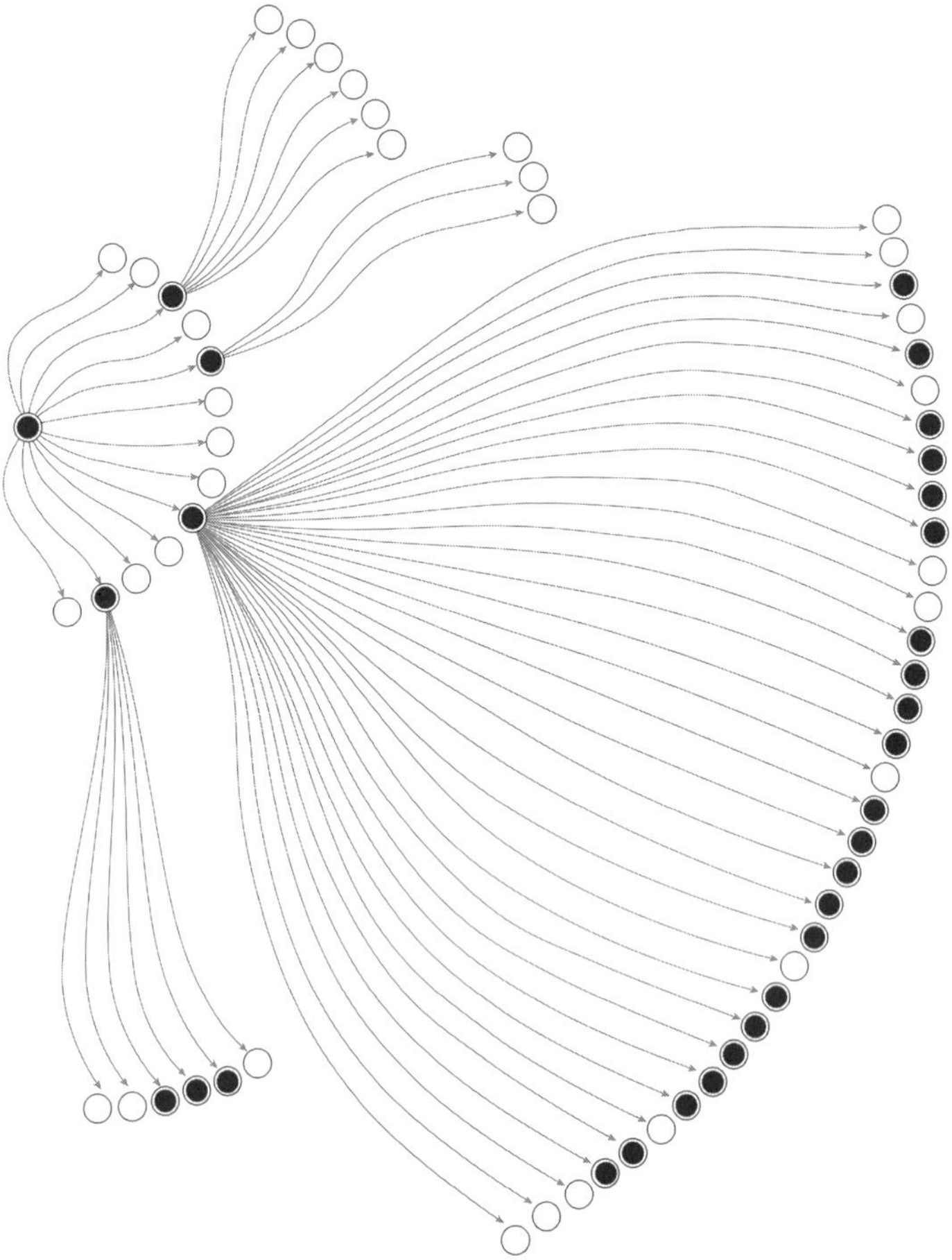

社会的つながりにおけるR0のばらつきは、スーパー・スプレッド現象と感染の連鎖の行き止まりの両方をもたらす可能性がある（黒い丸は感染者、白い丸は非感染者）。

きい場合、病原体を広めることができる人よりも広められない人のほうが多くなるので、特定の人からアウトブレイクが発生するリスクは大幅に低下する。そのような場合、新たな場所でエピデミックのきっかけが生まれるには、ある場所から別の場所へと多くの感染者が流入することが必要になる。たとえば、第1章で紹介したシアトルの事例では、感染の連鎖は現に患者ゼロで終わっていた。シアトルでエピデミックが発生するには、その他の感染者の流入が必要だった。

この概念を簡略化すると次のようになる。あるウイルスに感染している100人の集団が存在したとする。そのうちの1人は300人に病気を広めることができるスーパー・スプレッダーで、99人はまったく感染力がない。この100人の集団のR0の平均値は3・0だが、感染力には非常に大きなばらつきがある。このような集団からたった1人を無作為に選んで別の場所に移動させた場合、100回のうち99回は、エピデミックは発生しないということになる。それに比べて、各自が3人に感染させることができる総勢100人の集団が存在するならば、R0の平均値はやはり3・0だが、感染力にばらつきはない。後者の集団の1人を選んで別の場所に移動させたとしたら、そこでは確実にエピデミックが始まる。病原体のR0の平均値はどちらの集団でも同じだが、後者の集団のほうがR0のばらつきが小さいので、病原体がほかのコミュニティに感染のきっかけを与える可能性が高いということになる。

❖「つながり」の多い人がスーパー・スプレッダーになる？

個人のR0に大きなばらつきがあるエピデミックは、多くのスーパー・スプレッダーとスーパー・ス

図7

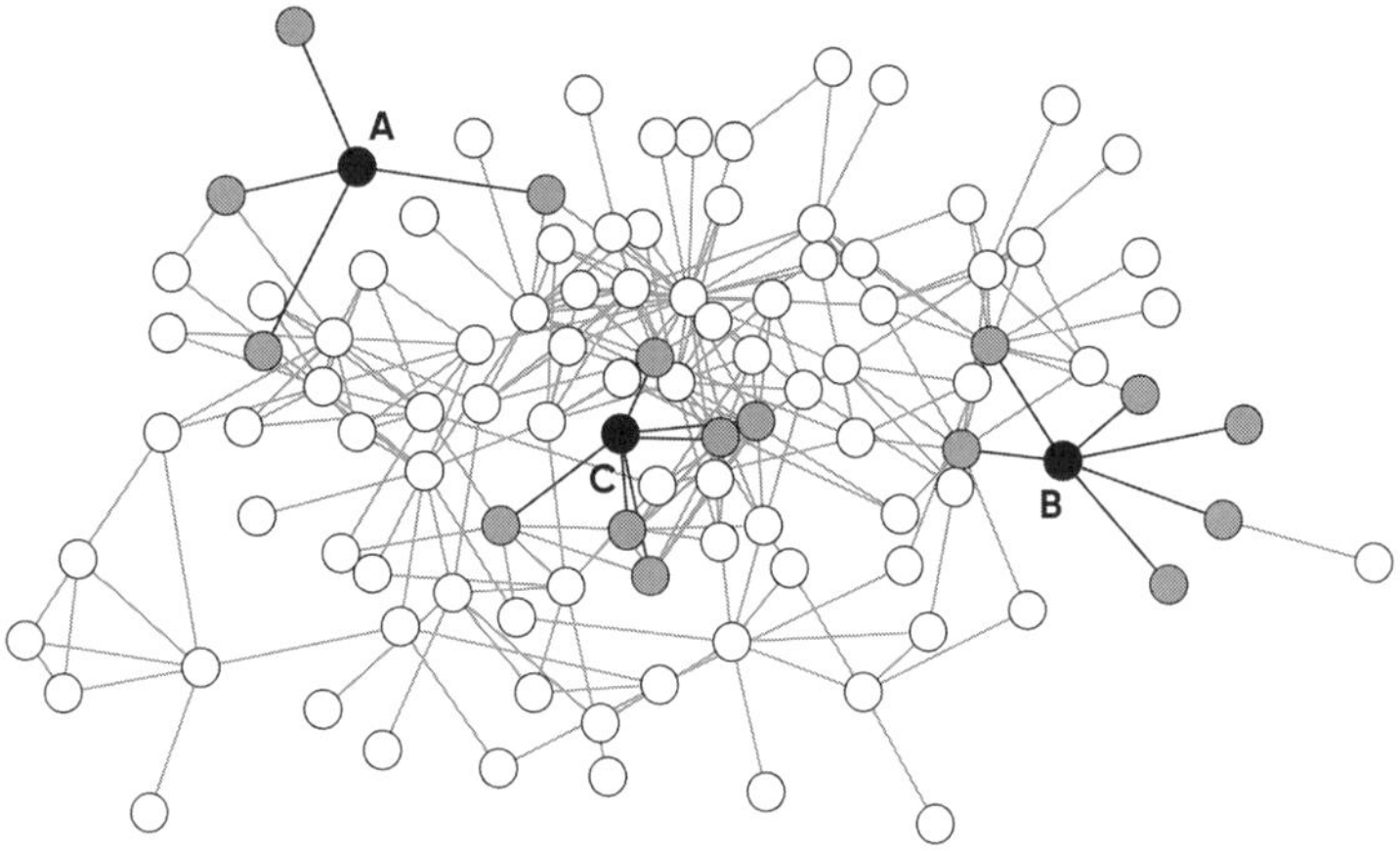

実在する105人の社会的ネットワークと友人間のつながりを示し、それぞれ異なるつながりをもつ3人（ネットワークではノードまたは節点とも呼ばれる）を際立たせた図。ノードAには4人の友人がいる。ノードCとノードBはそれぞれ6人の友人がいる。だが、Cのほうが中央に位置するので、CはBよりもSARS-2のような病原体に感染し、病原体を拡散させる可能性が高い。

プレッド現象とともに現れる。これがSARS-1で起こったことだ。[42] SARS-1では、1つの感染連鎖が始まるためには4人の感染者の流入が必要だったと推定される（ほかの3人の感染者の流入はエピデミックを発生させずに終わる）。だが、いざアウトブレイクが発生した場合には、爆発的に流行する可能性が高かった。SARS-2に関しては、R0のばらつきはSARS-1よりもいくらか小さいようで、スーパー・スプレッド現象は確かに発生するものの、よくある単調な感染連鎖に比べてあまり見られない。[43]

スーパー・スプレッド現象およびR0であれReであれ再生産数のばらつきの原因は、やはり病原体だけではなく宿主や環境にも関係する可能性がある。宿主の個人差は重要である。理由はよくわからないが、多くのウイルスを排出したり、より長期間ウイルスを排出したりして、さらに多くの二次感染を引き起こす者もいる。また、咳が出るかどうかにも人によってばらつきがあり、咳をしやすい人はウイルスを拡散させやすい。行動の個人差も重要だと言える。大人数での社交を好む人や、手洗いをおろそかにしがちな人は、スーパー・スプレッダーになる可能性が高いかもしれない。

スーパー・スプレッド現象が発生する原因のなかには、単に、日常生活で多くの人と接触するか、社会的つながりが普通の人よりも多いという事実によるものもあるだろう。公平に言って、人気のある人は自身が感染する可能性が高いだけではなく、多数の人に感染させる可能性も高い（新型コロナウイルス感染症のパンデミック初期に感染した多くの政治家や俳優が、その例として挙げられる）。

たとえば、図7の、105人の実在の人物を示す社会的ネットワークを検討してみよう。丸印は人で、線はその人たちの間の友情を示す。Aという人物は4つのつながりをもち、Bという人物は6つのつながりをもっている。Bのほうが Aよりも病原体を広めやすいことになるだろう。次にBと比較してCという人物を見てみよう。両者とも6つのつながりをもっている。しかし、Cにはまた別の特性がある。Cの友人はBの友人よりも多くのつながりをもっているのだ。これにより、図からもわかるようにCがネットワークのなかで中心的な存在になっている。これはつまり、CはAやBと比べて、病原体を多くの人に速く広げる可能性があることを意味する。

❖集団免疫の鍵は「人気者」が握っている

現実世界の社会的ネットワークの多くでは、大半の人の交流の幅は狭く、ごく少数の人だけが数多くのつながりをもっている。このような少数派の人たちが、スーパー・スプレッダーになることが多い。そのため、ＳＡＲＳ‐２はこうした幅広い人脈をもつ人たちに感染しやすく、彼らが多くの人に感染を広げる可能性が高いのだ。[44] その証拠に、スーパー・スプレッダーのいるこのようなネットワークで病気が拡大する数理モデルは、新型コロナウイルス感染症の実際の症例の軌跡をしっかり反映している。[45] とはいえ、接触者をどのように定義するか突き止めるかにしろ、接触者の数が多いというだけでは、必ずしもスーパー・スプレッダーであることにはならない。ＳＡＲＳ‐２の人から人への感染が検査で最初に確認されたイリノイ州の夫婦の接触者を、衛生当局が追跡したところ、３７２人の接触者の誰１人として感染していなかったこともあった。[46]

人々の交友関係や人脈の多寡に自然なばらつきがあることには、さらなる意味合いがある。つまり、集団免疫と呼ばれる重要な閾値に達するまでに、実際にはそれほど多くの人がウイルスにさらされる必要がないかもしれないのだ。集団免疫とは、集団全員が個別に免疫をもたなくても、感染症に対して集団的に免疫をもてるという考え方だ。この用語は獣医学に由来するが、人間にも同じように適用される。その概念は、ある病気に対して集団の多数の人々が免疫を獲得していれば（病気にかかって生き延びたか、ワクチン接種によって）、集団のなかの個人が何らかの形でその病気に感染しても、他人に感染させる可能性は低いというものだ。したがって、どういうわけか感染の連鎖が始まったとしても、やがて消滅することになる。

だが、ここで再び社会的ネットワークの構造が登場する。社会的つながりの多寡は人によって差があるので、多くのつながりをもつ人気者（Cのような人）は、同じ集団から無作為に選ばれた人よりも、エピデミックの初期に感染しやすくなる。社会的交流が多いため、人気のある人は病気にさらされるリスクが高くなるのだ。たとえば、わたしの研究室で２００９年のパンデミック・インフルエンザ（H１N１）のアウトブレイクを分析したところ、友人が１人増えるごとに、エピデミック時に８日早くインフルエンザに感染する傾向があることが判明した。つまり、図７のBはAよりも友人が２人多いので、Aよりも16日ほど早く感染するということになる。[47]

だが、これは一方で、人気のある人はエピデミックの初期段階で免疫ができる可能性が高いことも意味する。そして、人気のある人たちがみな早期に免疫を獲得した場合、ウイルスが社会に広まる比較的多くの経路が遮断されることになる。人気のない人たちは、もともとあまり他人を感染させないので、疫病対策の観点からはさほど気にしなくてもかまわない。よって、彼らの免疫はさして問題にならない。さらに言うなら、多くのつながりをもつ人にワクチンを接種するほうが、少ないつながりの人にワクチンを接種するよりも有効だということになる。

最後に、２０２０年3月にワシントン州の合唱団で発生したSARS-２のアウトブレイクのように、環境がスーパー・スプレッド現象を促進することがある。歌うときには口から勢いよく空気を出すので、これが拡散の一因となる可能性が高い。この場合は、密になった場所で2時間半にわたり練習していた61人の合唱団員のなかに、１人の感染者がいた。[48]52人もの団員がこの初発症例からウイルスに感染した。3人が入院し、2人が死亡した。韓国での分析によると、同様の理由から、ピラティスのクラスよりもズンバのクラスのほうが、アウトブレイクの発生が多いという。[49] 激しく速い呼吸や深呼吸、叫び声は、感染のリスク要因の可能性があるが、ゆっくりと穏やかな呼吸はリスク要因ではない。しかし、室内にいること自体が、感染に重要な影響を与える。

スーパー・スプレッド現象を起こすその他の要因としては、屋内に大勢の人が集まる状態が挙げられる。2020年2月29日にジョージア州で行われた葬儀で、誰かが参列者200人の間にウイルスを広め、これが同州で広範にわたりエピデミックを勢いづかせるきっかけとなった。[50] 2月にボストンで開かれたバイオテクノロジー企業の幹部会議でも、同様の事態が生じた。このときは数十人が感染した。[51] さらに、刑務所、高齢者施設、病院、工場、ほかにも人が密集する屋内で、大勢が感染するアウトブレイクが発生した。パンデミック初期の中国で3人以上の患者が発生した318件のアウトブレイクを調査した結果、1件を除いてすべてが屋内で発生したことがわかった。[52]

スーパー・スプレッド現象による肯定的影響の1つは、スーパー・スプレッド現象を起こしやすい人や環境を特定できれば、感染制御対策に的を絞ることができ、効力と効率の両方の面で大きな前進につながるということだ。必ずしも社会的交流をすべてやめる必要はない。たとえば、混み合った集会やナイトクラブなどに狙いを定めればいい。また、宗教行事やその他のイベントを屋外やオンラインで行ってもいい。

もう1つの比較対象として、今回のエピデミックに先立って起きた、致死率の高い別のコロナウイルスのエピデミックについて、少し検討を加えることにしよう。それは、中東呼吸器症候群(MERS)

だ。MERSが最初に確認されたのは2012年で、症状はSARSの2つのパンデミックと非常によく似ている。2020年時点で、MERSは世界で約2500の症例しか発生していない。そのほとんど（80％）はサウジアラビアだが、その他26ヵ国でも発生しており、大半は中東を旅行した人たちだ[53]。この病気もやはりコウモリに由来するが、中間宿主のラクダは数十年前にウイルスを獲得したとされている。感染したラクダとの接触（またはラクダの肉や乳の摂取）は、MERS感染者との実質的接触と同様に、感染につながるおそれがある。

MERSの推定CFRは35％なので、SARS-1の約3倍の致死率に当たる。とはいえ、R0は低い。人から人への感染は簡単に起きない。ほとんどの症例は、親密に接触する家族や、感染した患者を看護する医療従事者の間で発生する。いくつかの研究では、MERSのR0は実質的に約1・0、あるいはそれを下回るとされている（ほかの研究ではR0は2・0から2・8と見積もられた[54]）。これまで述べたように、このような低い数値は「エピデミックの閾値」を下回ることになる。R0が1ということは、各患者がウイルスを感染させるのは新たに1人だけということで、エピデミックの規模拡大は実質的に不可能になるからだ。

疫学の基本的なパラメーターを改めて検討すると、2003年のSARS-1と比較して、2020年のSARS-2には、さらに大きな脅威となる特徴があることが見て取れる。

ほとんどの場合、SARS-2のR0は、SARS-1のR0とほぼ同じ約3・0と推定されている。これは病原体としては気になる高い数値である。これに対し、通常の季節性インフルエンザのR0は、0・9から2・1である[55]。だが、SARS-2はReのばらつきが小さいので、感染連鎖が行き止まりになる可能性がやや低く、ＳＡＲＳ‐１よりもＳＡＲＳ‐２のほうが、確実に拡大しやすくなる。また、ＳＡＲＳ‐２はＳＡＲＳ‐１よりも致死性が低く、ＣＦＲは１％程度である（ＳＡＲＳ‐１は約10％だ）。これまで見てきたように、逆説的ではあるが、このことがＳＡＲＳ‐２の問題をさらに厄介なものにしている。なぜかと言えば、より多くの人々が生き延びて、より長時間動き回り、ウイルスを感染させるからだ。最後になるが、おそらく最も重要な点としては、ＳＡＲＳ‐１とは異なり、ＳＡＲＳ‐２には正の不一致期間があることが挙げられる。これにより無症状感染が起こり、検出と検疫に基づく従来の公衆衛生では対応がきわめて難しくなる。

以上の要因をまとめると、ＳＡＲＳ‐２はパンデミックが自然消滅する前に集団の大部分が感染する可能性が非常に高い、ということになる。発病率という疫学のパラメーターがある（エピデミック収束時の集団内の感染者総数を集団の総数で割ったもの）。ＳＡＲＳ‐１の場合、パンデミック収束までに感染した人は人類のごく一部で、当時の世界人口63億１４００万人中８４２２人だったので、発病率はわずか０・０００１３％と非常に低かった。だが、ＳＡＲＳ‐２の場合は、おそらく世界人口の少なくとも40％、ことによると60％も感染することになるだろう。

この１００年に起きた呼吸器パンデミック

こうした疫学のパラメーターは、ＳＡＲＳ‐２とその他コロナウイルスとの比較に役立つとともに、インフルエンザなど別のウイルス種が引き起こす呼吸器系疾患のパンデミックから教訓を得る際にも役

図8

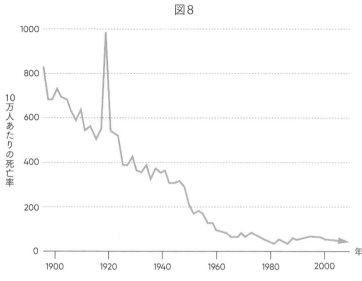

アメリカの死亡率。1900年以降は概して低下しているが、1918年のインフルエンザのパンデミックの死亡率の急上昇が目を引く。

立つ。

わたしはこれまで30年近く、20世紀のアメリカの死亡率の低下について教えてきた。死亡率低下をもたらした要因は多々ある。たとえば、社会が豊かになったこと、行動と公衆衛生活動の変化（衛生設備や予防接種など）、現代医学の出現（ただし、第3章で述べるように、医学的介入の果たす役割は意外にも小さい）などが挙げられる。しかし、その理由が何であれ、20世紀の社会の全体的な死亡率の曲線を見ると、その進展に抵抗して一時的に小幅な急上昇が見られるものの、死亡率は時間とともにどんどん低下する。ところが、図8のグラフでは、１９１８年に死亡率の急上昇が見られる。わたしは必ずこの異常な急上昇を学生に強調した——これがいわゆるスペイン風邪のパンデミックだ、と。

学生たちはこれを奇妙で変則的なこととし

て扱った。わたしは、子どもが幼い頃に白血病にかかったが助かって生き延びたことを、成人しているその子に対して親が話すかのごとく、今はもう問題のない過去の遺物として話した。だが、このようなことが二度と起こらないと考えるのは愚かなことだった。

歴史家や疫学者でもなければ、前世紀最悪の致死率をもたらした1918年のインフルエンザのパンデミックの詳細を覚えていなくても、もちろん驚くまでもないことだ。しかし、SARS-2のパンデミック発生後にわたしが話をした人のなかで当時を記憶していてもよさそうな年齢の人でも、やはりほとんどが1957年と1968年のインフルエンザのパンデミックを覚えていなかった。言い訳をさせてもらえば、1968年当時、わたしは6歳だった。一方で、広範囲で発生することが予想されていたにもかかわらず、1976年の豚インフルエンザのパンデミックが起きなかったことについては、よく覚えている。というのも、それに対するワクチンが、10万人に1人の確率で、深刻だが可逆的な神経系症状(ギラン・バレー症候群)を引き起こし、ハーバード大学公衆衛生学部で教わった教師の1人がそれについて出した著書を1987年に読んだ、という経緯があるからだ(56)。また、別の豚インフルエンザでメキシコが発生源だった、2009年のH1N1型インフルエンザのパンデミックも、しっかり記憶に残っている。その頃、わたしはハーバード大学医学部の教授に就任し、このアウトブレイクの調査を率いていたからだ。2009年のパンデミックは最近のことなのに、軽症で多くの死者が出なかったというだけで、ほとんどの人はこれを見過ごしている。よって、これも重視されていない。

前世紀に発生したインフルエンザのアウトブレイクをすべて研究してきた者として、新型コロナウイルスが勢いを増してきた頃、わたしは必然的にそうしたアウトブレイクを参考にした。２０２０年２月、ＳＡＲＳ－２のＣＦＲとＲ０に関する暫定的評価が中国から入ってくるようになったとき、新型コロナウイルス感染症と最も似ているパンデミックは、１９５７年のインフルエンザのパンデミックではないかと次第に確信するようになった。２００９年のＨ１Ｎ１型インフルエンザのパンデミックのような、軽いものではすまないだろうと承知しており、１９１８年のような事態になるのではないかと恐れた（が疑っていた）[57]。当時、わたしはイェール大学で公衆衛生学を教えていたが、学期の初めの１月――中国の蝶の羽ばたきにまだ注目していなかった頃――は、いつものように、20世紀の死亡率の着実な減少を描く曲線に対し、１９１８年のパンデミックが引き起こした〝逸脱〟について学生に講義をしていた。２ヵ月もしないうちに、このときのように死亡率が再び急上昇する危険に直面するとは思いもよらずに。

２０２０年３月５日、新型コロナウイルス感染症とそれが深刻化する可能性について講義した。学生たちは翌日から春休みを迎えるところだった。好奇心にあふれ、楽しそうな表情の大勢の学生を見渡しながら、わたしは望みを抱きつつも現実を見つめた。休み中にパンデミックが激化し、彼らがキャンパスに戻れなくなるのではないかと心配していた。その予想は正しかった。

基準に従って評価しようと古典的なアプローチを用いた。20世紀の呼吸器系パンデミックのサンプルをまとめて、２つの数値を使ってグラフにしたのだ。図９に示すように、ＣＦＲ（病気の深刻さを表す指標）とＲ０（伝播性を表す指標）の２つだ[58]。こうすることで、自分の意識を集中させることができた。２月に中国で明らかになったこれらのパラメーターの推定値を使ったところ、ＳＡＲＳ－２の致死性と伝

図9

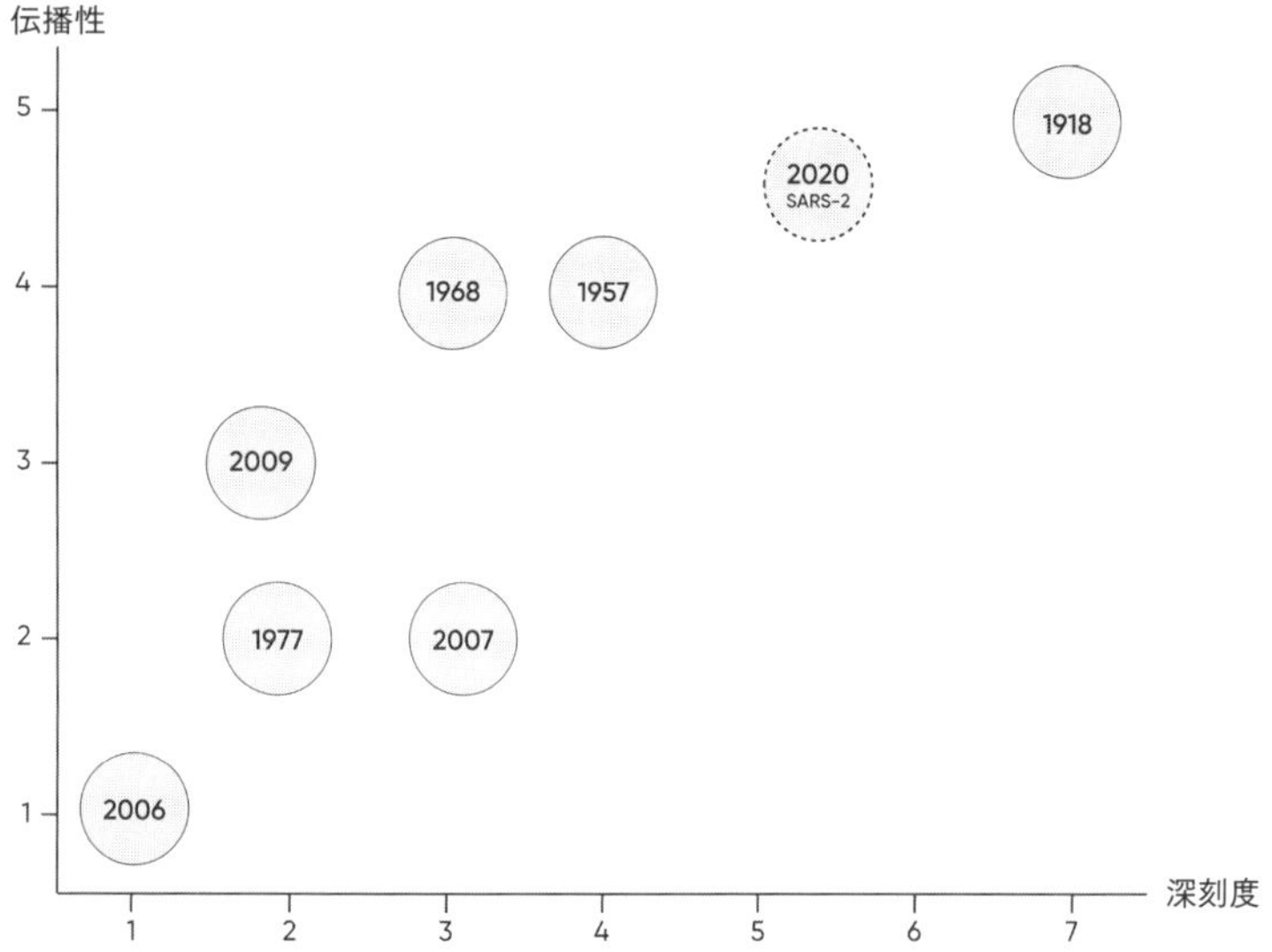

呼吸器系パンデミックの100年を、その伝播性と深刻度（致死性）の観点から描いたグラフ。SARS−2の基本的疫学と症状は深刻な脅威であることがわかる。

播性は中程度で、少なくとも1957年のインフルエンザのパンデミックと同程度の深刻さに思えた。1957年のパンデミックにより、アメリカでは最終的に、3年間で11万5700人の超過死亡が発生した（1957年当時、アメリカの人口は1億7200万人、癌による死亡者数は25万5000人だった）[59]。これをあてはめれば、パンデミック収束までに生じる新型コロナウイルス感染症によるアメリカ人の死亡者は、約30万人ということになる。大規模な活動停止を実施しているにもかかわらず、アメリカがこの数字を上回ることは確実だろう。

1つはっきりさせておくと、1957年のパンデミックの原因となったインフルエンザウイルスは、新型コロナウイルス感染症の原因となるコロナウイルスとはまったく異なる。どちらもリボウイルス（RNA

ウイルス）で、ＤＮＡではなくＲＮＡを遺伝コードに用いている。だが、これは非常に大雑把な分類で、イルカとゾウは両方とも哺乳類だと言っているようなものだ。この２つのウイルスは、遺伝子系統樹のずいぶんと異なる枝、異なる種族の出自なのである。

インフルエンザウイルスには、大きく分けてＡ型、Ｂ型、Ｃ型、Ｄ型の4種類がある。インフルエンザのパンデミックは、大概は動物宿主（通常は鳥や豚）の遺伝子組み換えによる、新たなウイルス株の出現によって起こる。１９５７年のパンデミックはＡ型インフルエンザウイルスによって引き起こされ、このウイルスはＨ２Ｎ２亜型だった。

Ａ型インフルエンザウイルスは、表面にある2つのタンパク質、ヘマグルチニン（Ｈ）とノイラミニダーゼ（Ｎ）に基づき、さらに亜型に分けられる。ヘマグルチニンには18種類（Ｈ１からＨ18まで）、ノイラミニダーゼには11種類（Ｎ１からＮ11まで）ある。ここから、理論上は１９８種類の組み合わせができると考えられるが、自然発生したものとしては、１３１種類の亜型しか検出されていない。現在、人類の間で日常的に循環している、おなじみの季節性インフルエンザを引き起こすインフルエンザの種類には、Ａ型（Ｈ３Ｎ２）とＡ型の亜型（Ｈ５Ｎ１）がある。アウトブレイクを引き起こすウイルス種は、遺伝的には異なっていても、その表面に同じタンパク質型が現れていることがある。

１９５７年のパンデミックはおそらく中国中部から始まり、同年4月に世界中に知られるようになった。[60] これにより世界中で１１０万人が死亡したが、地域によって差が大きく、エジプトでは1万人当たり０・３人、チリでは1万人当たり９・８人が死亡した。このような地域間のばらつきは、呼吸器系のパンデミックではよく見られる現象だが、時として当惑させられることもある。１９５７年には、インフルエンザのパンデミックによる超過死亡のばらつきの43%が、国の豊かさと緯度による影響であることが明らかになった[61]。特定の地域の人々の生活（人口密度から世帯の規模、学校の開校時期まで）も、これに影響を与えているのかもしれない。類似した病原体にかつてさらされたことで、いくらか免疫が備わっている地域もあれば、早期にスーパー・スプレッド現象が思いがけず発生したことが、その後の結果に影響を及ぼす場合もある。だが、腹立たしいことに、なぜ世界のある地域、または国の一部の地域が、他地域よりも大きな打撃を受けるのか、全体としては説明できないことが多い。多くの場合、これは単に運の問題なのだ。

１９５７年のパンデミックがアメリカで最初に取り上げられたのは、同年4月17日付の『ニューヨーク・タイムズ』紙に掲載された、「香港、インフルエンザの流行と戦う」という、１５０文字にも満たない小さな記事だった。記事によれば、香港では25万人（香港の人口の10％）がインフルエンザにかかった。その6週間後の6月2日、ロードアイランド州ニューポートで駆逐艦に乗っていた大勢の軍人がインフルエンザにかかり、パンデミックはアメリカに上陸した。だが、ロードアイランドとは無関係のアウトブレイクが、すぐにカリフォルニアで発生した。まず、6月20日に、デイビスで開かれていた10代の少女のキャンプで発生した。それから数週間の間、州各地で開かれていた子どもたちのキャンプで、同様のアウトブレイクが15件以上発生した。6月下旬には、アイオワ州のグリネルで43の州と数ヵ国から集まった１８００人の若者が参加する大会が催された。参加者の数名が、カリフォルニアの患者と接触していた。大会開催中に約２００人が発症し、50人が自宅に戻ってから発症した。ところが、7月10日から24日までペンシルベニア州のバレーフォージで開催された国際ボーイスカウト・ジャンボリーでは、問題はほとんど起きなかった。世界各地から5万3000人以上の少年と職員が集まったのに、散発的な症例が数件報告されただけだった。[62]

これはすべて、のちに疫学者のチームによって慎重に追跡され、1961年に論文が発表された。それには、感染者の動きを黒く太い矢印で示した手描きの地図が描かれており、まるで第二次世界大戦の軍事作戦地図さながらだった。[63] その後、パンデミックは夏の間に少し収まったが、秋に学校が始まると再び発生した。9月にはアメリカの至る所で大流行し、超過死亡は10月にピークに達した。1957年12月16日までに、第1波はほぼ完全に収束した。だが、よくあるように、パンデミックはその後も相次いで発生し、1958年2月に超過死亡が再び最大に達し、1959年4月にはそれが再度塗り替えられた。

パンデミックが相次ぎ死者数を塗り替えたことには、さまざまな要因が関係している。呼吸器系疾患は天候の影響を受ける。たとえば、通常（非パンデミック）のインフルエンザが流行する季節は、基本的に決まっている。肺炎とインフルエンザで死亡する人は、夏には死亡者総数の約6％、冬には死亡者総数の8％を占める。[64] 一般的に、こうした呼吸器系ウイルスは北半球と南半球の間を移動し、冬を迎えた半球に影響を与える。

夏の暑さと湿度は、ウイルスが人間の体外でどれくらいの期間生き延びるか（あるいは、人間の体がどれほどウイルスに抵抗できるか）に影響を与える可能性がある。[65] しかし、気温に加えて、仕事や学校生活のリズムも季節によって変化する。冬は屋内で過ごすことが多いので、ほかの季節と比べて屋内は過密状態になる。以上のような理由から、病原体による実効再生産数は、夏にある程度低下する。こうした、季節的強制が関与する過程で再生産数が低下する場合、感染が減少した期間に感染しやすい個体が増える可能性がある。[66] 病気になるはずだった人たちが病気にならず、そうした人が冬に向けて増えていくのだ。天候と宿主の行動が、ダムのように病気の流行を抑えるのである。しかし、やがてダムは決壊する。そのため、病原体が最初に持ち込まれてからはアウトブレイクの再発が起こる（そして最終的には、季節ごとに発生するパターンが生じる）ことになるのだ。

学齢期の子どもたちや社会人が感染しても回復し、幼児や高齢者が死亡するというパターンは、一般的に見られる現象である。ウイルスは、学校や職場などへ外出する人たちの間に広まり、その後彼らがウイルスを家に持ち込んで、感染連鎖の末端にいる極端に年長か年少の人の、つまり幼児や高齢者の命を奪うのだ。ちなみに、高齢者への予防接種が高齢者の死亡を減らしても、エピデミックの実質的経過にあまり影響を与えないのは、このためでもある。労働年齢層に対する予防接種の実施は、社会的ネットワークを介した感染連鎖を断ち切るのに役立ち、集団レベルの死亡を防ぐためにはるかに有効となる（社会的つながりのある人々を予防接種の対象にするという点で、前述した内容と似た考え方である）。

1957年に発生したパンデミックが収束するまでに、すべての人が感染したわけではないということに留意しなくてはいけない。全米の発病率は約24％だと思われるが、これは場所によって異なっていた（ルイジアナ州のある地域では41％にも達した）。[67] 1957年のパンデミックは、3年後に収束した。その頃には、多くの人に免疫ができて集団免疫を獲得するまでになっていた。これは予防接種が普及したおかげでもあった（インフルエンザ・ワクチンは1945年に発明された）。[68] おそらくはウイルスも時間の経過とともに弱毒化したのかもしれない。それも感染症の典型的な特徴の1つである。

1918年パンデミック〝スペイン風邪〟の検証

1918年のインフルエンザのパンデミック（スペイン風邪という俗称はスペインで発生したような誤解を与える）は、1957年のパンデミックよりもさらに多くの人々に影響を与え、さらに多くの人々が死亡した。世界でおそらく3900万人が死亡したとされており、これは当時の世界人口の2・1％に相当するが、専門家のなかには全世界の死者数を1億人とみなす者もいる（死亡者の誤認や報告の不備を考慮して）[69]。当時のアメリカの平均寿命は短く（1915年時点で、男性は52・5歳、女性は56・8歳）、感染症がまだ主な死因だった。それでも、1918年のインフルエンザは甚大な悪影響を及ぼした。アメリカの累積死亡率は人口の0・52％、数にすると55万人で、25歳から34歳までの男性の100人に1人が死亡した（これよりも高い推定値もある）[70]。比較のために2020年のアメリカに置き換えると、172万1000人の死者ということになる。このパンデミックは非常に大きな打撃を与え、一時はアメリカの総平均寿命が10年も短くなるほどの影響を与えた。図8からわかるように、これによりアメリカの死亡率低下の軌跡は間違いなく中断した。

1918年のインフルエンザの致死率は、国や場所によって異なっていた。たとえば、アラスカ州のブリストルベイでは40％と高かったが、ブラジルのリオデジャネイロでは1・6％、スペインのサモラでは3％、インドのグジャラートでは6％、南アフリカのシスカイでは10％と、低い地域もあった[71]。これには、国内および国家間での異なる公衆衛生対応が関係する場合もあった。たとえば、韓国は191

8年に（現在のように）外れ値を示していた。東京のある警察官は、韓国当局は大勢の集まりを禁じているが、「日本ではそんなことはできない」と残念そうに述べた。[72]

このパンデミックがいかに致命的だったかを考えると、公衆衛生の世界以外ではこのパンデミックがわたしたちの集団的記憶のなかであまり顕著ではないことに、驚きを禁じえない。誰もが第一次世界大戦について学ぶが、はるかに致命的だったこのパンデミックについて学ぶ人はほとんどいない。自宅での病死は塹壕で戦死するよりも劇的でないように思えるからだろう。だが、1918年のインフルエンザにかかると実に恐ろしい最期を迎えた。血の混じった体液が肺の中にたまり、患者は苦しげに喘いだ。たいていの場合、症状としてはまず、頬にはっきりとした赤褐色の2つの斑点ができ、たちまち顔全体が黒ずんでいく（「ヘリオトロープ・チアノーゼ」と言われる）。皮膚が「くすんだ紫紅色」から青く、最終的には黒くなり、それが足や指から全身へと広がっていった。患者の胸部と腹部は膨れ上がった。ウイルスに直接感染してあっという間に死亡する者もいたが、それよりも、二次性細菌性肺炎で死亡する場合が多かった。要するに、スペイン風邪による死は、イギリスのドラマ『ダウントン・アビー』で描かれたような末期とはまるで違っていたのだ。

1918年のパンデミックの起源は明らかではないが、H1N1型のインフルエンザだったことはわかっている。当時の報告では、人間と豚に同時に大発生することが多かったとされているが、どちらがどちらにうつしたのかは不明である。インフルエンザウイルスの自然宿主は野生の水鳥と考えられているが、人間が鳥から直接感染することはめったにない。豚は鳥と人間の両方のインフルエンザに感染す

図10

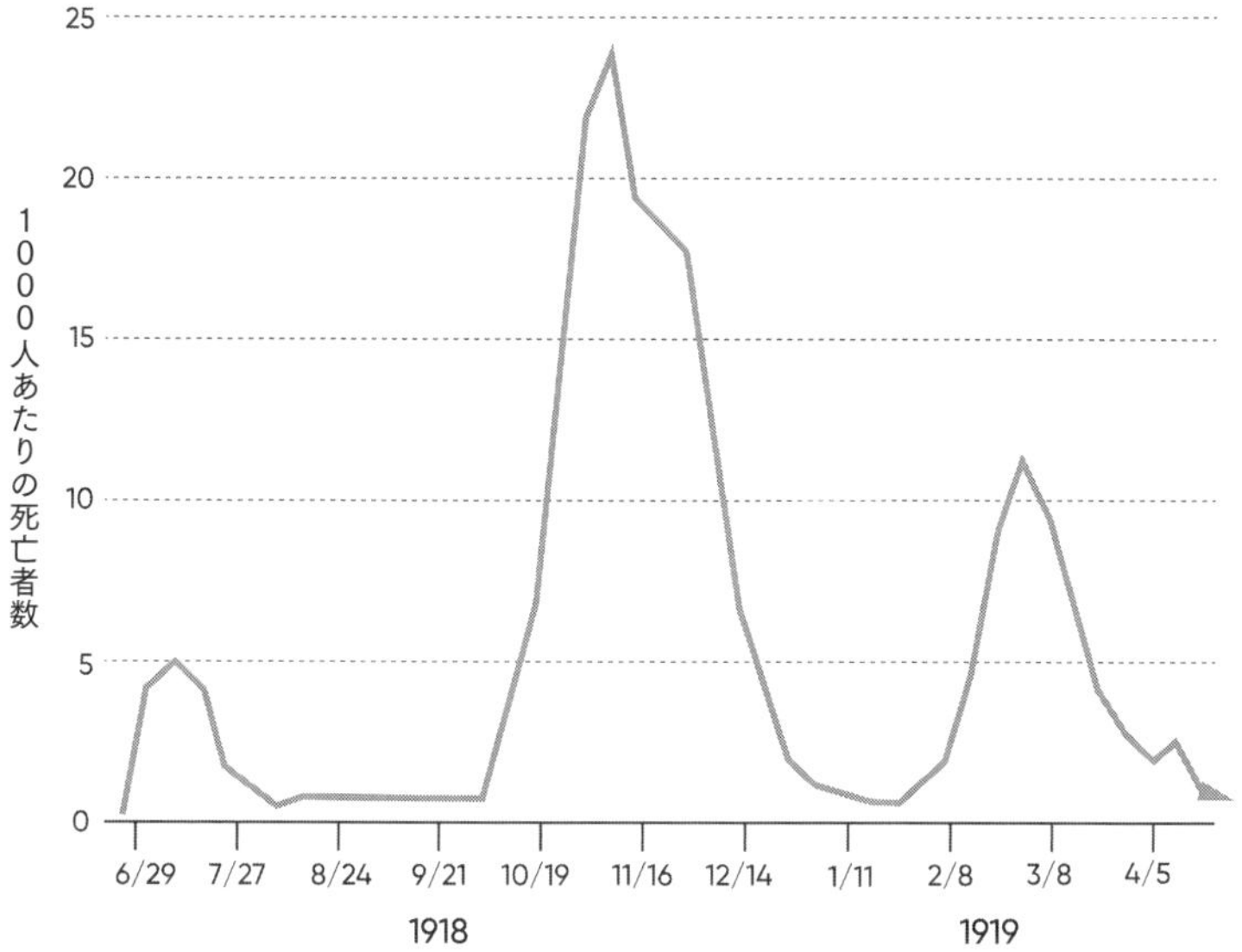

1918年のスペイン風邪のパンデミックは第3波まであった。第2波の致死率は、第1波の4倍超だった。

るので、ウイルスが人間に感染可能になる過程で、豚が欠かせない役割を果たすことが多いのではないかと思われている。よって、インフルエンザのパンデミックはそのときどきで、「鳥インフルエンザ」や「豚インフルエンザ」と呼ばれるのだ。ときには、こうした鳥のウイルス株の遺伝物質が人や豚の既存のウイルス株と混合して、フランケンシュタイン方式で新しい種類のウイルスが作られ、その突然変異に応じて、大規模なあるいは小規模なアウトブレイクを引き起こすことがある。

　過去20年の間に、ある種の遺伝子考古学により、1918年に何が起こったのかをさらに知ることができるようになった。1918年9月に死亡した2人のアメリカ兵（1人はニューヨークで、もう1人はサウスカロライナで）の肺組織の保存標本と、１９１８年11月以来永久凍土層に埋められていたイヌイットの女性から採取された非常に貴重な標本のおかげで、このウイルスの遺伝子配列を復元し、しかも再現させることができたので（ＣＤＣの安全な実験室で）、突然変異とその生理学的・疫学的影響をさらに深く理解できるようになった。(73)

図10に示すように、パンデミックの第１波は１９１８年の春から夏にかけて発生した。このウイルスの感染力は非常に強かったが、死者は比較的少なかった。同年の８月、その理由は現在でも定かではないが、病気の致死性と感染力が前にも増して高まり、世界中に広まった。アメリカは１９１８年９月から11月にかけて大きな影響を受け、都市によっては週に何千人もの死者が出た。このパンデミックには大きな波が３回あった。第１波は１９１８年初夏にピークを迎え、秋に急速に第２波が起こり（10月にピークを迎えた）、明くる１９１９年冬に第３波が起こった。その夏にようやく収束した。

それはどこから来て、どう広まったのか？

このインフルエンザは最初は豚から人間に感染したという証拠がいくつかあり、１９１８年３月４日に、カンザス州にあるアメリカ陸軍訓練施設のキャンプ・ファンストンの食堂のコックが感染した。(74) そこから、軍隊の移動とともに東海岸に広がり、４月頃にはフランスにも広がった。これにより発生したパンデミックは、ヨーロッパで大きな軍事的混乱を引き起こした。罹患率が最も高かったのはアメリカ陸軍（26％、１９１８年に１００万人以上が罹患した）だったが、ドイツ軍は70万人、イギリス遠征軍はフランスで31万3000人の患者が出たと報告した（おそらく、イギリス軍の半数が罹患した）[75]。

1918年8月、インフルエンザは3つの場所で再び大流行した。ボストン（ヨーロッパの船により）、フランスのブレスト（軍隊の移動により）、シエラレオネのフリータウン（イギリスの海軍艦艇により）の3ヵ所だ。こうした場所から、全米および全世界へと広がっていった。死者は1918年の9月から12月の間に集中していた。このインフルエンザは壊滅的な打撃を与えた。たとえば、1918年9月初旬、陸軍軍医総監代理だったビクター・ヴォーン医師は、ボストン近郊のキャンプ・デベンスに行くよう緊急命令を受けた。到着したヴォーン医師は愕然とした。「制服を着た体格のいい若者が、何百人も病室に入ってきた。どのベッドも埋まっているのに、新たな患者が押し寄せてきた。顔は青みがかっていて、咳をすると血の混じった痰が出た。朝になると、死体はまるで薪のように死体安置所の近くに積み上げられた[76]」。医師が到着した日、63人の男性がインフルエンザで死亡した。

犠牲者の社会経済的地位に関してノルウェーで入手した部分的データを詳細に調査したところ、第1波は貧困層を襲ったが、第2波は富裕層を襲ったことがわかった[77]。このパンデミックは、アメリカのウッドロウ・ウィルソン大統領、フランスのジョルジュ・クレマンソー首相、英国のデイビッド・ロイド・ジョージ首相など、世界の指導者を苦しめた。専門家のなかには、インフルエンザの第2波が第一次世界大戦の終結を早めさえしたと考える者もいる。アメリカの第2波は突然終わりを迎えた。たとえば、1918年10月20日にニューヨーク市でピークを迎えた第2波は、11月24日にはこの大都市からほとんど消えてしまった[78]。

第2波が第1波よりも悪化した理由については諸説ある。1つは、戦争と飢饉によって、すでに弱っていた人々がさらに衰弱したからというものだ。また、戦争という特殊な状況が関与して、より致命的なウイルス株へと進化を促した可能性もある。通常、宿主を殺すことは病原体にとって利益にならないので、病原体の致死性は低くなる傾向がある。宿主が死ねば病原体を他人に広げにくくなるので、ダーウィンの観点からすれば、病原体にとっては宿主に軽症をもたらすほうが「好ましい」。重病人は自宅で寝たきりになるか死んでしまうが、軽症者ならばそのまま生活を続けて、弱めの病原体を蔓延させることになるからだ。だが、第一次世界大戦の塹壕では、このプロセスが逆になった。軽症の兵士は戦場であれどこであれ、その他の原因で死亡することが多く、重症患者や死に瀕している患者は、たいていは混雑した列車で混雑した病院へと運ばれた。このようにして、致死性の高いウイルス株が有利になり、大勢の人々に広まった可能性がある。

フィラデルフィアは、ピッツバーグやローウェル、シカゴなど人口密度の高い工業都市とともに、アメリカで甚大な被害を受けた都市の1つだった。インフルエンザは当初イギリス商船によってフィラデルフィアに押し寄せた。市の衛生局長で婦人科医のウィルマー・クルーゼンは、市を完全に封鎖するか、限定的措置をとるかの決断を迫られた。困ったことに、戦争遂行を支援するパレードが1918年9月28日に予定されていた（2020年武漢開催の中国共産党の大集会に似ていないこともない）。パレードは中止されることなく、市の人口の10分の1を超える推定20万人が参加した。このフィラデルフィア・リバティ・ローン・パレードは約3キロの長さにおよび、ジョン・フィリップ・スーザ率いるマーチングバンドも参加した。2日もしないうちに、市内の病院は収容能力を超える患者であふれるようになった。10月3日頃にはもう、流行は野火のように広がっていた。患者は発症後たちまち死亡したので、棺が通りに山積みになり、有志者が共同墓地を掘らなければならないほどだった[79]。これは「アメリカ史上最悪のパレード」と呼ばれている。

❖学校閉鎖を「しない」ことが100万人の子どもを守る

このインフルエンザはニューヨークにも海路で到着した。1918年8月11日、ノルウェー船船ベルゲンスフィヨルド号はアメリカに到着する前に、乗客10人と乗組員11人が病気だと無線で連絡した。ブルックリンに接岸後、患者は近くの病院に運ばれ、船は検疫下に置かれた[80]。だが、インフルエンザはニューヨーク市に根を下ろし、急速に広がった。流行がピークに達した1918年10月20日には、800人以上が死亡した（インフルエンザと肺炎を併発して）。第2波のピーク時のこの死亡者数は、2020年にニューヨーク市で発生した新型コロナウイルスの第1波と似ていなくもないが、当時のニューヨーク市の規模は現在の3分の1に満たなかった。1918年に発生したパンデミックが収束するまでに、ニューヨーク市では3万人以上が死亡した。

このインフルエンザのパンデミックに対して、ニューヨーク市は結核や黄熱病、ジフテリアなどその他感染症を扱った長年の経験で磨かれた、当時としては非常に高度な公衆衛生体制を駆使した。ニューヨーク市は、ラッシュアワーで混雑が生じるのを回避するために営業時間をずらし、保健所を150以上も開設し、疾病監視を管理し、（ほとんどが）自主的に自宅隔離した患者への介護を調整した。

現代と同じように、当時も、学校や劇場、地下鉄を閉鎖するかどうか当局は悩んだ。ホメオパシー専門医でのちに米上院議員となったロイヤル・S・コープランド衛生局長は、通常の営業や運行を継続することに概ね賛成していたが、病人は自宅や特別施設で厳重に隔離された。ほとんどの患者は症状が出るまでは感染力がなかったので、病気を制御する手段として、このような隔離策を導入することができたのだ。マスクの着用が奨励され、水飲み場でのコップの共同使用はしないように指示された。さらに、大規模な公衆衛生教育運動が行われた。英語、イタリア語、ドイツ語、イディッシュ語で書かれた何千枚ものポスターと１００万枚のビラで、市民に対して、口と鼻を覆い、公共の場で唾を吐くのをやめるように伝えた。唾吐き反対運動はその20年前から始まっていたが、パンデミックの間に強化された。街中の看板に「唾を吐くと死が広がる」などのメッセージが書かれていた。公葬は禁止され、配偶者だけが葬儀に参列することを許された。

家庭のほうが危険だという理由で、コープランドが学校を閉鎖しなかったことはよく知られている。その根拠は次のようなものだ。「ニューヨークは巨大な国際都市であり、家庭によっては近代的衛生をおろそかにしているところもある。……学校では、子どもたちは常に衛生官の保護下にある。衛生官の仕事は、わたしたちの疾病管理体制の一部である。もし学校が閉鎖されたなら、少なくとも１００万人の子どもたちが自宅で終日過ごすことになり、１００万人が病気にかかるおそれがある。そのうえ、子どもたちの状態にとくに注意を払う人もいないことになる[81]」。児童衛生の責任者で革新的対策を進めたS・ジョセフィン・ベーカー医師は、子どもたちが学校にいれば、不衛生な家庭環境にさらされる機会は最小限に抑えられ、病気になった場合は食事や看護を受けられると主張した[82]。また、学校は家族に健康情報を伝えるためのパイプ役ともみなされていた。コープランドは大きな批判にさらされたが、この戦略は結果によって正当化された。公衆衛生の決定には、さまざまな人々にとっての利益とコストの間に、難しく、実用的な折り合いをつけることが常に必要となる。

ニューヨーク市は最終的に、検疫措置を73日間継続した。また、フィラデルフィアなどの別の都市に比べて、比較的早く検疫を開始した（感染症の流行よりも約2週間早かった）。その結果、ニューヨーク市の超過死亡はフィラデルフィア市のおよそ半分ですんだ。[83]

超過死亡の定量化は、現代の疫学者がよく用いる統計的手法だが、これはそもそも疫学の祖であるウィリアム・ファーが1847年にロンドンで提案した手法だ。ファーはこの量を、通常の状況において予想される死亡数を超過した、エピデミックの間に認められた死亡数と定義した。[84] この手法は、病気の定義が現代とは異なるような、あるいは記録がほとんどないような、歴史的なエピデミックを定量化する場合にとくに適している。

実際にはどれほどの人が新型コロナウイルスで死亡しているのか正確に把握しづらいことから、2020年のパンデミックでこの手法が再び使われるようになった。全体的な超過死亡、または「肺炎やインフルエンザ」などによる、特定の死因のカテゴリーにおける超過死亡を追跡する。このことにより、新型コロナウイルス感染症が広く問題視される前の2月下旬から3月上旬にかけてアメリカで急増した症例が検出可能になる。これは、誤診や見落としによる過少報告の可能性を定量化するのに役立つ。たとえば、2020年1月初旬から3月28日までの全国データをイェール大学の科学者が分析したところ、カリフォルニア州ではこの期間に新型コロナウイルス感染症による101名の死者が報告されたが、実際には肺炎とインフルエンザによる超過死亡が399件あった。この多くの、あるいはほとんどの死亡が、新型コロナウイルス感染症によるものであることは間違いなかった。同時期のニューヨーク州とニュージャージー州のすべての死因を調べると、この2州がパンデミックの第1波に襲われたとき、医療従事者が実際に新型コロナウイルス感染症と診断した症例数にかかわらず、総死者数が3倍になったことが判明した[85]。また、2020年5月末までの全米のデータを調べると、新型コロナウイルス感染症が死因として報告された死亡数は、実際にこれが原因で死亡した人の数よりも22%少ない可能性があると、研究者は結論づけた[86]。

最後に、超過死亡を定量化することで、今回のパンデミックが人々の健康に与えた全体的な影響をまとめることができる。このウイルスは、感染によって直接人を殺す。さらに、別の症状が出たときに通院を先延ばしにしたせいで命を落としたり、失業や社会から孤立することで鬱病を患い、自殺者が増えたりするなど、間接的にも人を殺す。だが、パンデミックが救った命もある。たとえば、2020年の冬から春にかけて、運転する人が少なくなり自動車事故による死亡者が減少した。病院では選択的外科手術が中止されたため、重要でない医療処置の合併症による死亡者が減少した。未熟児で生まれる赤ん坊が減った（おそらく、在宅を余儀なくされた母親が、身体的ストレスが減ったか、いろいろな病原体にさらされる機会が減ったからだろう）。製造活動停止により大気汚染が改善されて、呼吸器の不調で命を落とす人も減った[87]。

3回のパンデミックを起こしたペスト

当然ながら、パンデミックの発生は20世紀に限ったことではなく、コロナウイルスやインフルエンザによる呼吸器系疾患に限らない。感染症の爆発的なアウトブレイクは、長い間人類を苦しめてきた。病原体は、遠い過去に進化の過程で直面した捕食者と同じように、わたしたち人間という種にとって重要な存在である。そして、農業や都市の発明から経済危機や戦争の発生に至るまで、その他大きな影響力と同様に、感染症は歴史的過去においてわたしたちの社会を形成してきた。

疫病（plague）とはもともと、特定の病気、つまり腺ペスト（bubonic plague）を指していた。この病気には、歴史家のフランク・スノーデンが「４人の主人公」と呼ぶものがある。まず、原因となる細菌のペスト菌である。[88]次にペスト菌を媒介するノミがいる。さらに、ノミを運んで、宿主となるネズミがいる。最後に、ネズミのように、この病原体で命を落とす不幸な人間がいる。細菌はノミを介して、ある動物から別の動物へ、またある種から別の種へ（たとえば、ネズミからヒトへ）と移動する。したがって、ペストは主に野生のげっ歯類に感染し、人間には偶然にしか感染しない病気として理解されている。この点では、これまで取り上げたその他の人獣共通感染症（「動物に由来する」ということ）の病原体と似ている。

ペストはやはりネズミを苦しませ、通常は人間よりも先に恐ろしい死に方をした。中世ヨーロッパでは、ネズミは水を求めて地上に出てきて、いわゆる「ネズミの集団死」という形で、通りで死ぬことがよく知られていた。このような理由から、ネズミは疫病がテーマの絵画によく描かれている——ネズミは凶兆なのだ。

ペスト菌を保有するノミがネズミから人間に跳び移ると、病原体は野火のように広がる。人間同士の密接な身体的接触により、ノミは人から人へと直接広まっていく。きわめて皮肉なことに、ノミは宿主の体の温かさを感知して宿主を見つけるように進化してきた面がある。よって、宿主が死んで体が冷たくなると、ノミはそこから跳び出して新たな宿主を探すようになる。これはつまり、愛する人が亡くなった直後、その遺体をあれこれ気遣う人にノミが跳び移る場合が多い、ということだ。

もっぱら年少者や高齢者を苦しめるほかの感染症とは対照的に、ペストは無差別に人の命を奪った。さらに、腺ペストのもう1つの特質は、著しく高い致死率と患者が死に至るまでの速さだった。死に至らしめる威力が非常に大きかったので、この疫病が現れるたびに、それを目の当たりにした当時の人々は、人類が全滅するのではないかと口々に話した。

多くの場合、ペストは目に見える形で体に症状が現れ、苦痛を伴い人間性を奪い、きわめて陰惨な死をもたらした。この疫病で死んだ人は腐臭を放っていたと言われている。驚いたことに、看病していた人は、病気感染に対する恐怖よりも、その悪臭のせいで逃げ出したという話もあるほどだ。病原体はリンパ節に移動して、横痃《おうげん》（buboes）と呼ばれる、痛みを伴う腫れを引き起こす。「bubonic」（横痃の、腺の）という形容詞はここから生まれた［訳注：「腺ペスト」は「bubonic plague」］。フランシスコ会修道士のピアッツァのミカエルは、１３４７年にメッシーナで集団発生した黒死病について次のように述べている。

火傷のような水ぶくれが現れ、体のあちこちに腫れ物ができた。性器に、太ももに、腕に、首にもできた。それは最初へーゼルナッツの実ほどの大きさで、患者は激しい震えに襲われ、そのためすぐに体が弱り直立できなくなった。ベッドに伏せざるをえなくなり、高熱で消耗し、激しい苦痛に襲われた。腫れ物はすぐにクルミ大に、次に鶏卵やガチョウの卵大になった。それはひどい痛みを伴い、体に炎症を起こし、体液が汚染されて患者は吐血するようになった。血は病に侵された肺から喉へと上がり、化膿してやがて全身が腐敗した。この病気は患者を3日間苦しめ続け、遅くとも4日目に患者は死んでしまった。(89)

わたしたちが死ねば蔓延できなくなるので、ほとんどの感染症はわたしたちを殺そうと「望む」はずがないのに、なぜペストはそれほどの致命的威力があったのだろうか？　それは、ノミという第三者の存在で説明がつく。

この細菌は通常、自力で人から人へと広まることができなかった。ある宿主から別の宿主に移行するためには、まずノミに摂取されてノミの体内に入る必要があった。しかし、ノミがたらふく血を吸ったとしても、それはごく微量である。微生物が拡散するためには、人間の血液に生き渡る必要があった。そのため、ノミのわずかな食事に次の宿主に感染できるほどの病原体が含まれるようになった。つまり、ノミの体に十分な数の細菌が存在するようになるには、細菌は急速に成長し、素早く体を制圧しなければならなかったということだ。そこで細菌は、人間の血液中に膨大な細菌が存在する「菌血症」を引き起こすレベルにまで進化した。

だが、状況によっては、ペスト菌はノミを介さずに直接人から人へと感染を広げることも可能だった。これは、ペストのなかでも最も恐れられ命取りとなった、肺ペストと呼ばれるペストだ。この場合、細菌は人の肺の分泌物に入り込むので、その人が咳やくしゃみをすると、飛沫がその人の呼吸器系からほかの人の呼吸器系に入り込む。よって、アウトブレイクはネズミもノミも介してはいなかった。これで、北欧のようにネズミやノミが繁殖しにくい環境でも、不可解にもペストのアウトブレイクが発生することの説明がつくかもしれない。

腺ペストは、主に6世紀、14世紀、19世紀の3回のパンデミックなど、1400年間にわたり世界人口に大打撃を与え、これによりおよそ2億人が死亡したと推定される[90]。考古学者たちがあちこちの遺跡を発掘しても、ペストの死亡率の変動に人口統計学的特性や健康特性が関連したという証拠は、これまでほとんど見つかっていない。腺ペストは誰も容赦しなかった[91]。こうしたパンデミックのなかで最初のパンデミックは「ユスティニアヌスのペスト」として知られており、541年の発生から755年の収束に至る間に第18波まで起きた。これはアフリカが起源だと考えられている。なぜ収束したのかその理由はよくわからないが、最近の歴史的・考古学的・疫学的証拠は、ユスティニアヌスのペストは深刻だったとはいえ、かつて考えられていたほど地中海やヨーロッパの歴史を破壊したわけではなかったことを示している[92]。

2回目のペストのパンデミックは、史上最も壊滅的な打撃を与えたパンデミックの1つで、まず中央アジアで始まり、1347年にヨーロッパに到達した[93]。そして、約500年にわたり断続的に発生し、

1830年代に消滅した。イングランドでペストが最後に流行したのは1665年だったが、その後1743年にイタリアで流行した。1347年から1353年まで続いた2回目のペスト流行の第1波は、黒死病と呼ばれているが、当時はその病名では呼ばれていなかった。この第1波で、密集した市街地というペスト蔓延に適した環境とひどい貧困によって、ヨーロッパの人口の半分近くが死亡した。その威力は非常に強力だったので、淘汰圧として作用し、人類の進化の方向性を変えた。第8章で述べるように、現代人の多くは、先祖がその時代を生き残ったという事実を反映した遺伝的特徴をもっていると言えるかもしれない。

最後に、1870年に3回目の流行が発生した。これは主にインドで発生し、「現代のペスト」として知られている。これにより、1898年から1910年までの間に、主にムンバイで、1300万人から1500万人の死者が出た。20世紀のアメリカでは、CDCの推定によれば、1900年から2016年までの間にちょうど1000件を超えるペストの症例があったとされており、それは南西部とカリフォルニア州に集中し、主に狩猟者や野生動物と接触があった人たちの間で発症した。[94] これはもうペストとは考えられておらず、単にエルシニア感染症と呼ばれている。医師の仕事道具に常備されている抗生物質のストレプトマイシンやテトラサイクリンで簡単に治せる。

中世ヨーロッパでは、ペストが流行したとき医師がとくに危険にさらされていた――医療従事者はエピデミックではいつも危険にさらされる――が、聖職者、墓掘り人、パン屋（保存してある穀物がネズミを引き寄せるため）、露天商など、さまざまな職業の人たちも同様に危険にさらされた。ペスト感染のリスクが高い職業をリストアップしたとき、わたしたちが2020年に直面している苦境との類似性を思わずにはいられなかった。食べ物を売るエッセンシャルワーカーは、常に危険にさらされているように思える。

船も危険な場所であり、海上ではどこにも逃げ場がなかった。ペストが大勢の命を奪い乗客も乗組員も全員死んで、船がそのまま漂流することもあった。ユスティニアヌスのペストのときも同じことが起こった。古代のある記録によると、「大海原の真ん中で船乗りたちが突然（神の）怒りに触れ、（その船は）船長の墓場となり、船主の死体を乗せたまま波間を漂い続けた」とある。[95] 当時のほうが現代よりも打撃が大きかったとはいえ、これもまた、コロナウイルスに苦しめられた２０２０年のクルーズ船を想起させた。

１７２２年に出版された、ダニエル・デフォーの有名な著書『ペスト』（原題"A Journal of the Plague Year" 中央公論新社ほか）には、「目前に迫った死の危険は、あらゆる愛の絆を奪い、互いを思いやる心を奪った」とある。[96] 人々は見捨てられてそのまま１人で死んだ。ペストがもたらす突然の死は、聖職者の赦免に依存する社会に宗教的問題をもたらした。死の準備ができないこと、罪の贖いができないこと、最後の儀式を行えないことは、とりわけ尊厳を傷つけるものとみなされた。もちろん、どこの国の人でも死に備える機会をもちたいと思っており、わたしの研究室が行ったある調査によると、アメリカ人の84％が「死の準備ができていると感じること」が「人生の終わりには非常に重要だ」と考えているという結果が出ている。[97] 重症感染症のアウトブレイクとなると、こうしたことは昔も今もほとんど変わらないと言える。中世ヨーロッパにおけるペストは、スケープゴートと魔女の焼身刑をたびたび引き起こした。そして、同じように恐怖に駆られたことから、人々が神の怒りを鎮めようとするなかでペストは宗教の復興を促した。

皮肉なことに、都市生活と遠隔地貿易を特徴とする近代的な国民国家の出現は、感染症のアウトブレイクの規模を拡大化する要因となったが、その一方で、これに対応するツールを人間に備えさせることにもなった。たとえば、15世紀に、ヴェネツィアの保健局は離島に施設を建築し、到着した船はみなそこで40日間隔離しなければならなかった。これが検疫（quarantine）という言葉の語源だ（イタリア語の「40」〈quaranta〉に基づいている）。40日という期間は、聖書で浄化に関連する状況において頻繁に40という数字に言及されることが根拠となっていた――たとえば、40昼夜続いた創世記の大洪水、モーセが十戒を受ける前にシナイ山で過ごした40日間、キリストの誘惑の40日間、四旬節の40日間などがある[98]。

だが、陸路の旅行者に検疫を課すことは、海路の場合よりもはるかに難しかった。そこで、防疫線（cordon sanitaire）が生まれた。国境沿いに要塞や軍の前哨基地を点在させ、汚染された物品や人の移動を防ぐために軍隊が巡回するのだ。部外者は入国を拒否されたり、隔離されたりした。完全に理解していたとは言わないまでも、ほかの場所から病気が持ち込まれる可能性があるという認識は、当時から明らかに存在した。

この病気のせいで逃げ出したジェノバ人には、安全な場所を求めてアルプスを越え、ロンバルディアにやって来た者もいた。そのなかには、持ち込んだ商品をボッビオに滞在中に売っていた者もいたが、それを購入した者、彼らを泊めた宿の主人、そしてその家族全員、隣人数人が、病気に感染して急死した[99]。

18世紀後半から19世紀初頭にかけて、オーストリア＝ハンガリー帝国によって構築され、アウトブレイク発生時に強化されたこのような防疫線が、アドリア海からアルプス山脈まで2000キロ近く伸びていた。[100] こうした行為は、先人たちが疫病を深く懸念し、その制御に大きな力を注いできた証である。ペストによる死者の規模を正確に把握することは難しい。前述したように、第1波に見舞われた1347年から1351年までの5年間に、ヨーロッパの全人口の30から50％が死亡したと推定されている。[101] 村や住民が全滅したところもあった。フィレンツェとシエナでは人口の60％が死亡したと見られている。[102] 多くの人々があっという間に死んでしまい、集団墓地を掘る作業が追いつかなくなるほどだった。フィレンツェの歴史家バルダッサーレ・ボナイウティは、1348年にこう述べている。

どこの教会でも、あるいはほとんどの教会で、教区の規模に応じて、幅広く深い溝を水位線まで掘っていた。死者の責任者は、死亡した晩に死者を背負ってやって来て、遺体を溝に放り込むか、高い金を払って代わりに誰かに運んでもらった。翌朝、溝の中に多くの［遺体］があれば、それを土で覆った。ラザニアのチーズを重ねるように、何層にも重ねた。[103]

このように荒廃してからも、ペストは依然として再発した。

ある学説によれば、ペストがその後ヨーロッパで収束した理由は、人間の行動とはほとんど関係がなかった。むしろ、ネズミ同士の競争が関係していたのだという。18世紀初頭に、大型種のネズミであるドブネズミがヨーロッパに入って来て、在来種のクマネズミをその生息地から追い出したようだ。ドブネズミは、競合するネズミに対しては攻撃的だったが、人間を恐れており、人間を避けようとしていた。収束に影響を与えたと考えられるもう1つの要因は、ペスト収束と同時に起きた1650年の厳しい寒波襲来だった[104]。これまで述べてきたように、エピデミックは、病原体と宿主と環境の複雑な相互作用に左右される。

人類にとっては昔なじみの敵

17世紀から18世紀にかけてアメリカ人を苦しめた天然痘から、19世紀のコレラと黄熱病、20世紀のポリオ、梅毒、HIVまで、わたしたちが心に留めていないその他多くの疫病が、それぞれの時代に大きくのしかかっていた[105]。それでも、新型コロナウイルス感染症ほどの規模のパンデミックは、めったにない。

50年、あるいは100年に1度の割合で、何とかうっすらと思い出せるときに再発する脅威は、人類をとくに小さな存在に思わせる何かがある。そのような脅威が再び現れるとき、人間の苦しみは、それが起こることがわかっていたはずだという悲しい認識と結びつく。エピデミックは概して、人間性の最も深く、最も高度に進化した側面を巧みに利用する。わたしたちは集団で生活し、友人をつくり、触れ合い、抱き合い、埋葬し、互いに弔うように進化してきた。隠者のように生きていれば、感染症の犠牲にはならないだろう。しかし、疫病の時代にわたしたちを死に至らしめる病原体は、まさに人間の在り方ゆえに広まることが多い。だから、疫病の時代を迎えた人間は、こうした側面をしばらくはあきらめなくてはいけないと再び気づくことを、何世紀もの間繰り返してきた。

　過去のパンデミックの教訓は、さまざまな理由から忘れられている。単にわたしたちの集合的記憶から遠ざかっているか、別の出来事によって目立たなくなっている場合もある。そうした疫病は、少数の歴史学者や科学者の調査対象となっていたり、口承や神話の題材となっていたりする。２０２０年４月初旬の過越《すぎこし》の祭［訳注：ユダヤ教の祭日。旧約聖書の出エジプト記にちなんでおり、毎年３月末か４月になる］では、聖書の災いは自分たちにとって常に抽象的だったが、以前よりも現実的に感じられるようになったと、ユダヤ人の友人数人が話していた。過越の祭の祝宴で語られる旧約聖書の主旨が一層明確になったという。または、もっと平凡で、疫学的で、数に関係した理由もある。パンデミックを起こした特定の病気が、それほど致命的ではなかった（２００９年のＨ１Ｎ１型インフルエンザ）か、感染力がそれほど強くなかったために大勢の人を苦しめなかった（ＭＥＲＳ）か、消滅するのが早すぎた（ＳＡＲＳ‐１）か、全人口の一部の限られた集団だけを苦しめた（エボラ出血熱）か、ワクチン（麻疹とポリオ）や治療（ＨＩＶ）や根絶（天然痘）などにより発症が抑えられ、ほとんどの人がその病気を頭から消し去ることができるようになったからだ。

　新型コロナウイルス感染症が世界的に大流行する時代にわたしたちが送るようになった生活は、異質で不自然に感じるかもしれないが、実はそのどちらでもない。疫病は人間の経験の特徴をなすものだ。２０２０年のパンデミックにおいて起こったことは、人類にとって新しいことではなかった。単にわたしたちにとって新しいことにすぎなかったのだ。

第３章
引き離すこと

突然の絶望や狂気の衝動に駆られて内部で騒動が起きようと、出も入りもならぬようにしておくのが廷臣たちの魂胆だった。僧院には充分な食糧のたくわえがあった。これだけ準備万端ととのえれば、疫病なんぞ恐るに足らず。外は外で勝手にやるがよい。それに、悲しんだり、考えたりしてもはじまらない。公は娯楽のためのあらゆる手立てをととのえておいた。道化師もいれば、即興詩人もいた。舞姫もいれば、美女もおり、葡萄酒《ぶどうしゅ》もあった。これらのすべてと安泰は内部にあり、外部には「赤死病」があった。

——エドガー・アラン・ポー『黒猫・アッシャー家の崩壊』より「赤き死の仮面」（巽孝之訳、新潮社）より

疫病は長年にわたり人間の経験の一部だったが、コロナウイルスが２０２０年初頭にその足がかりを得たとき、これまでのパンデミックとはまったく異なる科学的・医学的な環境に直面した。たとえば、科学者はウイルスのゲノム配列を迅速に決定することができ、それによってウイルスの新たな変異株を特定し、その広がりを追跡することができる。迅速かつ正確に感染症を診断するためにわたしたちは遺

伝子検査を発明し、利用することができる。携帯電話のデータを用いて、世界中の人の流れを追跡することができる。過去には想像すらできなかった、ICUやコンピューター制御の人工呼吸器がある。新種の抗ウイルス薬と、ウイルス生物学と薬理学の深い理解がある。そのうえ、インターネットを利用して、瞬時に幅広く情報共有できる。

だが、こうしたことが実際にはどれほどの助けになっただろうか？　先人のほうが資源も少なかったというのに、ウイルスを食い止めることに関して、わたしたちは彼らと比べて大した成果を上げていない。前世紀に科学と医学でさまざまな進歩を遂げたにもかかわらず、事態がほとんど変化していないことを考えると、屈辱的で衝撃的である。公共の場での集会禁止やマスク使用など、過去の疫学が用いる原始的なツールへと回帰しているように感じられる。とはいえ、身近な脅威には身近な対策が求められる。

✣医薬品介入――感染症にはワクチンより経済発展が効く

エピデミックへの対応には、大きく分けて2つの方法がある。1つは、薬やワクチンなどの「医薬品による介入」だ。

世界中の科学者が、こうした医薬品を大急ぎで開発している。その点では、わたしたちは先人よりも確かに有利な立場にいる。人々は何世紀にもわたり、科学的根拠のないぞっとするような調合薬で病気を治療しようとしてきたが、ほぼ例外なく効果はなかった。黒死病が流行している間、不運な人々が受けた最も危険性のない治療法は、玉ねぎのみじん切り（もしくは、手に入れば死んだ蛇）ですることだった。それが失敗に終わった場合は、自傷行為、ヒ素、水銀が選択肢となった。最後の水銀は、多少理に適っていたかもしれない。その証拠に、1918年、フランスの性病診療所で、水銀で治療を受けていた梅毒の兵士にはどういうわけかインフルエンザに対する免疫があることに、医師たちは気づいた。しかし、水銀には悪名高い毒性があるので、この治療法は病気よりもある意味でたちが悪く、これも医学の歴史で繰り返された不幸だと言える(1)。

だが、多くの人の予想に反して、医学はこれまでほとんどの感染症の減少に対して驚くほど小さな役割しか果たしてこなかった。これについて最も説得力ある説明をするには、1900年以降のさまざまな感染症の死亡率をグラフに描けばいい。ある時点で死亡率が低下し、その後、低い死亡率が比較的長く平坦に続く。たとえば、麻疹の死亡率は高かったが、1963年にワクチンが開発・発売されてからは急に低下した、そう考えることが妥当だと思うかもしれない。猩紅熱《しょうこうねつ》、結核、腸チフス、ジフテリアなどその他感染症でも同じパターンが見られると思うかもしれない。ところが、こうした疾患に対する特定のワクチンや治療法が発明された年の上に矢印を置くと、死亡率が最初に下降してからかなり時間がたった、曲線の長く平坦な部分に、いく度となく矢印が置かれることになる（図11を参照）。まるで、幼い子どもが急な坂道をそりで滑り降りた際、そりが最後に惰性で長々と滑っているときに、病気のワクチンや薬物療法が登場するかのようにだ。

まさにこうした点を明らかにするために、イギリスの医師で歴史家のトマス・マッキューンは1966年に次のような考えを初めて提唱した——彼は、感染症を解決した根本的原因は現代医学ではないと

図11

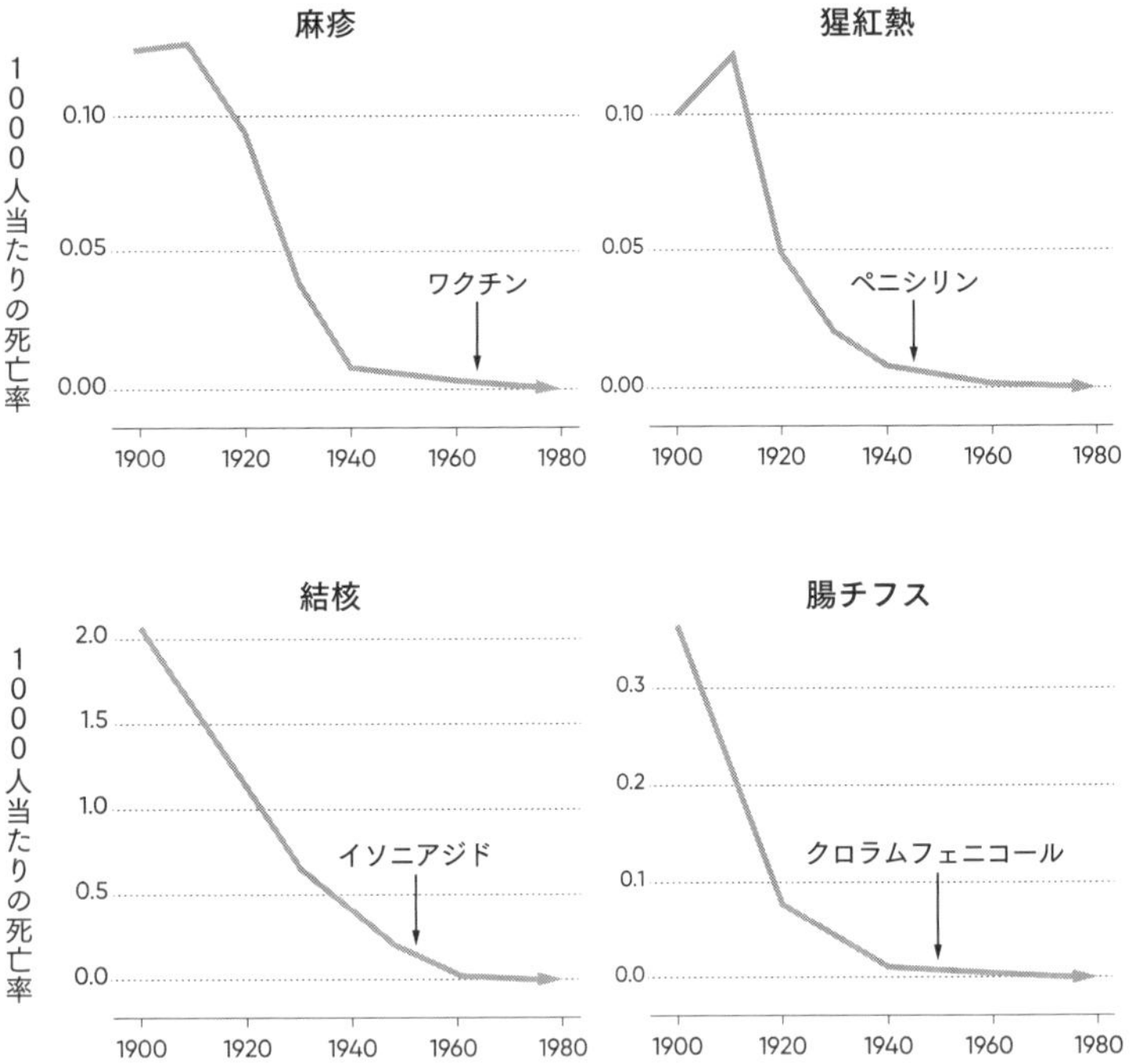

マッキューン仮説は、このグラフのように、各疾病に対して異なる時点で行われた特定の医療介入が、感染症克服に比較的小さな貢献しかしていないことを示す。

主張したのだ。[2] マッキューンによれば、実際の原因は、社会経済の改善と公衆衛生対策の導入だった。たとえば、過去2世紀の間に世界で富が大幅に増加したことで、技術や科学の進歩がもたらしたきれいな水や安全な食べ物を、人間は徐々に手に入れられるようになった。こうした進歩は、家族計画や教育の改善とともに、感染の広がりを抑えることに対して、ワクチン接種や治療よりも大きな役割を果たしてきた。これはマッキューン仮説として知られるようになり、十分に立証されている。誤解のないように言えば、薬を使うべきではないということではない！　薬はやはり多くの人の命を救っている――単に、想像したほどではないというだけだ。

同様の補完的要因――社会経済的要因と医薬品的要因――は、昔から存在する感染症だけではなく、ある時点で発生した急性流行性感染症に立ち向かうときにも影響を与えている。

非医薬品介入――個人レベルと公的レベル

医薬品による介入に加えて、非医薬品介入（ＮＰＩ）という、もう１つの対応法がある。ＮＰＩは、個人レベルと集団レベルに大別される。個人レベルでは、手洗い、マスクの着用、自主隔離、握手をしないことなどが挙げられる。当然ながら、こうした行為にはある程度の個人の選択が関係する。極端な場合には、ルールに従わない者が罰せられたこともあったが（１９１８年にサンフランシスコで、マスク着用に反対するグループのメンバーが投獄された事件があった）、病気を寄せつけないためにどの程度まで行為を緩和するのか、多少は個人がコントロールできることが多い。

だが、集団的な行動はたいてい政府によって調整される（し、義務づけられる）。こうした行動は万人にとって好ましいものではないかもしれないが、すべての人を巻き込み、影響を与える。それには、国境閉鎖、学校閉鎖、大規模集会の禁止、公共空間の消毒、検査や接触者の追跡、検疫、公教育の提供、自宅待機命令などが含まれる。この種のＮＰＩは大概、感染していない（あるいは、少なくとも感染していないように見える）市民に負担を課すので、怒りと抵抗を引き起こすおそれがある。

多岐にわたるＮＰＩについてのもう１つの考え方は、エピデミック抑制を意図した手法に基づくものだ。個人的であれ集団的であれ、介入には、病原体の伝播性を低下させることによってその効果を達成するものもある。たとえば、マスクの着用、手洗い、公共の場の消毒などだ。これらは、伝播性低減の介入である。その他の介入は、人間の交流パターンを修正して病原体が拡散する機会を奪うようにすることで、功を奏する。たとえば、自主隔離、検疫、学校閉鎖などである。これは接触低減の介入であり、２０２０年になって誰もが話題にするようになったソーシャルディスタンス対策を構成している[3]。はっきりさせておきたいのは、必要なのは物理的な距離であって、社会的距離ではないということだ。物理的な接近が制限されているとき一般市民に対して、友人や家族との間にさらに社会的な距離を作るようにと勧めてはいけない。

　個人的アプローチと集団的アプローチは、相反するものではない。癌の治療が化学療法と放射線療法を併用して行うように、介入する場合に両者を併用すれば最も効果がある。さまざまなタイプのＮＰＩについて、それがどのように結びつき、効果的な対ウイルス性パンデミック戦略が築かれるのかを考察し、新型コロナウイルス感染症のパンデミック拡大に伴い、こうした戦略がどのように発展したのかについて検討してみよう。

「パンデミック曲線」を平坦にする

２０２０年３月15日、国立アレルギー・感染症研究所（ＮＩＡＩＤ）の責任者であるアンソニー・フアウチ医師は、「全国的なロックダウン」が必要かもしれないと公言した。[4] その直後、3月19日のカリフォルニア州を皮切りに、3月22日にはニューヨーク州、最後に4月6日のミズーリ州と、州知事が次々と自宅待機命令を出した。[5] それ以前にも、シアトルで起きたように、数え切れないほどの企業が在宅勤務ルールを導入しようと動き出し、アメリカ人は自主的に移動を減らした。ほとんどの人はバカではない。命取りになる病原体があちこちに潜んでいるときに、家から出たくなかったのだ。『ワシントン・ポスト』紙が5月6日に発表した、携帯電話の位置情報データから得られる移動軌跡の解析によると、自宅で過ごそうという集団的努力がピークに達したのは4月7日で、アメリカ人が自宅で過ごした時間は、3月1日の72％から、4月7日には93％にのぼった。[6] つまり、2020年のパンデミックの最初の数ヵ月間は、外出するしか選択肢がないか、医療や公衆衛生、食品の生産や流通、その他生活に不可欠な産業で働いていない限り、人々はできるだけ自宅で過ごしていたということになる。

アメリカ人がこの極端な措置やその他重要な措置（後述する学校閉鎖など）をとったのには理由があった。それは単に自分の安全を守るためだけではなかった。こうした介入は、感染の連鎖を断ち切ることを目的としており、互いに助け合うためのものだった。NPIの趣旨は、曲線を平坦にすることだった。このフレーズはウイルスと同様に、この時期、日の当たらない場所から世間の人々の意識に植えつけられた。学術雑誌や誰も閲覧しないCDCのウェブサイトから、各新聞の一面に取り上げられ、人々の口の端にのぼるようになった。著者が住むバーモント州の総合日用品店、ダン・アンド・ウィットで（彼らの長年のモットー「当店にないものは、あなたにとって必要のないもの」が、ますます適切に聞こえる）、若い店員がマスクを直しながら、「曲線を平らにするのはもううんざりだよ」とつぶやいているのを聞いた。

図12

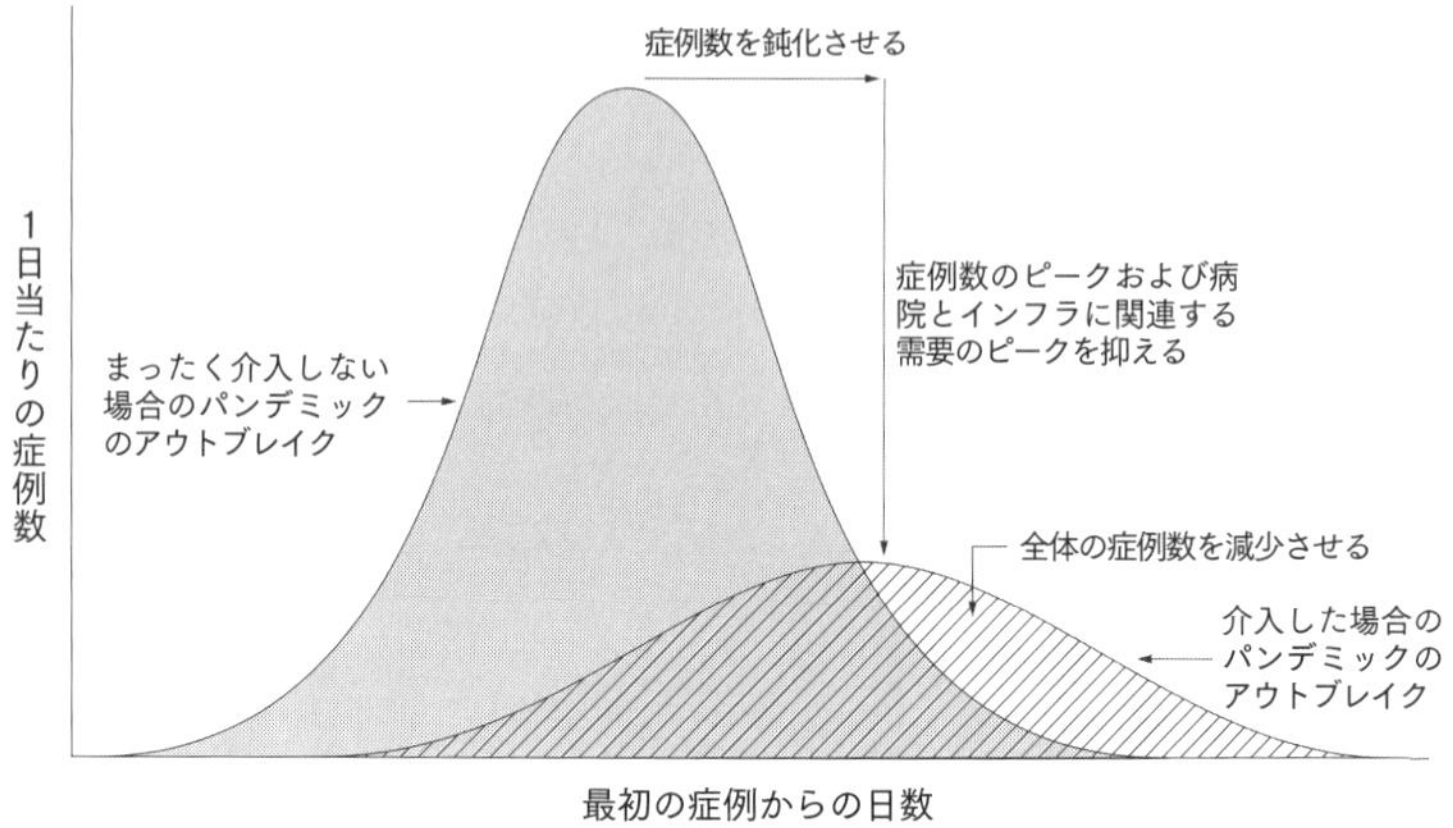

エピデミックのアウトブレイク発生の曲線を平坦化するプロセスは、医療需要ピークの縮少、ピークの先延ばし、全体の死者数の減少など、数多くの利点をもたらす。

では、曲線を平坦にすることとは一体何を意味しているのか？　仮に、感染症の流行が始まってから最初の10ヵ月で、１０００万人のアメリカ人が罹患するとしよう。その全員が最初の１ヵ月間に病気になるか、10ヵ月の間、毎月１００万人が病気になるかは、世界にとって大きな違いである。もし最初の１ヵ月間に全員が病気になったら、アメリカの医療制度は崩壊するだろう。さらに、曲線を平坦にしてわたしたちに襲いかかる感染流行の勢いを鈍らせる努力をしなかったら、１００万人以上のアメリカ人が、パンデミック発生後の最初の数ヵ月で死亡していたかもしれない。図12は平坦化がどのような効果を及ぼすか明らかにし、１日当たりの症例数の推移を示したものだ（横軸は時間、縦軸は症例数）。症例数は、平坦化されていないエピデミックでは密集しており、平坦化されたエピデミックでは広がっている。

中国、イタリア、イギリス、アメリカでパンデミック初期に行われた研究から、ＳＡＲＳ‐２に感染した人のおよそ20％が入院を必要とし、およそ5％がＩＣＵでの治療を必要としたことが明らかになった[7]。1000万人のうち5％にあたる人がＩＣＵでの治療が必要だとすると、ＩＣＵの病床は50万床必要になる。アメリカのＩＣＵの病床は10万床しかない。これほど多くの重病患者に一度に対応できるＩＣＵ病床数を確保している国はない。また、アメリカはその他先進国に比べて、1人当たりの病床数も少ない。アメリカは人口1000人当たりの病床数が2・9床なのに対し、韓国は11・5床、日本は13・4床、イタリアは3・4床、オーストラリアは3・8床、中国は4・2床ある[8]。

さらに、絶対に必要なのは、すべての患者を世話するための医療と看護の人材である。また、個人用防護具（ＰＰＥ）や棺桶、遺体を運ぶ冷蔵トラックなど、それ以外の不足も痛手となる。ニューヨーク市では、こうしたものが不足する事態を避けられるほど曲線を平らにすることができず、看護師が急ごしらえのＰＰＥとしてゴミ袋を身に着けている姿や、高齢者施設や病院が腐敗のおそれがある遺体の山であふれているとニュースで伝えていた。とはいえ、ニューヨーク市は人工呼吸器の不足という事態を避けられるほどには、曲線を平坦にすることができた。もし人工呼吸器が不足していたなら、トリアージという難しい決断を余儀なくされていたことだろう。さらに、需要増加に見合うように、ＩＣＵの収容能力を十分にすることはできたが、深刻なエピデミックは、どんな医療体制にも重い負担をかける。曲線を平坦化することで、体制が機能するようになり、備品供給不足や医療従事者が心身ともに疲弊する事態を避けられる。

1月と2月の報告によると、新型コロナウイルス感染症のパンデミックは、武漢とミラノの病院に壊滅的な打撃を与えた。第1章で述べたように、中国は数千人の患者を治療するために、10日間で武漢に新しい病院を建設した。バスいっぱいの医療従事者が、武漢の病院で働くために別の地域から送り込まれた。(9) 2月下旬を迎える頃、やがて全米の病院で行われるようになることを、イタリア人はすべて実行していた。たとえば、選択的外科手術の中止、手術室をICUとして転用すること、患者であふれた定員オーバーの救急室の閉鎖、他分野の医療従事者を振り向けることなどだ。(10) イタリア人はまた、定年退職した医師に助けを求めた。(11)「誰でもいい。老若は問わない。人員、とくに資格のある医師が必要だ」と、被害の大きいロンバルディア州の保健担当評議員ジュリオ・ガレラは訴えた。

曲線を平坦にすれば、より多くの命を救うための時間を稼げる。人工呼吸器や医薬品がなくなることはない。医師や看護師が疲弊しなくてすむので、病人に手厚い治療をすることができ、死者を減らせる。密集状態を減らせれば、医療従事者自身が感染することも少なくなり、仕事を最前線で続けられる。時間を稼ぐことで、わたしたちも公衆衛生体制の準備を整えられる。接触者追跡のための検査や手順を開発し、研究室でウイルスについてさらに詳しく知ることができる。

曲線を平坦にすると、時間を延ばして感染症の解決を未来に委ねることにもなる。時間が経過すれば、科学者がワクチンを発明したり、有効な薬品を開発したり、この病気に苦しむ人々を今よりも手厚く看護する方法を学べるようになるかもしれない——そうなれば、死者も減らせる。最後に、ウイルスが突然変異して弱毒化し、あとから感染した人は軽症ですみ、致死性の低い病気になる可能性が常にある。このようなことは、パンデミックではよく見られる。ただ、それにはかなりの時間がかかり、必ずしもそうなるとは限らない(1918年のインフルエンザのパンデミックで説明したように)。こうした利点はすべて図12に反映されている。全体的な死亡者数を表す曲線の下の総面積は、平坦化された場合のほうが平坦化されていない場合よりも小さくなっている。

誤解なきように言えば、曲線を平らにするということは、ウイルスの蔓延を遅らせるということであり、ウイルスを根絶するということではない。曲線の平坦化に成功したあとも、ウイルスは中国に、アメリカに、各国に戻って来た。人々は勝利を祝った。2020年の春、多くのアメリカ人は、この起こりうる事態を十分に理解していなかった。曲線が平らになったら、もう終わりだと思っていたのだ。残念ながら、アメリカではまだ、曲線が平坦になるということは、2020年の春から夏にかけて1日に1000人もの死者が出ることを意味していた。さらに悪い事態を迎えていた可能性もあったのだが、これではとても勝利とは呼べない。

✣政治化するロックダウン

2020年春にアメリカが活動停止を実施したことにより、パンデミックの第1波で深刻な衝撃を受けて6000万人が感染し、30万人以上が死亡するような事態は防ぐことができたかもしれない。[12]とはいえ、パンデミックの曲線の平坦化には、医療・社会・経済面での代償が伴っていた。自宅待機命令はSARS-2の感染と新型コロナウイルス感染症による死者を減らしたが、社会的孤立は精神衛生上好ましくないので、鬱病、自殺、親密なパートナーによる暴力の増加となって現れるおそれがある。また、症状を治療せずに放置しておくと、喘息の悪化や脳卒中など、その他重篤な疾患による死亡も増えるだろう（もっとも、第7章では、治療を受けないことによる健康上の利点について取り上げる）。新型コロナウイルス感染症の流行初期の数週間、この感染症に関係のない救急科の受診や急性手術の症例が見られないことに、多くの臨床医は不気味さと不可解さを感じていた。選択的手術や緊急手術以外は、新型コロナウイルス感染症の患者に備えて手術の予定が変更されたが、人々が差し迫った健康問題の治療を避けることになると予想していた医師はほとんどいなかった。イェール大学の同僚であるハーラン・クルムホルツ医師は、心臓病患者が消えるという厄介な状況について、胸の痛みがあっても病院に行くのを避けているのではないかと考えた[13]。

また、ソーシャルディスタンスの措置も、社会と経済に重大なコストを強いる。学校が閉鎖されれば、多くの子どもたちが学業の機会を失い、親は家庭外の保育の機会を失う。職場が閉鎖されれば、大人は仕事を失う。そして、とてつもないほど大量の雇用が失われる。労働省は、2020年5月7日に、アメリカの季節調整済み失業率が15・5%だと公表した[14]。その日の時点で、累計3300万人のアメリカ人が職を失っており、10年間の雇用増加は帳消しになった。わたしはその報告書を読みながら、公表用にデータをまとめた職員も唖然としているのではないかと感じた。「4月18日の週に終了する全プログラムの給付金申請者数は、1891万9371人で、前週より241万6289人増加した。2019年の同じ週で全プログラムに給付金を申請した人は、167万3740人だった」。ピュー慈善信託が4月下旬に発表した調査によると、全体としては、43%の成人が、パンデミックのせいで本人またはその世帯の誰かが仕事を失ったか、減給を受けたと回答したことがわかった。言うまでもなく、これはとくに低所得者や民族的・人種的マイノリティに厳しい影響を与えていた[15]。この時期の新聞には、「米失業率14・7%に跳ね上がる。大恐慌時代以来最悪」や「アメリカの雇用喪失は大恐慌時代並みに」などの見出しが躍った。[16]

どこの繁華街に行っても、あるいは地元紙を読んでも、こうした話が出ていた。ダートマス大学のキャンパスがあるニューハンプシャー州ハノーバーでは、5月までに店が続々と閉店した。「小売業のメルトダウンがメインストリートを作り変える」と地元紙の見出しに書かれていた。[17]『フォーブス』誌で全米一と評された人気のジェラート店のオーナーは、廃業の理由をこう語った――アイスクリーム販売を成功させるためには、ブロック先の角まで行列ができないと、ビジネスモデルとして成り立たない。町の役人たちは、駐車場を（ヨーロッパでよく見られるような）屋外ダイニングとして利用しようと、必要に迫られ駆け回った。しかし、地元のレストランを助けるまでには至らなかった。

ダウ・ジョーンズ工業株価平均は2020年2月12日の2万9551ドルから、3月23日に1万8591ドルへと37％急落したが、7月1日には2万5734ドルにまで回復した。アメリカで広範にわたりソーシャルディスタンスが取られるようになって間もない4月初旬、第2四半期は前期比で約10％のマイナス成長と予測され、結果としてほぼその通りとなった。[18] 1947年にデータの収集を開始して以来、前四半期比の最大変動は1958年第1四半期で、そのときのマイナス成長率は2・6％だった。大規模な呼吸器系パンデミックがアメリカを襲ったあとにこのようなマイナス成長を記録したことは、偶然ではないだろう。この影響は、経済が2・2％のマイナス成長を記録した2008年第4四半期の金融危機の影響をもしのぐほどだった。[19]

こうした代償には冷徹な計算と評価が必要とされるが、学校や職場が関係している場合はとくに難しくなる。そのため、曲線を平坦化するために当局者が実施した介入の多くは、公衆衛生対応を危うくし一層対応しにくくなるような形で、２０２０年に高度に政治化した。介入の有効性は立証されているのだから俎上に載せるべきではないということが、ソーシャルディスタンスをめぐる騒動では忘れられている。たとえば、米疾病予防管理センター（ＣＤＣ）は、いみじくも「パンデミック・インフルエンザを防ぐためのコミュニティ向け軽減ガイドライン――２０１７年、アメリカ」と題した報告書を、パンデミックの3年前に発表していた。その報告書は何十年も前から提案されてきた健全な助言であふれていた。それにもかかわらず、同様の基本的な助言を行ったＣＤＣの報告書は、２０２０年5月7日、その理由が示されないまま、ホワイトハウスによって握りつぶされた。ＣＤＣの科学者たちに対しては、活動停止解除後にどのように事業を再開したらよいかをまとめたその勧告（衛生習慣とソーシャルディスタンスに関する基本的な提案を含む）は、「日の目を見ることはないだろう」と告げられただけだった。[20] いずれにしても、報告書の内容はもちろん流出した。おそらく、この報告書が公表されずに隠された政治的論拠は、州が地域の事業再開の責任を負うようにするために、根本的に連邦政府の役割に重点を置かなかったことだろう。皮肉にも、その場合は再発必至のアウトブレイクの責任は、州が負うことになったのだが。

適宜ＮＰＩを実施し、状況がまだそれほど悪くなさそうなときに、ＮＰＩについて世間の支持を集めることは、公衆衛生関係者と政治家にとって重要な課題である。ＮＰＩは不便で、不自然で、多額の費用がかかることが多いので、多くの人々がこれを避けたがるのも理解できる。とくに、まだ死を間近で見たことがない場合はそうだろう。どのようなエピデミックでも、指導者に課せられた基本的な仕事は、一般の人たちが現状を理解できるようにすることだ。[21] 実際、国民の信頼を確保することは、その他の効果を高めるだけではなく、それ自体が非医薬品介入と見なせる。破壊的だが生命を救う介入を実施するために欠かせない人々の信頼を獲得するには、困難だが必要とされる妥協とそれに伴う不確実性についての議論を含め、提案されたあらゆる政策の根拠について、正直にコミュニケーションを図る必要がある。これは、公衆衛生だけでなく、市民の目的意識の向上にも役立つ。

１９１８年、第一次世界大戦の真っ最中にスペイン風邪が発生したため、集団的な意志の統制は２０２０年よりも容易だった。国民が自分たちの自由を制限する条例を支持したのは、こうした規則が海外のアメリカ軍を守る方法だと見なされていたからだ。赤十字はあるとき、「マスクを着用しない男女や子どもは、他人を危険にさらす怠け者である」と明言した。カリフォルニア州知事は、マスク着用を全アメリカ人の「愛国的義務」と表現した(22)。

感染症の流行について最も基本的で、だが残酷な特徴の1つは、指数関数的成長という概念である。これは、曲線の平坦化を一層重要にするものだが、民意の喚起を困難にするものでもある。高校の数学で教わるように、指数関数的成長は、図13のように長く平坦な部分があり、その後わずかに曲線的になり、さらに急上昇する曲線で示される。指数関数的成長では、非常に長い間、何も起こっていないように見えた後、急に多くのことが起こる。これは、ウラジーミル・レーニンの「数十年間何も起こらないときもあれば、数週間のうちに数十年分のことが起こるときもある」という言葉を想起させる。だが、曲線の平らなところにいるときに、人々に行動を起こさせることは非常に難しい。

しかし、第2章で述べたように、早期の行動（あるいは行動しないこと）が大きな違いを生む。たとえば、フィラデルフィアではリバティ・ローン・パレードを中止しなかったことで、インフルエンザ患者

図13

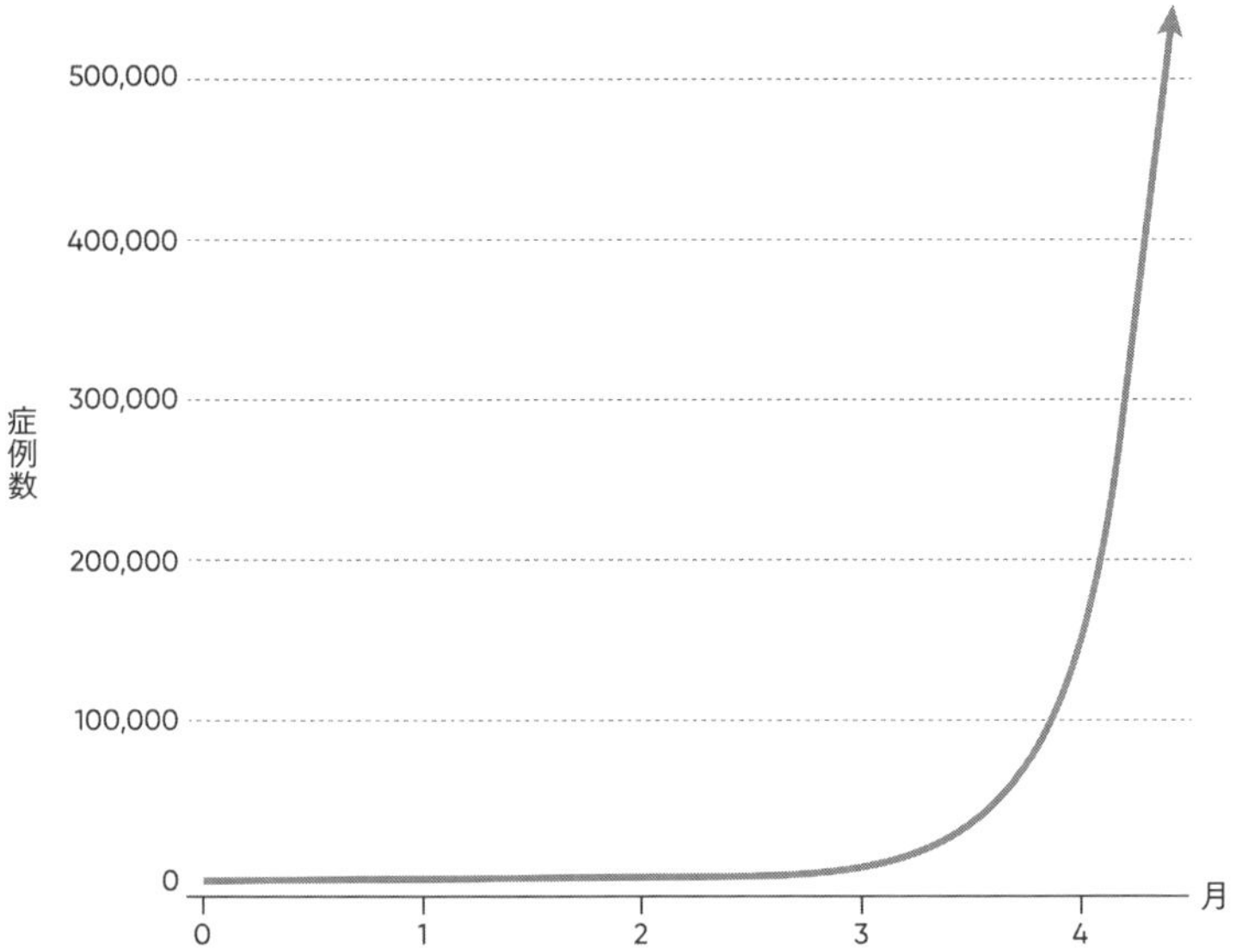

指数関数的成長は1週間で約2倍になる場合があるため、突如として症例が激増する。

が急増した。したがって、エピデミックの初期段階で、その後何が起こるのかについて国民が把握できるようにすることが重要になる。しかし、これも警鐘を鳴らすことが難しい理由の1つだ。大勢が病気になり、世界が「もうすぐ」変わってしまうと伝えても、人々は辺りを見回し、何もかも通常通りのようだから、何の介入も必要ない、お世話さま、と結論づけるだろう。翌日も周囲は平常に見えるので、凶事を予言する者は単なる人騒がせな奴だと思われるだけだ。人々が死に始める頃には、有効な介入の恩恵を完全に受けるには遅すぎるが、それでも介入は間違いなく役に立つ。

集団免疫の成功はリーダー次第

パンデミック初期のＮＰＩ導入に対して

アメリカで見られた反対意見のなかには、より「自然な」戦略を採用して、素早く集団免疫に達するためにエピデミックを自然な成り行きに任せたい、という考えから生まれたものもあった。ある社会が集団免疫を獲得するために必要な免疫獲得者の割合は、その病気の感染力によって決まる。R0が高いほど、流行を食い止めるために免疫をもつ必要のある人の割合は高くなる。麻疹はきわめて伝染性の高い病気として知られているため、アウトブレイクを避けるにはワクチンの集団接種が必要になる。大勢がワクチンの接種を拒否している地域で近年見られるように、ワクチン接種をしていない人が地域に約6%いれば、麻疹の大流行を引き起こすには十分な割合を占めていることになる[23]。つまり、麻疹の流行を阻止するには、人口の94%以上の人が、自然にあるいはワクチン接種によって免疫をもつ必要があるのだ。

しかし、R0が低い病原体の場合は、免疫をもつ人の割合が少なくても事足りる。この割合は、$(R_0-1)/R_0$という式で得られる。SARS-2のR0を3・0とすると、免疫をもつ必要のある人の割合は、67%となる。だが、この割合はやや過大評価されている。病原体の再生産数の計算の疫学的根拠は、集団の一人一人がその他すべての人と交流する機会が均等であることを前提としているが、現実の世界は違う。第2章で述べたように、社会的つながりや交流がほとんどない人もいれば、多くの交流がある人もいる。人気のある人が、自然にあるいはワクチン接種によって免疫をもつようになった場合、集団免疫に達するためには、前述した計算が示す割合よりも、免疫をもつ必要がある人は少なくてすむということになる。

この効果の正確な規模は多くの要因によって決まるので、見積もることは難しい。しかし、集団免疫が閾値に達するということは、新型コロナウイルス感染症のパンデミックの初期段階で、人気のある人の数が不釣り合いなほど多く占める場合は、集団のなかで免疫を獲得しなければならない人の割合が低くなる、ということである。おそらく40から50％だけですむだろう。

集団免疫は、集団全員が感染することなくエピデミックが収束する理由の1つだ。要するに、感染の媒介役として必要なだけの人数が免疫をもつようになると、病原体は集団内で移動を続けることができなくなるのだ。これが、たとえば1957年のインフルエンザのパンデミックが、R0のみの予測と比べて、集団の感染者割合が少ないまま収束した理由の1つである。

集団免疫において重要なもう1つの問題は、感染に対する脆弱性である。疫学者のマーク・リプシッチとその同僚によるあるモデリング作業では、症例数が一定レベルまで減少したときに、NPIを断続的に緩和する期間を意図的に設けてはどうかと提案している。そうすることで、集団の一部（なかでもとくに感染しにくい人々）がウイルスにさらされて、免疫力を高めることができるようになる。症例が増えれば、わたしたちは再び身を守るために避難しなくてはならなくなる。病原体の季節性——つまり、ウイルスの伝播と致死性が、夏と比べて冬は実質的にどれだけ高いかということ——にもよるが、医療体制を逼迫しないようにしながら、また、社会のなかで感染したら重症化しやすい人を隔離しながら、免疫力を高めるために、25から75％の期間は物理的距離を確保する必要がある。もちろん、時間が経ち、ますます多くの人が免疫を獲得すれば、物理的距離をとらなくてはならない期間は短くなり、その頻度も少なくなるだろう。このようにして、感染症や死者については全体として最小限の犠牲ですむような形で集団免疫を得るために、少なくとも理論上は、免疫を獲得した人々の数と脆弱性を調節することができるだろう。

以上のことから、今回のパンデミックの発生後に疑問が湧き上がった。わたしたちは大波に襲われるがごとくエピデミックに襲われるままでいいのか？　なぜ終わらせないのか？　これに対して、次のような理由づけは、ある意味では健全な気がする。ワクチンがない限り、多くの人が感染するのを食い止めることはできないし、それを止めようとする取り組みは経済の荒廃を余儀なくさせ、その対応が原因でさらに多くの死者を生み出すおそれもある。結局のところ、貧困も致命的になるからだ。

２０２０年に集団免疫獲得というこのアプローチを検討した国もあった。イギリスは、「甘んじて受ける」という考えを軽々しく示したが、最終的には却下した。死者数急増という厳しい見込みを受けて、イギリスは遅れて全国的なロックダウンへと動いた。[24] ボリス・ジョンソン首相は数ヵ月にわたり平静を装っていたが、彼自身も感染し、２０２０年4月に数日間、集中治療室で治療を受けた。[25] スウェーデンはスカンジナビア諸国で唯一このような戦術を採用し、感染で重症化するリスクの高い人や高齢者を隔離する一方で、若者や健康な人はできるだけ普段通りの行動をするようにして、十分な集団免疫を獲得することを目指した。２０２０年5月を迎える頃、スウェーデンの新型コロナウイルス感染症による死亡率は、人口動態や経済状態が類似している北欧諸国の少なくとも4倍に達しており、スウェーデンは慎重に軌道修正に着手した。[26] 結局、戦略の立案者はこの政策が計画通りにいかなかったことを認めた。[27] さらなる決定打となったのは、完全なロックダウンを実施した近隣諸国の経済と同様、スウェーデン経済が大きな打撃を受けたことだ。身体の健康と経済の健康には、密接なつながりがある。

だが、アメリカの一部の政治家や専門家は、スウェーデンのモデルに倣うべきだとか、別の方法で集団免疫を目指すべきだと、早くから騒ぎ立てていた。しかし、スウェーデンとアメリカを比較するのは馬鹿げている。前者は、人口1020万人で、ゆりかごから墓場までの社会福祉制度があり、健康問題が比較的少なく、アウトドアライフの文化があり、ルールを守り、集団主義志向の国民性がある。このどれもがアメリカとは似ても似つかない。貧困、健康不良、その他リスク要因の割合が、アメリカ国民は圧倒的に高い。2020年後半に、まるでバルブを開けるがごとく簡単だと言わんばかりに、アメリカを「開放する」ように口先で説くことは、パンデミックの管理に求められる細心の注意を要する複雑なステップを、著しく過小評価していた。いずれにしても、曲線を平坦にすることは、感染症による死亡を先送りするだけではなく、前述したように死亡の何割かを防ぐことにもなるのだ。

とはいえ、ワクチンを開発できない場合には、注意深く獲得するにしろ不注意で獲得するにしろ、集団免疫は、社会としても世界的にもわたしたちが最終的に選択する道となる。国によっては、他国よりも上手に集団免疫を管理する国もあるだろう。国に対する国民の信頼度が高く、科学的根拠に基づいた強力なリーダーシップをとる国が、最も良い結果を出すのではないかと思う。

マスクは「公共の利益」

病原体が1つの集団に完全に行き渡ったとき、多くの封じ込め策はもはや必要なくなり、エピデミックは収束する。それまでは、エピデミックを消滅させるためにReを1未満にしなくてはならない（つまり、現存する各症例がもはや自己複製できないということだ）。だが、収束までは封じ込めと損害の軽減が目標となる。この目標を達成するために、わたしたちが使えるさまざまなＮＰＩを検討してみよう。

まずは、衛生対策からだ。手洗いのような個人の行為と衛生管理のような集団的対策の両方が、感染症と闘うためには非常に重要になる。１９４０年以降に生まれたアメリカ人は、清潔な食べ物と水を（たいていは）手に入れられるので、衛生の重要性をほとんど認識しておらず、感染症がもたらした大混乱は記憶にない。１９００年の平均寿命は、主に5歳の誕生日を迎える前に亡くなる子どもが多かったことから低かった。当時、心臓病や癌による死因は、肺炎やジフテリア、下痢などの感染症ほど多くなかった。

２０２０年のパンデミック発生当初、手洗いの重要性が強調され、多くの人が挨拶のハグや握手をやめた。２０２０年4月末に行われた大々的な全国調査では、96％という疑わしいほど高い割合のアメリカ人が、頻繁に手洗いするようにという勧告に厳密に従うと回答し、88％が、よく触れる物の表面を消毒するようにという勧告に厳密に従うと回答したとされる。[28] なかには手袋をする人もいた。けれども、衛生面で最も目立つ印象的な変化は、１００年の時を経て復活した、マスクの着用だった。同調査では、２０２０年4月末には、アメリカ人の75％が、自宅以外の場所ではマスクを着用するようにという勧告に従っていると回答したという。

マスクはエピデミックの初期には論争の的となり混乱を招いたが、１９１８年のパンデミックの時期に撮られた街角の写真からもわかるように、呼吸器疾患と闘うために長年使われてきた。当時の人々も、この単純な介入が有効であることを理解しており、マスクの有効性に関する詳細な科学的研究も１００年前に発表されている。[29] ２０２０年5月までに、アメリカではマスクが普及した地域もあるが、悪質な反発に直面した地域もあった。多くの企業ではオフィスビル等に立ち入る際にマスクの着用が求められ、地方自治体や州はマスク着用を義務づける条例を可決したが、またしても市民の激しい抗議や抵抗に遭った（条例の撤回につながることもあった）。

エピデミックの初期の段階では、CDCや公衆衛生局長官などの当局の多くは、アメリカでは個人用防護具（PPE）の供給が非常に限られているとして、すべての人がマスクを常時着用するようにとは勧めなかった。誰もがマスクを着用したほうがいいと勧めれば、医療従事者から貴重な物資を奪うことになると懸念された。WHOも、2020年4月の時点でもマスクを推奨していなかった[30]。医療従事者のためにマスクを確保することが政策の真の動機ならば、国民を誤解させることは無意味である。国民は、声明に含まれる次のような矛盾したメッセージを受けて、当然ながら混乱した。「このマスクはとても貴重なので、医療従事者に渡さなくてはならないが、いずれにしても、あなたの役には立たないし、あなたには必要ない」。マスクの必要性に対する信頼は、こうして話がコロコロ変わるうちに失われた。

PPE供給に関する懸念に加えて、ウイルスを食い止めるためにマスクが果たす役割についても、根本的な誤解があった。新型コロナウイルス感染症は無症状者からも感染する可能性があるため、マスク着用の重要な効能は、感染から身を守るというよりは、他人への感染を防ぐことにある[31]。マスクはウイルス粒子の侵入から着用者を保護することができるが、これには通常、N95マスクのような特殊なマスクが必要になる（とはいえ、はっきり言って布製マスクも有効である）。それでも、どのようなマスクであれ、着用すれば、人の口から出る飛沫の推進力を弱めることで、放出されるウイルス粒子からほかの人を守ることができる。ホースの出口を塞いで水しぶきを止めるほうが、宙に飛んだ水しぶきをバケツで受け止めようとするよりも効果的なように、マスクは体の出口に近いところで飛沫を止める。

飛沫の拡散を防止するために、特殊な医療器具は必要ない。手作りの布マスクでも病原体の感染リスクを減らす。布マスクは、くしゃみや咳、会話の際に出されるウイルス粒子の数を著しく、おそらく99%も減らせる。さらに、家庭での手作りマスクを奨励しても――我が家と違って、誰か裁縫ができる人がいる家庭では――医療用PPEの供給を脅かしたり、マスクの買いだめが起きたりすることはない。

マスクはその他の点でも着けている人を守る。その1つは、マスクを着けていれば、手で顔を触らずにすむことだ。人はおよそ4分に1回は自分の顔を触る。[32] このような事実から、ペストを治療する17世紀の医者が身につけていた奇妙な衣装、つまりワックスを塗ったコートと、長いくちばしのついた鳥のようなマスクも同様の働きをしていたのではないかと、わたしは思った。実際には、感染症を媒介すると考えられていた瘴気《しょうき》を払うために、このくちばしに薬草を詰めていたのだという。しかし、もしかするとこれを着用することで、医師が顔を触らないようにする役目も果たしていたのかもしれない。マスク着用のもう1つの効果は、着用者から距離を置くようほかの人に促すことだ。これは、スーパーマーケットや郵便局の列で、無作為にマスクを着用した実験者に対して、ほかの人がとった距離を密かに追跡するという実験で証明されている。[33]

2020年4月6日、わたしはイェール大学の同僚とともに、当時続いていた混乱とマスク着用への抵抗に対処するうえで一役買えるのではないかということもあり、マスクの有用性に関する政策分析を発表した。[34] 世界46ヵ国を対象に分析を行ったところ、パンデミック初期の数ヵ月間に、マスク着用が常態化していた国（台湾など）では、そうでなかった国と比べて死者数がはるかに少なかったことがわかった。もちろん、ほかにもいろいろ異なる点が多いので、国家間の比較は難しいし、マスク着用は、病気と闘うためのその他の行動（手洗いや、効率的な公衆衛生制度を備えているか、公衆衛生に留意しているかなど）の理解に代わるものかもしれなかった。それでも、マスク着用が常態化していない国では死亡率が21%、常態化している国では11%だということがわかった。アメリカの全世帯が布マスクを利用した場合、ウイルス拡散の減少による死亡リスクの減少から、控えめに見積もっても、1世帯当たり少なくとも3000ドルの価値を生み出すことになる。仮にマスクによってウイルスの感染率が10%しか減少しなかったとしても、わたしたちのモデルによれば、世界で何十万人もの人が死を免れることになり、何兆ドルもの経済的価値が生み出される。このように、小さなことが大きな効果をもたらすのだ。

したがって、マスクの着用だけでも、Reを下げることによって呼吸器系のパンデミックに大きな効果をもたらせる。たとえば、飛沫感染防止に50%の有効性のあるマスクを、50%の人が着用した場合、Re値を2・4から約1・35まで下げることができる。これは季節性インフルエンザとほぼ同じレベルだ。つまり、月の初めに感染者が100人いたとすると、マスクを着用しない場合は月末に患者が3万1280人となるが、マスクを着用した場合は584人ということになる。感染者がこのように減少すれは、医療従事者は少人数の患者にさらに手厚いケアができるようになり、接触者の追跡や検疫対策を効果的に展開できるようになる。もちろん、マスクがさらに効率的で、着用する人がさらに増えれば、Reが1・0を下回り、流行に収束がもたらされるだろう。典型的な都市部で人口の70%以上が適切な品質のマスクを使用するならば（つまり70%程度の有効性）、新型コロナウイルス感染症のような中等度の感染性疾患の呼吸器病原体による大規模なアウトブレイクを防げるということになる。[35]

それまでマスク着用が典型的行動様式ではなかった国の人々にとっては、公共の場で顔を覆っている人を見るのは不快かもしれない。けれども、行動様式は変わることもある。チェコ共和国では、著名なインフルエンサーの発信力と、ハッシュタグ #Mask4Allをつけた動画が口コミで広まったおかげで、10日もしないうちにマスク着用は、非標準的な行動様式からほぼ一般的な行動様式へと変化した。続いて、3月下旬には政府の政令が出された。[36] キャンペーンのスローガンである「わたしのマスクがあなたを守り、あなたのマスクがわたしを守る」は、人々の利他主義に訴える明快な方法であり、マスク着用の意味を変えた。このキャンペーンは、パンデミックの初期に国際的に広まった。チェコ共和国ではヌーディストでさえ、口と鼻を隠すように警官から注意された。[37] このようなことが、単なる自発的な個人行動を、一般に認められた集団行動へと変えた。

それにもかかわらず、アメリカの一部では拒否や抗議が急増している。一部の人は、これを個人の自由の問題と位置づけ、妊娠中絶論争の賛成派の主張を皮肉った、「わたしの体は、わたしが決める」と書かれた看板を掲げた。2020年の夏には、いら立ちを募らせていた一般市民はニューノーマルのバランスを取ろうとしていながらも、店舗での対立や暴力が増加した。[38] ジョージア州のブライアン・ケンプ知事は、優れた公衆衛生活動を無視して、マスク着用を義務づける規則を市や郡が制定することを明確に禁止した。[39] 言うまでもなく、これまで述べてきたように、マスク着用を義務づける理由は他人に病気をうつさないようにするためである。タバコの副流煙から個人を守る法律と似たようなものだ。マスク着用は「公共の利益」であり、支払われた税金で消防署が建つように、誰もが貢献して、誰もが利益を得るものである。

　公益のために小さな犠牲を払うという手本を示すために、政治家は公の場でマスクを着用する必要がある。5月上旬、ペンス副大統領がメイヨー・クリニックを訪問した際に、周囲の人がみなマスクをしているのに、副大統領だけマスクをしないで写真に写っている姿を見たときは、信じられなかった。1世紀前、1918年のインフルエンザ大流行時の愛国心への訴えとは対照的であった。マスクの着用は、投票と同じように市民の義務とみなされるべきである。ともあれ、アメリカ人がこの1、2年間マスクの習慣を取り入れないのであれば、通常の経済活動に戻れるようになるなど、とうてい考えられない話だろう。

国境閉鎖は意味がない

　いくら手洗いやマスク、ソーシャルディスタンスなどに励んでも、個人単位でできることは限られている。病原体の蔓延を食い止めるためには、集団行動が必要になる。集団的介入として実行可能な一連の行動を、最も負担の小さいものから最も負担の大きいものまで検討してみることにしよう。たとえば、国境閉鎖、検査と追跡、集会の禁止、学校閉鎖、そしてアメリカがパンデミック発生初期の数週間にわたり実施された、自宅待機命令がある。

　エピデミックに対して、最も直感的で、古くからとられていた対応の1つは、国境を閉鎖することだ。[40] 病気が外国から持ち込まれた場合、移動の制限は大いに理に適っているように思える。だから、誰もがこの発想を抱き、疫病が発生するたびに試みられてきたのだ。黒死病が流行したとき、当時の状況を目の当たりにした人が次のように振り返っている。

そのため、住民たちは恐怖のあまり取り乱し、外国人を宿屋に泊めてはならないとして、疫病を広めていた商人たちをただちにその地域から追い出すように命じたのである。命を奪う疫病は至る所に蔓延し、かつて多数の人口を誇った都市でも住民が死んでしまい、誰かが押し入って死者の財産を盗み出さないように、今や門はしっかり閉ざされていた。[41]

確かに、2020年4月末に実施された、アメリカ人を対象とした大規模な全国調査では、94％の人が渡航・入国の制限に賛成した。さらに、国内移動の制限に対しても、86％の人が賛成した。[42]

しかし、第1章で述べたように、ほとんどの場合は国境を閉鎖するだけでは効果がない。病原体の到着を遅らせるかもしれないが、ごくまれな例を除いて、たとえ閉鎖しやすい島国であっても病原体を食い止めることはできない。2020年に、ニュージーランドとアイスランドがこれを試みた。[43]アイスランドで最初にSARS-2の感染が確認されたのは、2020年2月28日のことで、イタリアからの帰国者が感染していた。これは、イタリアがハイリスクの感染源として特定される前のことだった。その後3週間もしないうちに、アイスランドは海外からの入国をすべてハイリスクに指定した。[44]ただ、それでもウイルスが定着したのは、ほかに目に見えない形で持ち込まれたからだ。一方、ニュージーランドでは、ジャシンダ・アーダーン首相が巧みな手腕を振るい、パンデミックの第1波に非常にうまく対処して、２０２０年６月にウイルスフリーを宣言したが、その後すぐに小規模なアウトブレイクが発生した。わたしの知る限り、完全な国境閉鎖がある程度成功を収めた唯一の例は、１９１８年のパンデミック時の南太平洋諸島の４島だけである。ここでは、病原体の流入を３ヵ月から30ヵ月間遅らせることができたが、防ぐことはできなかった。[45] 国境を完全に封鎖するということは、実際にはありえないのだ。海外在住者はやはり帰国できるし、人間は不法に移動できる。

ＳＡＲＳ－２のように無症状感染を起こす病原体が、国境閉鎖をさらに難しくしている。このような病原体の潜伏性は、国境閉鎖という、一見理に適い広く用いられる手段が功を奏さない理由を説明するのに役立つ。たとえば、２００９年３月にメキシコで始まったＨ１Ｎ１型インフルエンザのパンデミックのとき、中国への入国時に課された発熱検査と強制的隔離の役割を分析したところ、国境管理の成果は、せいぜいパンデミック拡大を４日弱遅らせたにすぎないことがわかった。[46]

さらに言えば、政策立案者が国境を閉鎖しようと考えるか、エピデミックに気づいたときには、ウイルスはたいてい国内にすでに入り込んでいる。市中感染が本格的に始まってしまえば、さらなる流入防止はほとんど影響を及ぼさない。実際、その後持ち込まれた症例は、大概において既存症例のほんの一部にすぎない。パンデミック発生後30日目に飛行機の全フライトの運航が中止された場合に（これは、実際には信じられないほど素早い対応だ）何が起こるかを評価した、ある公式モデルでは、全フライトの99・９％が運航中止になったとしても、中等度の感染症疾患（Ｒ０が１・７）のピーク時の攻撃を42日延期するだけだ、と結論づけている。[47]

アメリカのような国では、自動車による移動が多いことを考えると、国内の航空便の制限はあまり効果がない。２０２０年3月下旬に各州知事が州境を閉鎖しようとした試みは、憲法上の疑義を生むうえに、もっぱら形だけのセキュリティ強化のように見えた。フロリダ州のロン・デサンティス知事が、ニューヨーク州のナンバープレートの車を州境で止めることを提案したとき、病原体の責任を部外者に転嫁しようとしているだけだと、多くの人はみなしていた。これは、パンデミックへの対応としてよくある政治手法かもしれないが、公衆衛生的には無意味である。

わたしはバーモント州ノーウィッチという人口３０００人の田舎町に住んでいる。２０２０年１月にパンデミックに気づいたとき、わたしは愚かにもこう思った。「まあいいさ、パンデミックがここまで来るのは、アメリカの大都市に来てから半年後のことだ」。その後どうなったか？　2月下旬、１人の研修医が、イタリアからダートマス大学のあるニューハンプシャー州ハノーバーに戻って来た。ハノーバーは、わたしの住む町からわずか2キロほどのところにあり、２つの州を隔てるコネティカット川を挟んだ向こう側にある。自身も医師であるというのに、しかも呼吸器系の症状を呈して病院にかかったというのに、彼は自主隔離の指示に従わず、大学院生や教員が集まる大規模な〝親睦会《ミキサー》〟（ぴったりの呼び方だ）に行き、わたしの近隣住民を感染させた。アメリカのアウトブレイク初期の地図には、わたしのいる安全で小さな世界の片隅に、最初から小さな赤い点が現れていたのだ。[48]

隔離と追跡とプライバシー

流入を食い止めることはたいてい非現実的なので、検査や追跡、隔離、とくに特定の地域に到着した、あるいは検出された初期症例の隔離によって、エピデミックを封じ込めることが代替手段となる。16世紀初頭の医師たちは、自分たちの社会で梅毒の感染を追跡することで、このような接触者追跡の基礎となる原理について予備段階となる解釈を示したが、現代のわたしたちが認識するような接触者追跡の最古の記録は、その世紀の後半に生まれた[49]。１５７６年、イタリア人医師アンドレア・グラティオーロは、デゼンツァーノの町のガルダ湖の近くで腺ペストの患者を治療していたとき、ある女性が故郷のトレントからこの地域にその病気を持ち込んだという噂が広まっていると聞いた。その女性が小さな船で移動したときに、十数人の乗客と近接した距離で接触があったことを知り、グラティオーロはほかの乗客を調査したが、誰も感染の兆候を示していなかった。グラティオーロはその証拠を用いて、女性がトレントから病気を運んできたはずがない、でなければ、ほかの乗客に病気がうつっていたはずだと主張した[50]。

18世紀後半、イギリス人医師ジョン・ヘイガースは天然痘に感染した人物のつながりを追跡して、当時この病気は長距離で運ばれると考える医者もいたなかで、感染した人や物との密接な接触によってのみ広まることを実証した[51]。公衆衛生史上、最も悪名高い接触者追跡の事例は、おそらく20世紀初頭のメアリー・マローン、または「チフスのメアリー」として知られる人物だろう。メアリーのかつての雇用先での接触を追跡することによって、衛生士のジョージ・ソーパーは、彼女が働いていたほかの7世帯でも腸チフスが発生していたことに気づいた[52]。メアリーはのちにアメリカで初めて腸チフスの無症候性キャリアと確認され、その後の人生の大半を隔離施設で過ごすことを余儀なくされた。

メアリー・マローンの例は、市民の自由と公衆衛生との間で長らく続く緊張関係の一例としてひときわ耳目を集める話だ。広範な接触者追跡が強制的な政策として実施されるようになったのは、20世紀初頭だった。この頃に、疫学者は感染症の潜伏期や免疫、生物学的因果関係の詳細を解明し、政策決定に影響を与えるようになっていた。

感染者を特定し、その接触者を追跡する公衆衛生探偵は、何十年にもわたり公衆衛生当局が採用してきた基本的な疾病対策である。イギリスの学校は、麻疹に対して厳密な接触者追跡を最初に導入した機関の１つだった。イギリスでは、子どもたちが長期間学校を休む理由として結核が最も多くなり、接触者追跡の対象範囲が家庭生活にまで及ぶようになった。第一次世界大戦中のイギリスで結核が集団発生した頃には、都市部の学校の多くで接触者追跡がよく行われるようになっていた[53]。アメリカでは、軍隊の梅毒蔓延を抑えるプログラムとして、１９３７年に公衆衛生局長官のトマス・パーランが最初に接触者追跡を提案し、１９４０年代後半までにプログラムが確立された（だが、パーランは、黒人男性に意図的に梅毒の治療を受けさせず放置した、悪名高いタスキギー梅毒研究にも関与していた[54]）。20世紀の間に、天然痘の根絶や、ＨＩＶ、結核、インフルエンザ、エボラ出血熱、そしてもちろん新型コロナウイルス感染症など、接触者追跡はさまざまな感染症の制御に重要な役割を果たした[55]。

今日《こんにち》、本人に症状があるか、検査で活動性感染症の陽性結果が出て、感染性疾患にかかっていると特定されると、専門職員はその人に徹底的に踏み込んで話を聞き、他人に感染させる可能性のある時期に接触した人をすべて思い出してもらう。次にその接触者を追跡し、感染症に曝露した可能性を伝える。この作業は迅速かつ匿名で行われる（誰から感染した可能性があるのか、接触者には告げられない）。この接触者たちはその後、病気について症状などの教育を受け、自主隔離し、病気の兆候がないかどうか自分の体調を観察し、公衆衛生当局と連絡を取るように言われる。もしくは、隔離される場合もある。

エピデミックが拡大すると、接触者追跡の仕事量は膨大になる。たとえば、4月にシンガポール保健局の職員と話をしたとき、同国では約500万人の人口に対して5000人の接触者追跡官を雇っていると知り、非常に驚いた。この目的のためだけに国民の1000人に1人が採用されていたのだ。当時、シンガポールの累積患者数は9125人だった。アメリカに置き換えると、33万人がこの仕事に従事していることになる。

このプロセスには明らかに莫大な労力が必要になることから、多くのテクノロジー企業などが、接触者追跡の向上につながる技術を急ピッチで開発しようとした。アップルやグーグルのようなライバル企業でさえ、このプロセスを容易にする技術を開発するためにチームを組んだ。シンガポール、イスラエル、中国、台湾、韓国では、市民の電話や銀行カードの記録、顔認識カメラまでもが、この目的のために使用された。中国ではカラーコード（緑、黄、赤）を採用し、スキャナーによって携帯電話でカラーコードを確認できるようにした。このコードは、人々が感染しているかいないか、曝露しているかいないかを示していた。[56] コンピューターモデルにより設定された基準値に基づいて、病気の人と接触したことを知らせたり、自主隔離を勧めたりするメッセージも送られてきた。多くの誤検知の問題はさておき、このような場合の市民の自由に対する脅威は大きい。

中国では、接触したと疑われる者はみな、診断結果を待つ間に自宅から直ちに施設に隔離された。アメリカは中国と異なり、パンデミック初期の接触者追跡について徹底していたとはいえ、少なくとも原則的にはそれほど踏み込んだアプローチを取らなかった。CDCはコロナウイルス感染者の濃厚接触者を、「患者の発症48時間前から隔離されるまでの間、患者のおよそ2メートル以内に少なくとも15分間いた者」と定義している。ウイルスが2メートルをはるかに超えても広まる可能性を考えると、これはやや恣意的な基準だ。[57]とはいえ、感染が起きるほとんどの状況をとらえている。接触者は、自宅で待機し物理的距離を保ち、病気の兆候が出ないか14日間自らを監視するようにと言われた。だが、これほど「濃厚接触」の定義が大まかでは、多数の接触者を見つけて忠告するという作業にどれほどの労力を要することになるか、推して知るべしだ。

流入した症例数がごくわずかな場合、患者を検出して接触者を追跡するチャンスを逃すと、このシステムでは労力がかかりすぎて、接触者の追跡が実現できなくなる可能性がある。それが、2020年5月にアメリカで起こったことだ。3月にバーモント州でコロナウイルスの最初の患者が判明したとき、その患者と接触した13人を追跡するのに、州の保健担当者が2人がかりで終日かかった。その接触者たちは隔離され、症状を監視するように言われた。接触者は1人も病気にならなかった。追跡を行った職員の1人、ダニエル・ダルトリーは、皮肉っぽく「立派にやり遂げた」と述べた。[58]しかし、接触者を追跡してから数日もしないうちに、ダルトリーともう1人の職員は、「ドミノ倒しのように次々とやって来る」新しい患者に圧倒された。国内で最も症例数の少ないこの州でさえ、たった2人のチームでは全員を追跡しようがなかった。

新型コロナウイルス感染症のパンデミックが発生したとき、各州は接触者の追跡方法や必要とされる労働力の供給方法をいっしょくたに導入した。マサチューセッツ州では、知事は「接触者追跡団」を結成し、地元の非営利団体であるパートナーズ・イン・ヘルスに頼ることにした。この団体は、わたしの医学部時代の友人であるポール・ファーマーとオフィーリア・ダールの2人が設立した。パートナーズ・イン・ヘルスは、海外のアウトブレイクでの接触者追跡で苦労して得た経験を用いて、1000人の接触者追跡官を雇い訓練する計画を立てた。彼らに在宅で（どのみち自宅に縛りつけられているので）1日に20件から30件の電話をかけてもらうようにすれば、団体全体で2万件の接触者を対象にできる。ユタ州では、別の職務に就いていた政府職員たちが、接触者追跡業務を任された。サンフランシスコでは、市の図書館司書や医学生を使って150人の接触者追跡チームを結成しようとした。また、海外での活動を停止していた平和部隊を活用して、帰国した7000人のボランティアで全国規模の接触者追跡部隊を結成するように提案する者もいた。『ジャーナル・オブ・ジ・アメリカン・メディカル・アソシエーション』の編集者は、アメリカの2万人の医学部新入学生の1年目の研修を中断して、接触者追跡の任に充ててはどうかと提案した[59]。

こうした取り組みはどれも、連絡を受けた人が電話に出て、話をしたり、自主隔離をしたり、検査を受けたりすることを嫌がらないという前提だったが、2020年の夏に、実はその前提があてはまらないという残念な兆候が見られた。各地域での活動も、連邦政府がしっかりと接触者追跡の取り組みを進めないことで阻まれており、接触者が州境を越えて脅威をもたらすような場合への対処が各州に委ねられていたのは賢明なことではなかった。

ウイルス検査のしくじり

病人や感染しやすい人を特定するために、追跡はたいてい検査と両輪をなしている。しかし、検査はさらなる目的に役立つ。感染源を特定するために、医療従事者、ホームレス、囚人などの間で検査を集中的に用いることができる。工場や高齢者施設など特定の場所でのアウトブレイクを管理するためにも使われる。また、エピデミックを追跡することによって、国がやみくもに突っ走ることがないようにするという点で、検査は非常に有用である。しかし、検査（あるいは検査不足）をめぐり白熱した議論が繰り広げられるなかで、国民は検査の有効性と限界を誤解していることが多かった。検査は重要だが、不完全な手段なのである。

コロナウイルス感染症を調べるには、２種類の検査がある。１つは、ウイルス自体の検査だ。この検査では、患者の喉や鼻の中（たいていはかなり深いところまで——それを「脳に突き刺す」と表現した患者もいる）から粘液を採取し、この粘液を処理してウイルスのＲＮＡを抽出する。このＲＮＡの配列を決定し、病原体のＲＮＡの標準物質と比較する。エピデミックのごく初期には、アメリカの検査はすべてアトランタの疾病予防管理センター（ＣＤＣ）で行われていた。

もう１つの検査は、ウイルスではなく、ウイルスに対する抗体の検査だ。抗体とは、ウイルスと闘うためにわたしたちの体が作るタンパク質のことだ。この検査では、指先穿刺か静脈穿刺で患者の血液を採取し、ウイルスに対する特殊な抗体について調べる。これに関連する主な抗体には、ＩｇＭとＩｇＧの２種類がある。前者は、ウイルスに曝露してから３日後に作られ、一時的にしか持続しないもので、後者は、感染してから５日後に作られ、血流に乗って１年ほど循環する。

こうした抗体が検出された場合は、その人が以前病原体に感染していたことを示している。抗体検査で陽性の人は、通常その時点でウイルスが体内から消えているため、他人に感染させることはない。パンデミック発生から数ヵ月が経ってからも、感染力の継続期間はまだ正確にわかっていなかった。ほとんどの人は1～2週間以内に体内からウイルスがなくなったが、抗体反応を示したにもかかわらず、4週間後も依然としてウイルスに陽性反応を示した人も数人いた[60]。

残念なことに、アメリカは最初のウイルス検査の導入をしくじった。もしこの国がわたしの講座を受講している学生だったら、迷わずFつまり不可をつけるだろう。また、4月下旬に本格的に始まった抗体検査は、ほどほどの成績しか残せなかった。これについては、我が国にCの評価をつけるだろう。中国とシンガポールの科学者は、2020年1月下旬までに両方の検査を開発して、広範囲に実施した。

世界のその他多くの国では、2020年の早い時期にウイルス検査を開始していたが、アメリカはそうではなかった。わたしたちは3種類の間違いを犯した。1つ目は、そして最も重要な点は、CDCが欠陥のある検査キットを配布し、不具合が発見されたときの対応が必要以上に遅かったことだ。2つ目は、アメリカの一流病院の大半にその実力があり、それを熱望していたにもかかわらず、アメリカ食品医薬品局（FDA）が、病院の研究室による独自の検査開発を許可しなかったことだ。3つ目に、保健福祉省は、巨大な市場をもつ市販検査の有効性を高めようとして、外部研究機関と協力し時間をかけて取り組んだが、検査方法の確立が遅きに失したことだ。多数の政治専門家がこのような過ちをリアルタイムで確認していた。わたしは2月から3月にかけてこうした過ちについて知り、警戒の念を抱いた。国家のパンデミック対応のこの段階で、キーストーン・コップス風のドタバタ喜劇に勝るとも劣らないことが起こっていた。世界で最も豊かな国であり、高名なCDC（世界中の疾病予防管理センターのモデルとなってきた）を擁する、最高の医療が整備された国が、この最も基本的な公衆衛生の介入を実施できなかったさまを、海外の国々は信じられない思いと失望の眼差しで眺めていた。かつて同様の状況に直面したときに、ＣＤＣが成功を収めなかったわけではない。２００９年のＨ１Ｎ１型インフルエンザ大流行のときは、ウイルス発見のわずか２週間後に、ＣＤＣは検査キットを開発し、全米に１００万個以上を配布した。(61)

パンデミックを必要以上に政治化したことも一因となり、連邦レベルでの調整不足がアメリカの対応を大きく阻んだ。元ＣＤＣ所長のトム・フリーデンは、２月と３月の連邦政府の対応を「とんでもない大失敗」と評しており、わたしもまったく同感である。(62) ２０２０年のパンデミックの初期段階で検査が不足したということは、アメリカは市中感染の症例を検出できず、そのため感染者やウイルスに曝露した人を隔離してウイルスを封じ込める処置を講じることができなかったということだ。検査が行われなかったので、当局は感染源を特定できなかった。そのため接触者の追跡がまったく不可能になるほど、ウイルスは指数関数的に拡大を続けた。２０２０年の春の間はほぼずっと、感染者がどれほどいるのか、感染者がどこにいるのか、そして感染曲線を平坦にするための非医薬品介入が効果を上げているのかどうか、研究者たちはまったく把握していなかった。検査をしないので、公衆衛生当局は社会交流の制限対象者を、病気にかかった人や曝露した人だけとするのではなく、全人口とせざるをえなかった。検査をしなければ、検疫に対して正確なアプローチをとることは不可能であった。この失敗は、多くの人々に大規模な経済的負担を課した。

４月には、パンデミックと闘う国家的な計画がないことが明らかになり、州知事たちは、疾病専門家や諸政権の元政府高官とともに、協調戦略を構築するために協力するようになった。当然ながら、その戦略には、感染者に対する制限を減らし、感染していない人が仕事に復帰できるように、検査と追跡を強化することが含まれていた。

ところが、流行が進行していたそのときでも、ウイルスの有無の検査や免疫の抗体検査を用いて、アメリカ人のランダム・サンプルと代表サンプルをきちんと検査する方針はなかった。これもゆゆしきことだった。当時行われていた検査は、症状のある人か、陽性と判定された人と接触した人だけを対象に行われていた。だが、症状のある人だけを検査すると陽性率が高くなり、実際よりも多くの人が感染しているかのように見える。逆に、病気に不安を抱く人や危険因子がない人だけを検査すると、有病率を過小評価するおそれがある。唯一確実な方法は、母集団のランダム・サンプルを検査することだ。

さらに、ウイルス検査では、症状があるかどうかにかかわらず、現在感染しているかどうかだけがわかるので、累積曝露、つまり、それまでどれくらいの人がウイルスに曝露したかについてはわからない。それを知るには抗体検査しかない。最終的に厳しい結果が出たとしても、この種の情報は、パンデミック対応の効果があったのか、根拠があったのかを知るためには非常に重要になる。無症状感染者をより確実に把握できるようになるため、この情報は感染致命割合を割り出すうえでも役立つ。そして、集団内に免疫をもつ人が増えて集団免疫の獲得に近づいているかどうかがわかる。

しかし、検査の実施は確かに必要なのだが、検査には限界がある。検査の問題点の1つは、実際に病気にかかっている人の基準率に依拠していることだ。完璧な検査というものはないので、どんな検査でも偽陽性と偽陰性の結果が出る可能性がある。しかし、病気の測定率が低い集団で検査が用いられている場合、状況はさらに複雑になる。たとえば、仮に妊娠検査で偽陽性となるエラー率が、５％（つまり、５％の確率で、妊娠していないのに妊娠しているという、誤った検査結果が出る）だとしよう。妊娠している女性の集団では、妊娠していない人はいないので、検査のエラー率は問題ではない。その集団１００人全員が妊娠していると分類される。だが、同じ検査を６歳の男子１００人のサンプルに適用した場合、誰も妊娠している可能性などあるはずはないのに、そのうちの５人が妊娠していると誤って判定されることになる。[63] したがって、ある検査が一定の割合で実際に疾患のある人に陽性結果が出る一方で、必然的に、一定の割合で疾患のない人に陽性結果が出ることがある場合、検査の精度は、集団の基礎有病率に影響されることになる。対象集団のなかで実際にその疾患のある人が少ない場合には、わずかな割合の偽陽性であっても、著しく大きな影響を及ぼす可能性がある。有病率が低い状態――たとえば、エピデミックの初期段階でウイルスに対する抗体が存在するなど――では、陽性反応の多くは実際には偽陽性であり、よって、検査はウイルスによる疾患の有病率を実際よりも高く見積もりすぎることになる（検査が並外れて優れている場合を除いて）。

さらに、検査と追跡が両輪となってこそ、真の効果を発揮する。検査だけでは、ウイルスのコントロールにほとんど役立たない。検査でわかるのは、誰がすでにウイルスをもっているかということだけで、ウイルスがどこに広がっているかがわかるわけではない。

同様に、無症状患者を特定できないならば、追跡だけではあまり役立たない。また、彼らが自主隔離をしぶるから、あるいは彼らを収容する場所がないから――たとえば、ホームレスである場合や、密集した環境で生活している場合など――という理由で、発見した人を隔離することができないならば、追跡はやはり台無しになる。検査し、追跡し、隔離することができて初めて、感染の連鎖を断ち切り、ウイルスを支配下に置くことができるのだ。

だが、3月下旬までにアメリカの多くの地域で起こったように、封じ込めに失敗したか、病原体自体の特質のために症例数が膨大になった場合、接触者追跡は必要とされる規模では不可能になる。この時点では、エピデミックを遅らせ症例数を減らすためには、ソーシャルディスタンスを幅広く実施することが必要になる。それによって、接触者追跡も再開できるようになるかもしれない。韓国がより厳格なソーシャルディスタンス対策の導入を避けられた理由の1つは、（マスクの常時着用とともに）並外れた検査と追跡手順を迅速に展開したことにある。

学校閉鎖の長期的影響

検査や追跡、隔離でも病原体の蔓延を食い止められない場合、ほかにできることは何だろうか？　これを食い止めるためには、ソーシャルディスタンス策を用いて社会的混合を減らす必要がある。世間一般の人が日々接触する人数が少なくなればなるほど、好ましい。また、歴史的に見ても、学校閉鎖は感染の連鎖を断ち切る最も効果的方法の1つである。2020年3月末までに、アメリカの学校の94％が閉鎖され、その大部分は学年の途中で閉鎖された。[64]これにより、全米の5660万人の子どもたちと約300万人の教師の間の社会的混合が減少した（この数字には、用務員やバスの運転手、給食業務管理者など学校に関わるその他多くの職員や、多くの未就学児やデイケア・プログラムに参加する子どもたちと、その子どもたちの世話をする２００万人は含まれていない）[65]。

コロナウイルスのパンデミック初期に、南部のある大きな州と、全米各地の何校かの校長から、学校閉鎖に関する助言を求められた[66]。学校閉鎖というきわめて難しい決断に、校長や教職員の誰もが悪戦苦闘していた。運動場で遊ぶ子どもたち、スクールバスの巡回、そして数え切れないほどの家庭が、毎朝のようにランチを持たせて子どもを送り出し、親は仕事に出かける――こういった光景とともに日々滞りなく営まれる学校を閉じることは、非常に困難である。アメリカでは何百万人もの子どもたちが、昼食だけでなく、朝食や、ときには夕食も学校に頼っている。一番安全な場所が学校だという環境で、こうした子どもたちは生まれ育った（これはまさに１９１８年にもニューヨーク市で議論されたことだ）。学校を閉鎖することは、ネグレクトされている子どもたち、家庭では安全に過ごせない子どもたち、教師が向ける思いやりのある眼差しから恩恵を受けている子どもたちに、害を及ぼす可能性がある。さらに言えば、危機の際には、医療従事者や初期対応者（ファーストレスポンダー）が必要とされる。学校を閉鎖すれば、そうした仕事に就いている人たちは自分の子どもの面倒を見なくてはならず、自宅から離れられないので、エピデミックが発生しても救助に行けないという事態を招くかもしれないのだ[67]。

一部で反対意見があったが、学校は全国的に閉鎖された。全校の閉鎖と遠隔授業への移行は、ほとんどのアメリカ人が経験したことのないゆゆしき事態であり、全国の家庭では、信じられない、とても心配だ、安心だ、仕方ないなど、さまざまな反応が見られた。教師も親も、遠隔授業への移行は難しいことに、場合によっては不可能だということに気づいた。国のインフラが完全に整備されていないため、自分の車でビデオ会議をする教師もいたし、多くの家庭にはインターネットもノートパソコンもなかった。困り果て、負担が増えたと嘆く親の動画が、すぐにネットで広まった。そのなかには、仕事をしながら何人もの子どもを家で学習させせなくてはいけないと思い、(控えめに言えば) 冷静さを失っているイスラエル人女性の動画もあった。ほかには、やはりブラック・ユーモアで対処する人もいた。「自宅学習？　ここで必要なものが手に入る」と書かれた酒店の看板の写真が、ネットで広まり話題になった。学校の閉鎖は、男性と女性に及ぼす影響の違い、富裕層と貧困層に及ぼす影響の違いなど、閉鎖前に存在していた多くのワーク・ライフ・バランスの現実を露わにした。またしても、パンデミックは長年の社会的課題を浮き彫りにし、増幅させたのだ。

では、学校閉鎖は正しかったのだろうか？　その他呼吸器感染症に関する研究の大半が、学校閉鎖が流行の勢いを和らげ、ピークを先送りして症例数を減らすという主張を裏づけている。[68]これは、新型コロナウイルス感染症のパンデミックにも当てはまる可能性は高いものの、現在出てきている証拠はまちまちで、信頼に足る証拠を見極めることがきわめて難しい。[69]

さらに難しいのは、公衆衛生ではお決まりの功利計算に関わる問題だ。つまり、学校閉鎖によって救われた命は、子どもたちや社会が短期的・長期的に払う代償に見合うものなのかどうか、ということだ。問題を複雑にしているのは、教育や社会経済的な観点から見て、２０２０年春の学校閉鎖が有益であったか、少なくとも有害ではなかったと思われる家庭や子どもたちが、明らかに少数しかいない。このグループには、子どもを支え励ましてくれる家庭環境の子どもたち（そのなかには、仕事をしていない親や日中に面倒をみてくれる祖父母がいる子どももいる）や、従来の学校のスケジュールやカリキュラムでは不安や疲労、いじめ、燃え尽き症候群などを経験しており、また時間をうまく自己管理している、といった背景をもつ年長の生徒が含まれる。

２０２０年春に閉鎖された学校を安全に再開することを阻む障壁は乗り越えられないと、多くのコミュニティでは思われていた。その障壁をいくつか挙げるならば、学校の施設が驚くほど老朽化していて、生徒や教師が呼吸器疾患のリスクにさらされていたこと、推奨された公衆衛生ガイドラインを満たすために必要な、新プロトコルを実施する資金が不足していること、そして、子どもたちが学校に戻ってきたときに、それぞれの学習成果の幅や心理的ニーズを考慮して、カリキュラムや指導方法を合わせる必要があることなどである。また、全米の学区では、大人から子どもまでさまざまな年代が混在する集団での適切な公衆衛生対策と、健康と福祉の増進のためにやはり重要な目的（たとえば、幼稚園児が先生の顔を見たい、10年生が課外活動をしたい、年配の教師が感染症にかからないようにしたいなど）とのバランスを、どのように図ったらいいかという問題とも格闘していた。２０２０年7月には、全国各地で感染者が急増しており、アメリカ人の保護者の71％が学校再開は危険だと考えていることが、世論調査で明らかになった。[70]

２０２０年の学校閉鎖がわたしたちの社会に与える長期的影響については、まだわからないことがたくさんあるが、多くの予期せぬ、主に否定的な結果が（それだけに限らないが）生じると想定するのが妥当だろう。だが、ここでは、学校閉鎖のコストが経済的にも社会的にも「それに見合う価値がある」かどうかという問題に注目するのではなく、そもそも学校閉鎖がどのように感染を食い止めるのか、社会が採用する学校閉鎖の種類、そして、学校閉鎖はなぜ、社会が自由に使える非医薬品介入のなかでは自宅待機命令の前にとられる手段と考えられているのかについて、注目したいと思う。

学校閉鎖には2つの種類がある。1つは、学校で単独の（または複数の）症例が出たと診断された場合に、その学校（あるいは地区内のすべての学校）を閉鎖する「消極的学校閉鎖」である。これは比較的議論の余地のない方法で、学校で症例が見つかると、教師や保護者、政治家など、ほぼすべての人がこの手段を要求する。詳細モデルによると、もし学校閉鎖が消極的に行われた場合、中等度の感染性ウイルスならば、累積症例数は26％減少し、流行のピークは16日遅くなる可能性がある。[71]

だが、合理的で往々にして有効であるとはいえ、消極的学校閉鎖は十分ではない。意思決定者が学校を閉鎖する覚悟ができているのであれば、地域社会や近隣地域に疾患の症例が出たときには、学校で最初の症例が発生する前に閉鎖すべきだと、わたしは考える。これは「積極的学校閉鎖」と呼ばれており、消極的学校閉鎖よりも議論の的となる。厳密な分析によれば、積極的学校閉鎖は、流行性疾患の影響を軽減するために導入できる、最も有益な介入策の1つだとされる。[72]

では、学校が消極的方法で閉鎖する心づもりがあるのならば、学校でアウトブレイクが発生したら、積極的方法で少し早めに閉鎖して、さらに恩恵を得てはどうだろうか？　もし最近学校の近くで市中感染が発生したなら、まもなく間違いなく学校でも発生するだろう。したがって、消極的に学校を閉鎖する可能性のある1～2週間前に、積極的に学校を閉鎖することには、かなりの利点がある。消極的な閉鎖の実施を待つことは、学校と保護者に同じだけの負担をかけるが、防疫に関して利点は少ない。

学校閉鎖による恩恵を正確に見積もることは難しい。子どもたち自身が病気の影響を大きく受けるアウトブレイクでは（ポリオのように）、学校閉鎖のほうが明らかに有益である。しかし、学校閉鎖の第1の目的は、社会的混合を減らすことであり、必ずしも子どもたちを感染から守ることではないという点に留意することが重要である。コミュニティ内の社会的交流を根本的に減らすことで、学校閉鎖は強力な効果を発揮する（SARS-2の場合のように、子どもたちが感染を比較的免れるとしても）。これは1つに、子どもたちを媒介者として行動させないようにすることによって（SARS-2では実際に媒介者になる可能性がある）、また1つには、親が家に滞在するよう余儀なくさせることで効果がもたらされる。疫学者が学校閉鎖の影響を評価するモデルを開発するとき、地域社会のなかで保護者の何割が、学校閉鎖のために家に留まらなければならないかを把握するパラメーターを含めることがある。子どもが学校に通っていても、大人は家にいることを奨励されるか命令されることも、当然考えられるだろう。しかし、実際にはそのようなことにはならない。仕事を休止すれば経済的に大きな打撃を与えるし、私見だが、大人に比べて子どものニーズはあまり重視されない傾向があるからだ。

アメリカの学校では、多くの職場の大人たちと比べて、何百万人もの子どもと大人が物理的に近い距離で、長時間（週に35時間以上）一緒に過ごす。スポーツや宗教行事のような、時折開かれる大規模な集会を禁止した場合の影響は、学校閉鎖の影響には及ばない。このため、すべての人に自宅待機を要請する場合を除けば、学校閉鎖は、導入可能なNPIのなかで最も影響力のあるNPIなのである。

1918年のインフルエンザ大流行のときの学校閉鎖やその他NPIの影響、その正確な導入時期について調査した独創的な研究がある。アメリカの主要な43都市を調査し、学校閉鎖の時期が早いほど（理想的にはアウトブレイクの前に）、超過死亡数は減少すると結論づけている。[73] さらに、学校閉鎖（および集会禁止などの非医薬品介入）の期間が長いほど、最終的な死亡率は低くなっていた。図14に示すように、セントルイスでは、地域の症例が倍増する前に学校を閉鎖し、ピッツバーグ（53日）よりも長い期間（1

図14

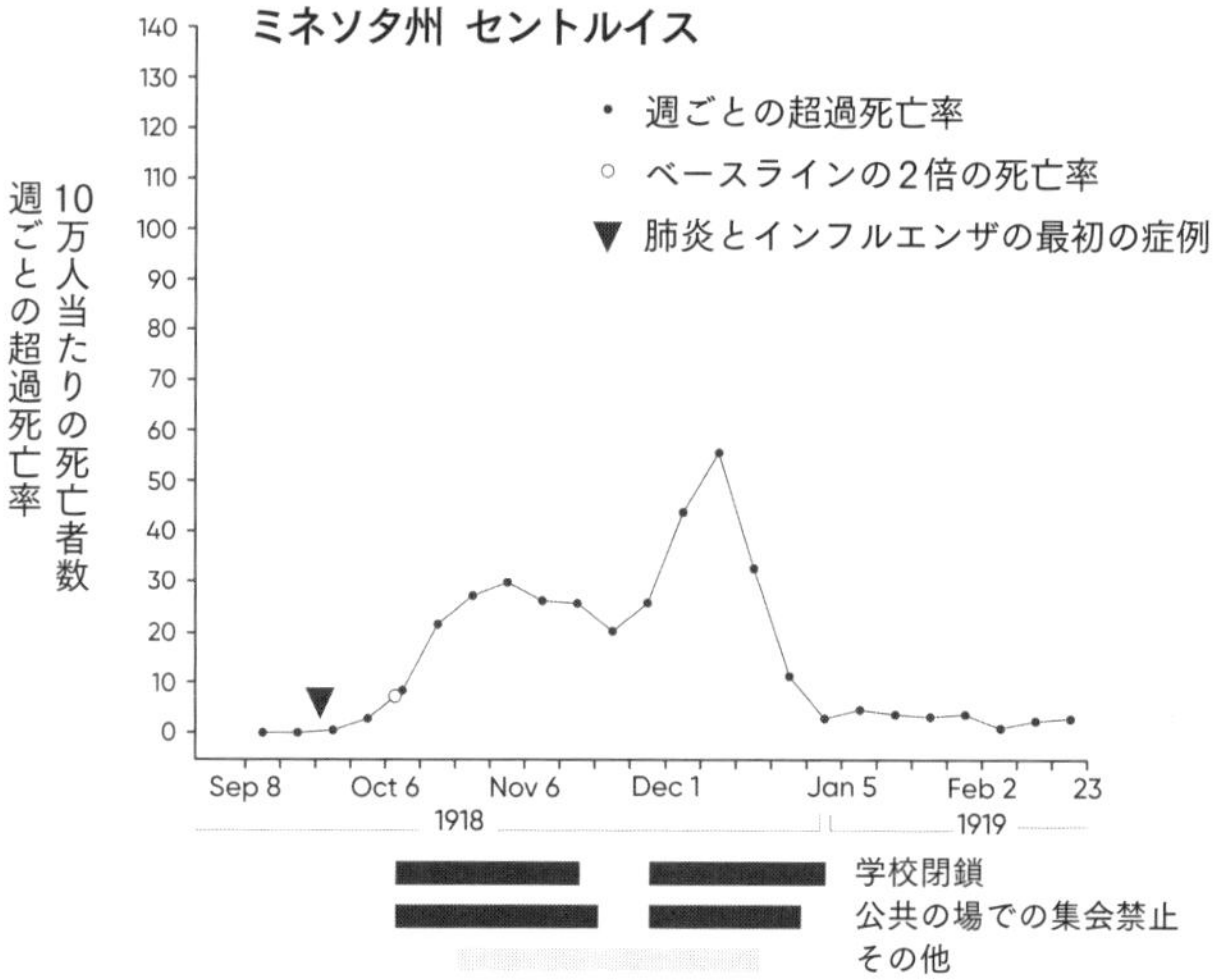

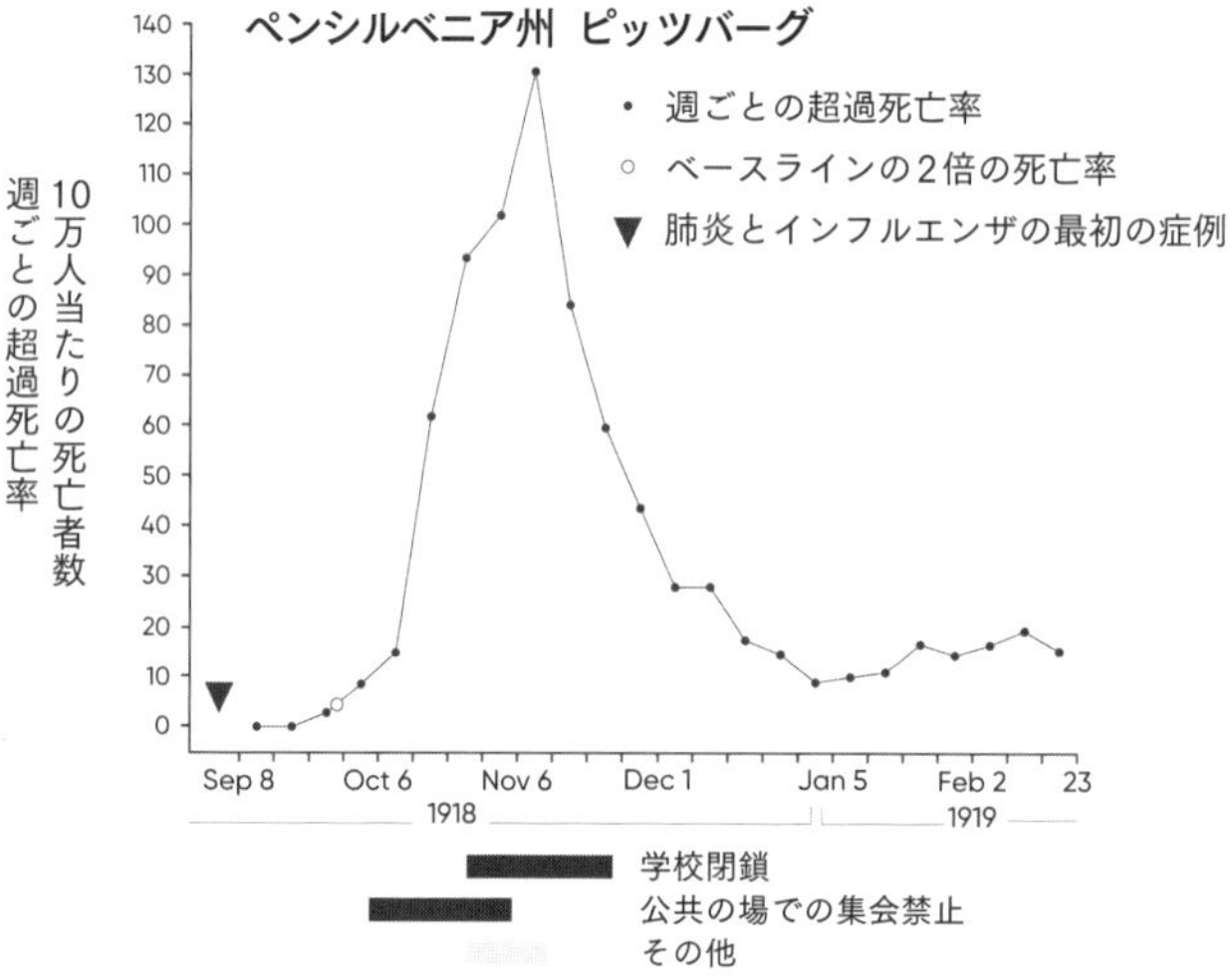

1918年のスペイン風邪のパンデミック時にセントルイスとピッツバーグで実施された非医薬品介入の時期と性質の違いと、ピッツバーグよりもはるかに低い結果となったセントルイスの死亡率とは関連していた。(ベースラインは通常の肺炎とインフルエンザの死亡率)

43日）学校閉鎖を行った。パンデミック収束時、セントルイスの超過死亡はピッツバーグの半分以下だった（10万人中807人に対し、10万人中358人）。もちろん、両都市には影響を与えるような違いがほかにあったのかもしれないが、そのような観察研究は限られている。しかし、すべての都市に対し、異なる種類のNPIを無作為に割り当てて、本物の実験を行うことはできないのだから、入手できるデータを利用しなくてはならない。

2020年には、学校閉鎖に対するいくつか異なるアプローチが世界各地で見られた。日本は2020年2月末に、全国すべての学校を閉鎖し、4月いっぱいまで閉鎖を続けることにした。[74] 日本は、2009年に発生したH1N1型インフルエンザなどの過去のアウトブレイクから学んでいた。[75] 対照的に、シンガポールは学校閉鎖を行わず、学校での検温と手洗いを徹底的に実施した。[76] イタリアは3月初旬に全国規模で消極的学校閉鎖を行ったが、エピデミックの勢いを鈍らせるには遅すぎた。[77] アメリカでは、CDCの指導はしばらくの間は非常に緩やかで、2020年3月5日になるまで学校閉鎖を推奨することは避けていた。[78] しかし、3月初旬までに、少なくとも4万6000校が閉鎖し（もしくは閉鎖が予定されていたか、一時的に閉校して再開していた）、アメリカの幼稚園児から高校3年生までの5660万人のうち、少なくとも2100万人の子どもたちに影響を与えた。学年末までに、5510万人の生徒が通う12万4000校以上が閉鎖された。[79]

アメリカは、2020年の秋に学校を対面授業で再開すべきかどうか、決定に苦慮することになるだろう。けれども、当局が学校を閉鎖したままにすることができない、あるいはするつもりがない場合は、物理的な接触だけでも減らせる別の選択肢がある。まず何より、アウトブレイクが発生しているときに、すべての家庭が子どもを学校に通わせることに賛成するとは限らないはずだ。2020年3月のニューヨーク市のようなホットゾーンの学区では、学校閉鎖が発表される前に、多くの親が子どもを家から出さないようにしていた。[80] 家庭がこのような選択をすることを認めれば他人への感染を減らせるので、これは公共サービスとも見なせるかもしれない。学校は常日頃、不登校（とくに、ホームレスの子どものような落ちこぼれるおそれのある生徒）を気にかけている。しかし、普段の方針は一時保留されるだろうし、必要とする家庭に、何らかの形で自由に選べる遠隔指導を提供することもできる。[81] 教師や学校経営者は、ほかにも実践的な対策を講じて、リスクを最小限に抑えることもできる。すべての年齢の子どもたちに屋外で過ごす時間をたっぷり与えたり、授業を屋外で行ったりすることが重要になるだろう。屋内にいるよりも屋外にいるほうが、感染する可能性がはるかに低いからだ。[82] 幼児教育の教師の多くが、屋外学習の利点を数えきれないほど見つけているので、別の面でも子どもたちに役立つ可能性がある。[83]

さらに、その他の対策としては、学校清掃を増やすこと、検温、こまめな手洗いなどが挙げられる。これには時間と費用がかかるが、できる限り実践すべきだ。たとえ年長の生徒でも、教師は個人の衛生状態をよくよく見張る必要があることを、自分の目で子どもを観察したことのある人なら知っているはずだ。教育が廊下で行われることもある過密状態の学校では、生徒と生徒の物理的な距離を広げることが課題になるが、対人距離の確保は重要である。体育の授業やバンドの練習を中止したり、共用エリアでの混合を禁止したりすることは、残念ではあるが当然の対策である。また、学校は外部からの訪問者、遠足、必須ではない社交行事を制限することもできるだろう。スケジュールの変更や、対面学習と遠隔学習の混合モデルも有効になる。ただ、このように広範な制約のある学校は、わたしたちが通常知っているような学校ではない。これは難しいジレンマである。

ニューヨークで起きたこと

パンデミックの最中にＮＰＩ戦略を実施する場合の課題と、それを実施しなかった場合の危険性を理解するために、２０２０年のニューヨーク市の対応について掘り下げてみよう。ニューヨーク市は名高い公衆衛生部門を擁し、１９１８年にはその行動のほとんどが成功を収めた歴史をもつ。このように洗練された都市にしては意外なことだが、同市は今回のパンデミックの対応につまずき、ソーシャルディスタンスの実施で他都市に遅れをとり、病人や死亡した患者の数でその代償を支払った。もちろん、どのような種類の介入であれ、ありえないほど早いうちから徹底的に行わない限り、ニューヨーク市のように巨大で、異質なものが混じり合い、人口が密集した交通の要衝にあって、本当に感染症の流行を止められたのかどうかについては、なかなか確信がもてない。だが、もっと迅速に行動していれば、新型コロナウイルス感染症の第1波のときに命を救えたはずだったのは間違いない。ＣＤＣ前所長のトム・フリーデン医師は、ニューヨーク市が1～2週間でも早く、広範囲にソーシャルディスタンス対策を導入していれば、死者数は50から80％減っていたかもしれないと、後日述べた(84)。

国内外の移動パターンの分析に基づけば、遅くとも２０２０年2月中旬までには、すでにニューヨーク市にウイルスが入り込んでいた可能性が高いと考えられる(85)。遺伝子解析がそれを裏づけている。3月18日までにニューヨーク市内で採取された、84件のＳＡＲＳ－2検体のゲノムの系統発生解析を行ったところ、主にヨーロッパ、とくにイタリアから、複数のウイルスが別々に持ち込まれたうえに、アメリカの別の地域からもウイルスが持ち込まれたことが確認された[86]。私見ながら敢えて言うなら、ウイルスが同市に来たのは1月だったのではないだろうか。

ニューヨーク市で最初に新型コロナウイルスの感染が確認された症例に診断が下されたのは、3月1日になってからだった。この患者は39歳の女性で、マンハッタン在住の医療従事者であり、イランから帰国したばかりだった[87]。その時点までにニューヨーク州で新型コロナウイルス感染症の検査を受けた人はわずか32人だったが、移動パターンに基づくモデルによると、州にはすでに1万人以上の感染者がいるかもしれないと見積もられた[88]。この最初の既知の症例が発表された翌日、ニューヨーク州知事のアンドリュー・クオモは、ニューヨーク市長のビル・デブラシオとともに姿を見せ、接触者追跡官がこの女性のフライトの同乗者全員を探すことになると発言した。実は、これはCDCの仕事であり、CDCはこれを優先事項とみなしていなかったので、同乗者が実際に追跡されることはなかったことが、後日明らかになった[89]。ニューヨークの今回のアウトブレイクの前途多難を思わせる出来事だった。次の4週間にわたり、エピデミックの指数関数的成長に合わせて、事態は急速に動くことになる。

この最初の症例について、パニックを避けようとしたクオモ知事は声明で、「必要以上に不安を抱く理由はない――ニューヨークでは全体的なリスクは依然として低い。我々はこの状況をしっかり管理しており、情報が入り次第、今後も情報を提供する」と述べた[90]。パニックを防ぎたいという気持ちは立派だが(もっとも、ニューヨーカーがパニックになっていたという証拠は見当たらなかったが)、中国やヨーロッパにウイルスが与えた影響について世間ではすでに知られていたことを考えると、誤った安心感を抱かせるこのような言動は、見当違いだった。

最初の症例が確認されてから2日後の3月3日、ニューヨーク市で2例目となる症例が確認された。2月中旬から体調を崩していたローレンス・ガルブズという50歳の弁護士で、しばらくは旅行歴がなかった。ガルブズは発熱のため2020年2月27日に救急外来を受診し、すぐに昏睡状態に陥り、3週間後に目を覚ました。[91] ニューヨーク市で市中感染が明らかになった最初の症例だった。[92] これはウイルスが野放しになっていることを示していた。当局はたまたま氷山の一角に気づいたにすぎなかった。

ガルブズはニューロシェルの郊外に住み、マンハッタンのミッドタウンで働いていた。彼の感染発見を受けて、シナゴーグからガルブズの娘の学校まで複数の機関が閉鎖され、彼の看護をしていた医療従事者を含む多くの人々が、隔離されることになった。

それ以上の感染拡大を防ぐために、州兵が出動した。3月10日、知事はニューロシェルを中心とした半径およそ1・5キロメートルを、3月12日から3月25日まで「封じ込め地域」にすると発表した。[93] 州兵は学校を清掃し隔離された人々へ食料を配達したが、彼らは一方ですべての学校や礼拝所、大規模な集会施設を閉鎖する区域を設定し、集会は禁止された。しかし、これは武漢レベルの検疫とはとうてい言い難いもので、たとえば、自由に移動することも仕事でマンハッタンへ行くこともできた。

3月6日までに、ニューヨーク市ではさらに22件の症例が確認された。ニューヨーク州内の44件の症例のうち、29件にガルブズとの関連があると思われた。症例数の増加に伴い、ニューヨーク市は連邦政府に対し、検査を増やしてほしいと要求した。その日検査を受けた人数は100人にも満たず、市当局は連邦政府に、検査不足は「このエピデミックを食い止めようとするわたしたちの力を妨げている」[94]と伝えた。

ニューヨーク市の検査は、前述した全国的な制限のために、2月から厳しく制限されていた。同市の感染症専門家は、連邦政府の基準により、入院を必要とするほどの深刻な発熱があり、過去14日間に中国への渡航歴がある患者だけに検査が制限されることを、2月7日に電話で知らされていた。「その瞬間、その場にいた全員が『もうダメだ』と悟ったと思う」と、ある医師はのちに述懐した。[95] 検査不足と追跡調査の人手不足から、接触者の追跡はまったく不可能になるだろう。当時、ニューヨーク市の追跡調査官は50人だったが、武漢には９０００人いた。

『ニューヨーク・タイムズ』紙は、ニューヨーカーが不安を抱き始めたと報じた。「ニューヨーク市の地下鉄や路上では、不安の声が広まっている。人々が街でひしめきあい、見知らぬ人と行き当たりばったりで交流する――まさにこの街の魔法と本質に組み込まれていることだが、新たなコロナウイルスの時代に、それは不安と警戒心を抱きながら行われる」[96]。平常心をアピールするためか、３月５日時点で、デブラシオ市長はまだ地下鉄の利用を奨励しており、満員の地下鉄の車内でニヤニヤしている市長の写真が公開された。[97]「怖がることは何もない、自分の人生を歩むようにと市民に伝えるために、今地下鉄に乗っている。習慣を変えなくてはならない場合は、みなさんに伝えるが、それは今ではない」と市長は言っていた。わたしに言わせれば、これはきわめて無責任な発言だ。

３月９日、学校の積極的閉鎖を行うべきかどうかの審議はまだ続いていた。[98] だが、一部の学校は消極的閉鎖をせざるをえなくなった。ニューヨークにあるプレパラトリー・スクール［訳注：大学進学を目指す私立の中等学校。小学校を併設する場合もある］のホーレス・マン・スクールは、生徒の１人が新型コロナウイルスの検査を受けていることを保護者に知らせたあとで閉鎖した[99]。専門家は懸念を抱き、警鐘を鳴らそうと努めた。ニューヨーク市の感染症専門医36人は、２０２０年３月12日付の市長宛の公開書簡で、ニューヨーク市の学校閉鎖を強く支持した。

だが、デブラシオ市長は学校を継続する方針を打ち出し、３月13日にこう発表した。「開校を続けるためにわたしたちは全力を尽くしている」[100]。デブラシオは、１９１８年の当局と同じように、貧しい家庭の子どもたちが行き場を失うことを懸念していた。「ある日突然学校を閉鎖したら、そうした子どもたちとその親がきちんと暮らしていると、どうやって確認したらいいのか？」。彼の側近は「ここは郊外ではない。家にいて庭で遊んでいろとは言えない」とのちに語った[101]。しかし、デブラシオの別の顧問で、市の疾病対策の責任者であるデメテル・ダスカラキスは、学校が閉鎖されなければ辞めると脅した。公立学校の教師たちも市長に公然と反対した。

学校閉鎖は避けられなかったので、それを遅らせることで何が達成されたのかは不明である。デブラシオは２日後の３月15日に態度を軟化させ、ついに学校を閉鎖した。医療従事者とファーストレスポンダーに児童保育サービスを提供する計画が立てられた。当時、ニューヨーク市では３２９件の新型コロナウイルスの症例が確認されていた。これに対して、サンフランシスコは、18件しか確認されていなかったのに、その３日前に学校を閉鎖していた。

この頃は、意思決定が難しい時期であった。事態が急速に展開し、指導者たちは受け身に立たされていた。３月11日、わたしを含む公衆衛生専門家の強い抗議を受けて、およそ15万人の参列者と２００万人の観客を集めるセント・パトリックス・デー［訳注：アイルランドの聖人の命日で、カトリックの祭日］のパレードは、その250年の歴史で初めて中止され、ニューヨークはフィラデルフィアが1918年に犯した過ちを避けることができた。[102] 3月12日には、クオモ知事（州に対して）とデブラシオ市長（市に対して）が非常事態宣言を出し、大規模な集会を開くことを禁止した。[103] 3月17日には、劇場、コンサート会場、ナイトクラブ、レストランが閉鎖された。[104]

3月20日、ついに知事は外出禁止令を発令し、3月22日から、医療、物流、食品販売など、どうしても生活に必要な業種以外は仕事を休止し、基本的にできる限り自宅から出ないようにニューヨーカーに命じた。この時点で、ニューヨーク州の症例数は8452件に達していた。ニューヨーク州の人口はアメリカの人口の6％を占めるのに対し、同州の症例数は、既知の症例総数の約半分を占めていた。[105] これに対してカリフォルニア州では、そのわずか数日前の3月19日に、同州に1009件の症例がある時点で、ニューヨーク州と同じレベルの物理的距離の確保を行っていた。

クオモ知事の命令は、次のようなものだ。

- 「州全体にわたりどうしても必要な事業以外はすべて閉鎖すること」
- 「理由の如何を問わず、規模の大小を問わず、不必要な個人の集まり（たとえば、パーティー、祝賀会、その他社交行事など）は、現時点で中止または延期すること」
- 「自宅以外の場所での密集は、必要不可欠なサービスを提供する労働者に限られ、ソーシャルディスタンスの確保を実践すべきであること」
- 「公共の場では、他人と最低でも約2メートルの距離をとること」

・「その他必要不可欠なサービスを提供する企業や事業体は、少なくとも約2メートルのソーシャルディスタンスを保つことを促す規則を導入すること」
・「具合の悪い人は、医療を受ける場合を除いて、また、遠隔医療を受けて自宅を離れることが健康上の最善の利益になるかどうか判断を仰いだあとでなければ、自宅を離れてはいけない」

ニューヨークの街は不気味なほど閑散としていた。その後、クオモ知事はこの命令を4月末まで延長することになった。[106] 一部のニューヨーカーは、もちろんルールを無視して、公共の場に押し寄せていた（ニューヨーク市の狭い生活空間では、自宅に閉じこもることは多くの人にとって苦痛だった）。

だが、これは遅きに失した。3月22日には、ニューヨーク市はアメリカにおけるパンデミックの震源地となり、当時世界で確認された症例数の約5％を占めるまでになった。[107] エピデミックが始まった当初は、市長も知事もニューヨークの大規模で高度な医療体制に大きな信頼を寄せており、この危機に必ず対応できると考えていた。病院の幹部も自信をのぞかせていた。ところが3月18日には、イタリアと同じように、ボランティアを頼みたいという前日の呼びかけに対し、退職した市内の医療従事者が１０００人以上も応えてくれたと、デブラシオ市長は報告した。[108]「再配置」された皮膚科医、眼科医、神経科医で、救急部と集中治療室はあふれていた。[109]

病院は3月25日頃には、「黙示録さながらの」状況を報告するようになっていた。[110] そして3月27日、武漢と同様に、米陸軍工兵隊がニューヨーク市に派遣され、17万平方メートルのジェイコブ・ジャビッツ・コンベンション・センターを、２９１０床の病床を備えた民間病院に改装した。[111] 同市は連邦当局に対し、急速に不足しつつあるPPEと人工呼吸器の生産を国有化するように嘆願した。市長は、物資がもう10日分しか残っていないと見ていた。知事はあきらめたように、「人口の40％、最大で80％までもがこのウイルスに感染することになるだろう。わたしたちは拡大を遅らせようとすることしかできないが、感染は拡大していく」と声明で述べた。[112] その日、ニューヨーク市には1800人の入院患者がおり、うち450人がICUで治療を受け、99人が死亡した。ちょうど3週間前のクオモ知事のコメントとは、口調も内容もかなり変化していた――急速に変化する深刻なエピデミックが発生したときには、こういうことが起こるものだ。

デブラシオ市長もまた、地下鉄でアピールした日から3週間で、口調が変わった。警戒心を強めて、「最悪の事態はまだ来ていない。4月は3月よりもずっと悪くなるだろう。もしかすると5月は4月よりも悪くなるのではないかと懸念している」と語った。[113] 4月上旬に、中国とオレゴン州はニューヨーク市に人工呼吸器を送った。[114] 市長は、「市は1つ残らず全部利用する」として、市内で人工呼吸器を保有している人は、獣医でもいいので名乗り出てほしいと促した。[115] それどころか、新型コロナウイルス感染症患者の過多を考慮して、ニューヨーク州は4月21日までに抜本的な新ガイドラインを発表し、救急救命士が現場に到着したとき、脈のない人を蘇生させようとしないように要請した。市の救急隊員の組合長は、「生きるための第2のチャンスを市民に与えていない」と指摘した。「わたしたちの仕事は患者を生き返らせることだ。このガイドラインはその機会をわたしたちから取り上げるものだ[116]」

医療体制に負担がかかりすぎて、医療従事者たちは張り詰めていた。さらに、市内の医療関係の友人から、非常に心配な報告が届いた。重病患者が絶え間なく到着し、ICUが満杯であふれんばかりの状況を、彼らは「陰惨で」「非現実的な」と表現していた。ある看護師は、「まるで紛争地帯の難民キャンプのようだ」と指摘した。[117]労働環境は非常に厳しく、PPEを何枚も重ねて使用する必要があった。医療従事者たちは不安を感じていただけでなく、PPEが今にも手に入らなくなることを恐れていた。医師や看護師は、事務用品から即席のPPEを作ったり、自宅から持ち込んだりしていた。病院の遺体安置所は満杯になった。3月25日、遺体の保管場所として、85台の冷蔵トレーラーが危機管理庁（FEMA）から送られてきた。[118]規則が緩和されたため、地元の火葬場は「24時間体制で働けるようになった」[119]。

病気になる医療従事者が現れるようになり、その多くは、自分の勤める病院に入院して悲痛な死を遂げた。疲れ果てた医療従事者が、白い宇宙服のようなものを着て、病院の外で休んでいる姿を写した写真が世間に出回った――戦場に戻る前に、少しだけ日の光を浴びていたのだ。1日中ぴったりしたマスクを装着しているため、顔に水ぶくれやあざができている人の写真もあった。それを見たとき、今も続く山火事の現場近くで、消防士が疲労困憊して座り込んだまま眠っている、有名な写真を思い出した。また、数年前にアジアのいくつかの首都の病院で流行した、SARS-1のことも思い出した。わたしは、各ベッドサイドのカートに豊富な物資が備わる一流病院で患者のケアをし、生まれたときからこの豊かな国の国民だったので、このような出来事が信じられなかった。アメリカはGDPの17・7％を医療に費やしているというのに、備えのレベルはこの程度だったというのか？[120]

最初、ウイルスは一見公平な方法でニューヨーク市を襲い、公共交通機関で通勤する労働者の命も有名人の命も奪った。だが、当然ながら、すぐに恵まれない人々の負担が大きくなった。クイーンズ中心部のような労働者階級の移民コミュニティは、とくに大きな打撃を受けた。隣接するコロナ、エルムハースト、イースト・エルムハースト、ジャクソン・ハイツは、〝震源地のなかの震源地〟として浮上した。この近隣地域の総人口は60万人で、4月8日のコロナウイルスの症例数は7260件だったのに対し、マンハッタン全体では人口がこの3倍で、症例数は1万860件だった。[121]

過去の疫病と同様に、逃げられる人は街から逃げ出した。3月にニューヨーカーの携帯電話の記録を分析したところ、市の人口全体では4から5％ほどしか減少していないが、最も裕福な地域では50％以上も減少したところがあった。[122] NPIが正式に実施される前の3月上旬に、人々は脱出を始めた。富裕層の居住者のほとんどは、ニューヨーク州北部やコネティカット州といった近隣へ逃げたが、その他多くの人たちはアリゾナ、ミシガン、南カリフォルニアへと向かった。[123]

クオモ知事は3月31日に、「このウイルスの後塵を拝するのはもううんざりだ。わたしたちは追い上げようとしてきた。追い上げただけでは勝てない」と述べた。[124] まさに知事の言う通りだった。彼がそう話した日、州の症例数は7万6946件だった。[125] 4月6日までに、ニューヨーク市だけで7万2181人が感染し、少なくとも2475人の死亡が確認された。同市の死者数は、全米の新型コロナウイルス感染症による死者数の25％を占めていた。ニューヨーク州の外出禁止令は、4月29日まで延長された。[126]

4月15日、ついにニューヨークの病院ではパンデミックがピークに達した。これは3週間前に実施されたNPIの影響で、新型コロナウイルス感染症の疫学的な拡大と、病気の臨床的な進行のタイミングを考慮すると（患者が兆候を感じるまでに最大2週間、重症化するまでにさらに1週間かかる）、予定通りだった。

4月の終わりを迎える頃には、曲線は平らになっていた。だが、アウトブレイクの結果は信じがたいものだった。州全体の抗体検査の調査によると、市民の21・2％が第1波で新型コロナウイルス感染症にかかっていたことが判明した[127]。さらに、ニューヨーク市から移動した人たちが、アメリカのその他地域でコロナウイルスのアウトブレイクを相次いで引き起こす原因となっていたことが、分析の結果から明らかになった[128]。

各国の対応などウイルスは関知しない

ＮＰＩ戦略は最終的にニューヨーク市で功を奏したが、市の対応がいかに壊滅的な結果をもたらしたかについては、まだ知られていないことが数多くある。パンデミック最大の謎の１つは、なぜ病気に見舞われる地域と免れる地域があるのかということだ。第２章で述べたように、１９５７年のインフルエンザのパンデミックでは、地域によって患者数と死者数に大きな差があり、２０２０年の新型コロナウイルス感染症でも、アメリカをはじめ世界中で同様の現象が見られた。今回のパンデミックが収束したら、きっと世界各国のカラーマップには、とくに死者数が多かったホットスポットが示されるにちがいない。

この違いのいくつかは、各国政府が国や地方レベルで行う政策の違いと関係しているはずだ。また、そのいくつかは、中国とアメリカに見られたように、局地的なエピデミックを発生させた外部から流入した症例数という予測のつかない要因と関係しているだろう。また、環境条件や人口動態プロファイルに関係するものもあるだろう。特定の地域を襲うウイルス株の遺伝的な違いに関係するものもあるかもしれない。ごくわずかながら、場所によって異なる人間の遺伝的差異に関係しているものもあるのではないだろうか。たとえば、一部の集団には遺伝的耐性が備わっているのかもしれない。だが、違いの大部分は、単に偶然に起因するものだろう。竜巻に襲われたあとの写真を見ると、多くの家が吹き飛ばされているのに、ほんの数軒離れた家がどういうわけかそのまま残っていたりするように。

　パンデミックの最初の数ヵ月間、多くの専門家は、他国と比較してある国が好結果を出している理由を突き止めようとした。中国は何を、どのように行ったのか？　韓国と台湾はどうやってパンデミックを食い止めたのか？　経済的に豊かな民主国家である韓国と台湾は、ヨーロッパ諸国やアメリカの模範となりうるだろうか？　往々にして色分けされた、パンデミックの上昇傾向を示す国ごとのスコアボードのようなグラフを、誰もが来る日も来る日も追っていた。中国、韓国、日本、シンガポール、台湾などのアジア諸国は、長く低い水平な線が伸びていた。

　しかし、わたしが驚いたのは、導入されたＮＰＩの時期や性質、あるいはアジア諸国の社会のその他特徴に関連すると思われるこのような違いをどう説明するかということより、介入が実施される前には、なぜどこの国も軌跡が似ていたのかということだった。当初、ウイルスはわたしたちを殺すだけで、政治体制、宗教、医療制度、メディア環境、そして社会の無数のその他属性の影響を、ほとんど受けなかった。結局のところ、わたしたちは人間であり、ウイルスはわたしたちの詳細など気にしないのだ。パンデミックが各国に定着した当初の上昇の軌跡は、気味の悪いほどよく似ていた。

　さらに、国の対応の成否にかかわらず、人々は自分たちが何をすべきか知っていた。指摘されたり命令されたりする前に、他人との間に物理的距離を置くようになった。たとえば、世界中の店舗の客足やレストランの予約を分析したところ、集団的なＮＰＩ政策が実施される1〜2週間前には、その数が減少し始めていたことが明らかになった。オンラインレストラン予約アプリのオープンテーブル（OpenTable）で見られるように、ＯＥＣＤ諸国でのレストラン予約の減少の同時性は注目に値する。それぞれの国は、ソーシャルディスタンス政策、法律や文化、新型コロナウイルス感染症の感染割合も異なっていた。ところが、どこの国でも、流行が始まってから15日の間にレストランの予約はすべてゼロになったのだ。[129] 親たちも、学校閉鎖が正式に発表される前に、子どもたちに通学を控えさせるようになった。先に述べたように、ニューヨーク市の公立学校が閉鎖される頃には、かなりの割合の子どもたちがすでに自宅で過ごすようになっていた。[130]

このように、人が互いに離れソーシャルディスタンスをとることで集団として反応するまでは、人々が何をしたのか、どこの国の人であるのかは、関係なかったのである。このことから、軌道をそらすために必要なのは、全体的反応のある程度のレベルを実現することだという可能性が浮かび上がる。非医薬品介入を具体的にどう組み合わせるにしても、一定の閾値に達している限り、パンデミックを屈服させられるのだ。

このようなソーシャルディスタンスと経済崩壊、こうした減速は、どれも疫病の特徴である。聖職者で歴史家のエフェソスのヨハネは、1500年以上前のユスティニアヌスのペストのときに、次のように述べている。

あらゆる点で、すべてのものが無に帰し、破壊され、悲しみに変わった。……［そして］売買は途絶え、途轍もない財を蓄えた店や、金貸しの大きな店がつぶれた。その後、まるで滅びたかのように、街全体が機能停止に陥った。……このようにして、すべてが途絶え、止まったのである。[131]

深刻な流行性疾患の影響を描いたこの記述は、不気味なほどなじみがある。経済はやり取りを伴い、やり取りは社会的交流を拠り所とする。交流ができなければ、経済活動を行うことは、あるいは社会が機能することは難しい。疫病の時代とは、人命だけではなく生活も失われ、日常やつながり、自由、その他多くが失われる時代である。

第4章
悲嘆と恐怖と嘘

ペストなど何ということもなかった。ペストに対する恐怖のほうが、はるかに手に負えなかった。

――アンリ・ポアンカレ『科学と方法』の「フランスの測地学」（1900年）

カリフォルニア州マデラに住む76歳の看護師、ワンダ・デセルが2020年3月30日に新型コロナウイルスで亡くなったとき、彼女の傍らに家族はいなかった。娘のモーリーナ・シルバは、その数日前にフェイスタイムで別れを告げ、もし聞こえていたら瞬きをしてほしいと母親に言った。デセルがウイルスに感染したのは、3週間前、40年間働いていた医療機関で若い同僚が亡くなり、その葬儀に出席したときだった。その葬儀では少なくともほかに14人が感染し、スーパー・スプレッド現象を引き起こした。その後、デセルの看病をしていた娘がウイルスに感染し、今度はその娘から孫娘に感染した。娘も孫娘も回復し、デセルの葬儀に出席することができた。しかし、それはほんの数週間前には想像もつかない葬儀だった。悲しみに暮れる家族と一握りの友人たちが、棺から25メートル離れたところで、それぞれ自分の車の中に留まり、マスクと白い手袋をした葬儀場の4人のスタッフが、墓の中に棺を降ろした。[1]

ブルックリンのクラウン・ハイツにある、超正統派ユダヤ人の結びつきの強いコミュニティでは、日々の儀式や直接の交流に深く浸った生活をしているため、新型コロナウイルス感染症による死亡率の高さと、この病気のせいで余儀なくされる物理的距離の確保は、とくに厳しい打撃となった。あるラビは、隔絶されたICU患者のベッドサイドにスピーカーフォンを設置して、瀕死の患者のために古代ユダヤ教の祈禱を流す、特別なホットラインを企画した。「ユダヤ人のみなさん、ご家族はあなたと一緒にいたいと心から思っています。しかし、現在の状況では、それは安全とは言えず、認められません」と安心させるように話す。[2] そしてラビは旧約聖書の詩篇91篇10節と11節を朗読した。「災いはあなたに降りかからず、疫病もあなたの天幕に近づかない。主は御使いたちに命じて、あなたのために、すべての道であなたを守るようにされる」。タルムード〔訳注：ユダヤ教の聖典。教徒の行動規範となっている〕はこの一節を「疫病の歌」と呼ぶ。ある解釈によれば、モーセ自身がシナイ山の上に浮かぶ雲の中にのぼり、破壊の天使から守られるようにこの言葉を暗唱していたときに、これが作られたとされる。

わたしがまだ患者を診ていた頃、患者が決して1人で臨終を迎えないように、同僚のホスピス医とともに、筆舌に尽くし難いほど心を砕いていた。死が迫っていることを家族に伝え、患者が亡くなるときに家族が側にいられるように、家族のためにも患者のためにも、懸命に手配した。その目的に役立てるために、わたしたちは予知のスキルを磨くことが不可欠だとみなしていた。実際、わたしは予知に関する著作を2冊出しているが、それは、患者が「良い死」を迎えられるようにするためには肝要だからだ。[3] 愛する人が傍らにいないまま患者が亡くなる場合、わたしたち医師はベッドサイドに座り、患者の手を握ることがよくあった。わたしは何度もそうしてきた。患者が死に瀕しているときによく見られる、激しい呼吸と低呼吸の特殊なパターン（チェーン・ストークス呼吸と呼ばれる）を観察し、患者がついに呼吸を止めたときにときどき起こる、「死前喘鳴《しぜんぜんめい》」という喉の奥でゴロゴロなる音に慄いた。患者が死ぬ直前に、その手が妙に柔らかくなっているのを感じたことが、1度ならずあった。それがどういうことなのか、わたしには説明できない。もしかすると、降伏の印だったのかもしれない。

ほかにも、わたしたちホスピス医師は、患者を退院させる複雑な方法を編み出した。患者が自宅で愛する人に囲まれて死ねるように、官僚的な障害を回避し、静脈注射ではない方法で薬を投与する方法を考え出した。そういうわけで、自らが心に抱く規範を鑑みたとき、新型コロナウイルス感染症初期に（感染の拡大を抑えるために、あるいは個人用防護具を節約するために）愛する人との面会を禁じられた家族の数々の話を読んだとき、非人道的であるだけでなく、道義にもとるとわたしは感じた。

だが、その他の深刻なエピデミックが発生した場合と同じように、2020年には多くの人がひとりぼっちで亡くなった。家族は別れを告げる機会や、きちんと悲しむ機会を奪われた。2000年に発表した同僚とのある共同研究で、患者の81％、家族の95％が、患者が亡くなるときに家族の存在は非常に重要だと感じていることを示した（患者の割合が低いのは、家族に負担をかけるという懸念が反映されている可能性がある）[4]。しかし、アメリカの医療制度は、パンデミックの間このような要望に応じることができなかった。

愛する人が亡くなったと伝えるために、医師として患者の家族に電話をかけることがわたしは嫌でたまらなかった。1990年にペンシルベニア大学で研修医をしていたときにかけた1本の電話がとくに記憶に残っている。患者の配偶者は、わたしが何のために電話をかけてきたのか理解できなかった。まるでわたしが外国語で話しているかのように。新型コロナウイルス感染症のパンデミックの第1波がニューヨーク市を襲ったとき、死亡した患者の夫を電話で慰めようとした話を、ある医師から聞いた。「その男性は本当につらい状況にあった。彼は年配で、1人で暮らしていて、ほかに家族がいなかった」。医師は、このとき直面したことはアフリカでの経験を思い出させると言った。「エボラのときもそうだった。家族は遠ざけられる。葬式もない。これはそんな感じだ[5]」

パンデミックがもたらす喪失感

深刻なパンデミックは悲しみであふれる。疫病の死亡率がとくに高いとき、状況は壊滅的になる。これは、ペトラルカが黒死病について記したものだ。

これからどうすればいいのか？　もう何もかも、ほぼすべてのものを失い、わたしたちに安らぎはない。いつになったら安らぎを得られるのか？　どこを探せばいいのか？　よく言われるように、時は指の間をすり抜けてしまった。かつての希望は友人たちとともに葬られてしまった。1348年はわたしたちを孤独と喪失に陥れた。インド洋やカスピ海、カルパチア海では取り戻せない富を奪ったからだ。最後の損失に回復の余地はなく、死の傷に治療の余地はない[6]。

ありがたいことに、新型コロナウイルス感染症は腺ペストほどにはひどくない。しかし、命にかかわる感染症は、心理的または実存的性質の似たような感染症を産み出す――これは目には見えにくいが、同じように猛毒性がある。悲しみ、怒り、恐怖、否定、絶望、そして疎外感さえも、深刻な感染性疾患のアウトブレイクが起きたときに、個人的喪失、集団的喪失に対して予想される感情的反応である。

パンデミックの最中を生きている人たちは、災難を避けようとして身を屈めているので、あるいは失ったもののあまりの大きさのために、苦しみを深く味わうことが難しい場合がある。大量の死に直面したときに生じる無関心についての古い言いまわしが頭に浮かぶ。「1人の死は悲劇だが、100万人の死は統計である」（これは一般にスターリンの言葉だとされている）。作家のローラ・スピニーは、1918年のインフルエンザのパンデミックに関する記述で、インフルエンザによる何百万人もの死者（第一次世界大戦の大惨事と混乱によって増幅された）を、「宇宙の暗黒物質、親密で身近なので、とくに語られることがない存在」と言い表した。[7]

今から100年後には、アメリカ人は早すぎる死を経験することが少なくなり、それをあきらめて受け入れることも少なくなっているだろう。多くの人は、死を間近で見ることなく何十年も生きる。100年前には、ほとんどのアメリカ人は自宅で愛する人たちに見守られながら亡くなったが、今日《こんにち》それはあまり一般的ではない。[8]だが、そうは言っても、2020年の新型コロナウイルス感染症による死には、心をかき乱す黙認があるようにわたしには思えた。死者数が10万人に達したとき（偶然にも戦没者追悼記念日だった）、束の間、集合的に哀悼の意を表したことがあった。2020年5月24日、『ニューヨーク・タイムズ』紙の一面は、死者の名前で埋め尽くされた。だが、節目となるこのニュースは、政治スキャンダルや大規模な抗議行動によって、すぐに影が薄くなった。多くの人はこの病気について、この病気で死ぬまでにどんな過程をたどるかについて、実態を把握していなかった。苦痛を伴うのか？ 威厳が損なわれるのか？ 孤独なのか？

もちろん、悲しみは失われた命だけではなく、わたしたちがこれまでの生き方を失ったことに対しても感じられる。大人は仕事を失い、あるいはキャリアさえも失った。住宅ローンを払えない人は家を失った。知り合いの科学者は、科学装置の作製に何年も費やしてきたが、研究を断念せざるをえなくなった。子どもたちは学校に通うことも、友情を育むことも、外で遊ぶこともできなくなった。数え切れないほどの結婚式や休暇が取り消され、なかには永久に取り消されたものもあった。起業家は会社を失った。オンラインの礼拝、授業、カウンセリング、アルコール依存症更生会はどれもみな、本物のつながりの代わりでしかなく、本物と比べると見劣りがした。人間は進化の過程でつながりを求めてやまなかったが、今やそれをあきらめなければならなくなった。

パンデミックによって課せられた新たな現実のなかで、ほぼすべての人が何かを奪われる経験をした。なかには永遠に取り戻せない、深刻なものもある。たとえば失われた命、人間関係、キャリア、事業など。しかし、比較的小さな損失でもつらく感じられるし、その損失は広範囲に及んでいた。隣人と握手をしたり、食事に行ったりしてはいけないことになった。レストランやバー、カフェ、ナイトクラブ、美容院、ジムなどにも、以前と同じようには出かけられなくなった。日常的な些細な出来事でさえ、人々に喪失を思い出させる。わたしは衣服にこだわりはないが、ロックダウンの3ヵ月の間、毎日Tシャツとジーンズを着ていたためクローゼットを覗き込んでスーツが目に入ると、着る機会がなくてさびしく感じる。仕事の出張が多すぎると不満を抱いていたが、5月のある日、ウォークインクローゼットの中のスーツケースに気づいたとき、何とも切ない気持ちになった。

疫病による有害な心理的影響は、古くから認識されている。紀元前5世紀に、原因不明のアテネの疫病（チフスからエボラ出血熱までさまざまな可能性が考えられる）について、ギリシャの将軍で歴史家のトゥキディデスはこう述べた。

> この病気の飛び抜けて恐ろしい点は、病気にかかったと思ったときに生じる落胆だった。たちまち絶望に陥り抵抗する気力が奪われ、やすやすと病気の餌食になった。そのうえ、看病にあたる者たちも感染し、人々が羊のように死んでいく恐ろしい光景が繰り広げられた。[9]

ローマ皇帝であり哲学者でもあるマルクス・アウレリウスが「心の腐敗」と呼んだものは、「瘴気や汚れた空気」よりも、疫病が流行しているときは、はるかに危険だったと、2世紀に述べていた。[10]

年収と性別で悲しみの度合いが異なる？

２０２０年4月、感情の健康を測るために実施されたある全国調査で、かなりの割合の人が大きな苦痛を感じている領域が明らかになった。２０１９年の世論調査と比較すると、２０２０年にはいくつかの回答結果で悪化が見られた。喜びを感じていると回答した人の割合は、２０１９年の83％に対して64

%だった。心配(35%に対し52%)、悲しみ(23%に対して32%)、怒り(15%に対して24%)と、いずれも前年よりも高くなっていた。[11] また2020年には、かなりの割合の人が退屈(44%)で孤独(25%)だと回答している。人々は、新型コロナウイルスの病気とその影響の両方を心配していた。たとえば、2020年4月末に実施された別の調査によれば、アメリカ人の67%が、自分がコロナウイルスに感染することを「やや心配している」または「非常に心配している」とした。その一方で、アメリカ人は家族がコロナウイルスに感染することを心配する人のほうが多く、79%の人が不安だと回答している。[12] 臨床面を重視した別の研究では、2018年に、アメリカ人の3・9%が重度の精神的苦痛を抱えていたのに対し、2020年4月には、13・6%が重度の精神的苦痛を抱えているとされ、長期の精神疾患を発症する深刻なリスクにさらされている。[13]

パンデミック時のアメリカ人の感情は、世帯年収や性別などの要素によって異なる。世帯年収が3万6000ドル未満の成人は、9万ドル以上の人に比べて、幸福を感じている人が少ない傾向にあり(前者56%、後者75%)、不安(前者58%、後者48%)、退屈(前者49%、後者39%)、孤独(前者38%、後者19%)を抱く傾向があった。女性は男性と同程度に幸福を感じていると回答したが(女性71%、男性73%)、男性よりも不安感が強く(女性51%、男性44%)、孤独感が大きいと回答している(女性27%、男性20%)。[14]

その後、疾病曲線を平坦にするための対策が十分に進行してから実施された別の調査では、新型コロナウイルスに感染する恐怖がわずかに低下したが(4月には57%が不安を感じていたのに対し、5月には51%)、深刻な経済難に対する不安がわずかに上昇した(4月には48%、5月に53%)。[15] しかし、こうした不安にもかかわらず、以前の状態に戻る前にウイルスを制御しなければならないことを、アメリカ人は大方理解していた。全体としては、少なくとも3分の2のアメリカ人が、この時期に通常の日常活動を再開するためには、次の条件を「非常に重要」だとみなした。

1、新型コロナウイルス陽性者の隔離の義務化
2、新型コロナウイルス感染症の予防と治療のためのより有効な薬物療法の確立
3、新規症例数や死者数の大幅な減少[16]

マスクは効率的な感情対策？

疫病は悲しみに加えて恐怖ももたらす。恐怖はそれ自体が伝染し、並行して一種の疫病となる。病原体、感情、行動の伝染は、それぞれが別個に振る舞うこともあれば、交差することもある。[17]また、恐怖は最も伝染性の高い病原体よりも優位性がある。人は感染者との接触によってのみ病気に感染するが、感染者との接触または恐怖心を抱く者との接触により、恐怖に感染することがあるからだ。[18]

わたしたちは疫病がもたらす恐怖にさまざまな方法で対応しており、その多くは、この脅威に対してコントロールの確立を目指している。たとえば、人は病気を他人のせいにする傾向があるが、これにより、自分に影響を与えている力に対して、自分が何らかの影響力をもっているように感じられるためだ。問題に責任のある誰かほかの人間がいると思うほうが、気持ちが落ち着くものだ。そうであるならば、対抗策として、人間の努力が役立つかもしれないからだ。復讐心に燃えた無慈悲な神や、思いやりも情け容赦もない自然界から疫病が発生していると想像することのほうが、はるかに恐ろしいからだ。

とくに、少数派や部外者とされる人々が非難の対象となる場合が多いことから、このようなコントロール感への欲求は破壊的なものになりうる。これを軽減するために、否定的な感情と無力感が広まっていることを認識し、その感情のはけ口を提供して、人々が建設的な方法で、効率的に感情に対応できるようにすることが[19]、パンデミック時の公衆衛生当局と指導者にとって重要な課題となる。

これが、公衆衛生当局がマスク着用を奨励することが理に適う理由の1つであり、マスク着用が有益だと世間の人々が気づける理由でもある。マスクに厳密にはどんな効用があるかに関係なく（マスクは実際かなり有効だ）、脅威に直面したときに行動すべきことを具体的に人に与えるからだ。これはコントロールの感覚の回復に役立つ。もう1つの例は、ニューヨークやロンドンで見られた、市民が一体となって医療従事者を激励するという行為で、これもまた人々にコントロール感と社会的連帯感を与えてくれる[20]。このような心理的利益はそれ自体が重要である。そして、このような行為は次に、さらに負担が大きく困難でやりがいのある行為に取り組む意欲を育むかもしれない。恐怖や不安をコントロールすることはきわめて重要なのである。

だが、それは口で言うほどたやすいことではない。人々が恐怖を追いやり、コントロールの感覚を回復し、責任の所在を明らかにし、誰かを非難するまでの行程は、非常にいびつなこともある。1916年にアメリカでポリオが大流行したとき、国民は難問に直面した。ポリオウイルスは、もっぱら郊外や人口の少ない農村地域の幼児を襲った。この事実と、都市部の安アパートに住む移民が病気の媒介者だという深く染みついた固定観念とを、どう両立させるのか？　ニュージャージー州のある新聞が、無力な赤ん坊を脅かす巨大なウマバエの絵と次の説明文を掲載して、概念を飛躍させた。

おれは赤ん坊殺しだ！
蓋のないゴミ箱から
側溝にたまった水や路上の汚いゴミから
手入れされていない厩舎や裏庭から来た
だらしない家には、不潔な場所がいっぱいだ
哺乳瓶や赤ん坊の唇を這うのが大好きさ
愚か者がひいきにしている店や市場で
毒のついた肢をむき出しになった食べ物で拭うのが大好きさ

架空の媒介生物を生み出すことで、罪のない子どもたちの病気を、非難すべきだとみなす集団と結びつけると同時に、リスクを回避してコントロールの感覚を回復する方法を提案したのだ。ウイルスは目に見えないが、ハエは目で見ることができるし、ハエの対策は積極的に取れる行動であり、人々がコントロールしやすいと感じられるものだった（網戸やハエたたきを使用する）。また、このハエ原因説で、清潔な郊外の家庭に病気が現れた説明もついた。危険は、部外者というリスク源から運ばれてきたのだ。もちろん、実際には、ポリオは主に感染者の糞便から排出されたウイルスが口などから体内に入ることで広まる（たとえば、汚染された水や食品を介して）。アン・フィンガーが、感動的なポリオウイルスの自伝的文化史のなかで説いたように、「ハエは、感染だけでなく、行き場のない感情のキャリアにもなっ

た[21]」。

✣医療従事者を直撃した恐怖からくる差別

疫病がもたらす恐怖は、病気のコントロールに力を尽くしている人々を遠ざける原因にもなる。2020年3月30日、救急医のリチャード・レビタンはニューヨークのベルビュー病院に出勤した。彼はニューハンプシャー州在住だが、アンドリュー・クオモ知事の呼びかけに応えて全米各地から集まったボランティアと同様に、ニューヨーク市の病院で忙殺されるICUスタッフの負担を減らすために駆けつけたのだ。レビタン医師はかつてベルビュー病院で研修し、挿管法に精通していた。これは、人工呼吸器を装着している重篤な患者に気管内チューブを挿入し管理するという、骨の折れる仕事である。「この「パンデミック」は、今世紀の気道に関する課題だ。わたしは気道の専門家だ。この事態を傍観するつもりはない[22]」

レビタン医師は、兄弟が住んでいたが今は空き部屋にしているアパートに住む予定だったが、すぐに厄介な事態に直面した。ニューヨークでは非友好的であることで悪名高い生活協同組合の理事会の1つが、レビタン医師が感染患者と接する仕事をするという理由で、彼が一時的に居住することを拒否したのだ。そのアパートはもうがらがらで、残っている住民の一部はすでに感染している可能性が高いことを、彼は指摘した。そのうえ、彼は感染率の低い州からニューヨークに来ていた。だが、理事会は態度を変えなかった。

ほかにも、トラベルナース（数週間または数ヵ月の短期間病院に勤務する）が、突然家主から退去を言い渡されたという話もあった。敵意に満ちた態度をとられ、部屋の荷物を捨てるぞという脅しを受けたこともあったという。だが、あるハワイの看護師がいみじくも指摘したように、「もしあなたが病院に入院したら、［わたしたち］のような人があなたの世話をする……。なのに、わたしが車の中で寝ていたら、最高の状態で働けない[23]」。

医師や看護師は、自分自身や他人の安全を守るように訓練を受けており、病院の内外で他人の安全を守るために並々ならぬ対策を講じる。その証拠に、アトゥール・ガワンデ医師が述べたように、「途轍もない危険に直面しても、アメリカの病院は感染拡大の現場にならないようにする方法を学んできた[24]」。彼が所属するボストンの医療体制下では、2020年の春、7万5000人の病院スタッフの間で職場感染はほとんど起こらなかった。病院は経済の他部門をうまく再開するモデルを提供するはずだと、ガワンデ医師は主張した。こうした事実にもかかわらず、娘の安全を守るために最大限の努力をしていると主張した救急医師の女性は、その4歳児の終日親権を元夫に一時的に渡すようにフロリダ州判事から命じられ、もし自分がまだ結婚していたら、子どもを引き渡すようにとは言われなかったはずだと述べた[25]。

医療従事者が車中で寝泊まりしたり、子どもを手放したりするような事態は明らかに避けたいところだが、人は強い感情に囚われると、個人でも集団でも逆効果をもたらす行動をとることがある。前述した例は、疫病が引き起こした恐怖感の産物と言わざるをえない。

集団心因性疾患は現代の魔女裁判

しかし、臆病な人が恐怖のあまり身動きがとれなくなり、室内に閉じこもったり、マスクをつけたりするなどの自分や社会に役立つ行動をとるならば、建設的な役割を果たすこともある。活動する人の数が減れば、一般的にエピデミックの影響を抑えることになる。怯えた人たちは、近所のバーで誰かと話そうという気にはならない。とはいえ、この恩恵は変わりやすい。恐怖からの「回復」が早すぎると、恐怖心を抱いていた人たちが不適当なタイミングで——たとえば、アウトブレイクがまだ十分に抑えられていない場合——再び集団に戻って来ることになり、その後の流行の波を助長することになりかねない。さらに問題を複雑にしているのは、恐怖のあまり人々が他地域へ逃げ出してしまった場合——前述したように、これはアウトブレイクに対する一般的な反応である——以前は影響を受けていなかった地域に新たなエピデミックの種をまくことになり、その勢いが全体的に増してしまう。また、恐怖のあまり誰かに汚名を着せたり、スケープゴートにしたりする場合や、不安が増して有益な情報を取り入れられなくなる場合にも、恐怖はエピデミックによる打撃を悪化させる。

恐怖の蔓延によって引き起こされた危害の極端な事例は、1994年に腺ペストのアウトブレイクに伴いインドで起こった。腺ペストは、インドの歴史上、コレラや天然痘と並んで長年にわたり、命を奪う「3大」感染症の一角を成していたが、現代のインドではほぼ撲滅されている。1994年8月初旬、ノミの増加とネズミの大量死という一連の典型的な流れのあと、マハーラーシュトラ州ビード地区のマムラ村で数人が腺ペストと診断された。[26] 9月14日、インド政府はビード地区が腺ペストに見舞われたと発表した。

発表から数時間もしないうちに、パニックが広がった。1994年9月23日、近隣のグジャラート州の工業都市スーラトでは、さらに致死率の高い肺ペストが急に発生したとの報告があった。9月21日から10月20日までの間に、重篤な肺炎患者1027人がこの町の病院に入院し、そのうち146人は何らかの理由で肺ペストだとみなされた[27]。だが、一般に肺ペストに先行して起きる腺ペストの症例やネズミのペスト集団発生例が、グジャラート州では報告されていなかったため、研究者たちはこれに懐疑的だった。この診断が疑わしいと思わせる疫学的特徴は、ほかにも相当数あった。たとえば、市中感染の記録はほとんどなかった。家族の1人が病気になることはあっても、その家族のほかの誰かが発病することはなかった。地理的に見ても、感染者は都市部に集中して発生したのではなく、分散していた。スーラトでの発生でさらに奇妙だったのは、最初の患者のほとんどがダイヤモンド加工業の若い男性だったということだ[28]。それに、原発性肺ペストはきわめて稀なのだ（一般には感染した動物を扱っている人に見られる）。

疑わしい理由はさておき、パニックに陥った対応は度を越していた。DDTやその他殺虫剤の大量散布が行われた。レストランや食品売り場、公共の集会所はすべて閉鎖された。ほぼすべての工業生産が1ヵ月以上停止した。インドの観光客数はほぼ半減した。インド各地で、スーラトから遠く離れた場所でも、でたらめで危険な方法でテトラサイクリンを自己投与した人が大勢いた。ボンベイやニューデリーのような遠く離れた都市の住民が、マスクをつけ始めた。スーラトの人口の4分の1にあたる100万人もの人々が、混雑した列車に乗って逃げた。

ところが、病気の具体的な集団発生はなかったことが判明した。聞くところによると、誰もペストに感染していなかったという話もあった。[29] 数年後、実験室で行われた遺伝子分析によると、ペストの症例はわずか18例だったことが確認されたが、どうも互いに関連性はないようだった。[30] だが、このときの人々の反応は、病気に対する恐怖自体に、その疫学と拡散するダイナミズムがあることを示していた。

非常に興味深いことだが、恐怖が伝染すると「集団心因性疾患」や「集団社会性疾患」と呼ばれる症状が起こることがあり、健康な人が心理的に同調して具合が悪くなるのである。最近ではこちらの用語のほうが、かつて使われた「集団ヒステリー」よりも好まれている。[31] このようなアウトブレイクでは、人は不安と恐怖に駆られて、生理学的根拠のない身体症状を呈することがある。「純粋な不安」タイプの場合、腹痛、頭痛、失神、めまい、息切れ、吐き気など、さまざまな症状を訴える。「運動」タイプの場合は、ヒステリックに踊ったり、疑似発作を起こしたりする。

17世紀のセイラム魔女裁判は、一時的な集団心因性疾患によって引き起こされた。ピューリタンの少女のグループが「発作」で具合が悪くなり、憑依されたような状態になったことを、地域の多くの女性たちのせいにしたのだ。歴史的記録に残っているこのような現象としては、さかのぼること数百年の1374年、黒死病とほぼ同時期にドイツのアーヘンで最初に発生した「舞踏狂」が挙げられる。これは次のような症状の人たちのことだ。

1つの共通の妄想で結ばれ、次のような奇妙な光景を街頭や教会で繰り広げた。彼らは手をつないで円になり、しまいに疲れ果てて地面に倒れ込むまで、まるで正気を失ったように、傍観者などおかまいなしに猛烈な興奮状態で、何時間も一緒に踊り続けた。それから、極度の重苦しさを訴え、死の苦しみにあるかのようにうめき声をあげた。[32]

当時、その症状は悪魔や魔術のせいにされることが多かったが、現代では、たいてい何らかの環境汚染が引き金であることがわかっている。通常、このようなアウトブレイクは、人々が密に接触している学校や職場で発生する（おそらくこれで、スーラトのダイヤモンド加工業で働く人たちの説明がつくだろう）。

たとえば、1998年にテネシー州マクミンビルのウォーレン郡高校で、アウトブレイクが発生したことがあった。この学校には1825人の生徒と140人の職員がいた。ある日、1人の教師がガソリンの臭いがすると言って、頭痛、息切れ、めまい、吐き気を訴えた。何人かの生徒もすぐに同じような症状を呈した。クラス全員が教室から避難しているところを目撃したほかの生徒たちが、同じような症状を訴え始めた。校内で一斉に火災報知器が作動し、全員が避難して学校は空になった。警報が鳴ったために外にいた生徒や教師たちが見守るなか、最初に訴えた教師と生徒数人が、救急車で近くの病院に搬送された。結局、この日は100人が病院に行き、38人が入院した。学校は閉鎖された。[33]

この病気の原因となる可能性のある環境的原因について、CDCが広範な調査を行った。多数の検査と評価が行われたが、物理的な原因は特定されなかった。調査員は、心理的な原因によって起こったものだと結論づけた。アウトブレイクのときに症状が人から人に広がっていく過程で、具合が悪くなった人物を直接見たことに関連していたことを、調査の結果突き止めた。[34] 同様の例は、アメリカのどこかで、大体2年に1回ほど発生している。

別の種類の感情的反応が、規範に関しても伝播を助長することがある。たとえば、２０２０年５月に、アメリカの一部の地域で、マスク着用やソーシャルディスタンスのルールを破る人が出てきたとき、彼ら自身や社会の利益にとって逆効果となる方法で、彼らは安全と統制に対する互いの認識を強化した[35]。２０２０年６月にミズーリ州、ミシガン州、フロリダ州で撮影された大規模なパーティーの写真は、はるか昔に見られた舞踏狂の縮図版を思わせた。前述したように、ウイルスと恐怖が並行して流行するならば、生物学的伝染と社会的伝染の両方が起こりうる。人は一般に、自分の目に入る周囲の人たちのふるまいを真似するので、両方向に転換点が存在する可能性がある。つまり、マスクをつけ、ソーシャルディスタンスのルールに従う人が増えれば増えるほど、多くの人がそれに倣うようになる。逆に、こうした慣行を無視する人が増えるほど、その慣行を真剣にとらえる人は少なくなる。心理学者のマシュー・リーバーマンが言うように、「わたしたちの脳は、周囲の人々の信念や価値観を抱くように作られている[36]」。

感染症の道連れは、否定と嘘

真実もまた疫病の犠牲者である。エピデミックに対する最も有害で自傷的な反応のなかに、否定と嘘がある。命を奪う感染症は、いつもこうした仲間を連れて歩く。残念なことに、現代のメディア技術は、偽情報を大量に提供している。昔のペテン師の見果てぬ夢のようなものだ。

新型コロナウイルスの場合、今回のパンデミックは、中国がついたことさら大きな嘘から始まった。

その嘘は、感染症発生当初から1月中旬まで続いた。すなわち、武漢で何が起こっているかに関する情報の抑圧である。これこそが、何百万人もの中国人にとって、李医師が自由で正直な表現を希求するシンボルとなった理由の1つである。新型コロナウイルス感染症で亡くなる前に、李医師は病院のベッドから中国の雑誌にこう語った。「健全な社会には複数の声があるべきだと思うし、公権力を過度の干渉のために用いることには賛成しない[37]」

3月、全米各地の病院で同様のことが起こり始めた。シアトルからさほど遠くないワシントン州ベリンハムで、ミン・リン医師はアウトブレイクのピーク時に、個人用防護具（PPE）を求める嘆願をフェイスブックに投稿し、病院が患者と医療従事者の保護に真剣ではないと非難した。そのせいで、彼は17年間勤務したピースヘルス・セント・ジョセフ医療センターを解雇された。混雑した救急部門にそのまま患者を入れた場合、感染拡大の一因となるおそれがあるのに、施設外での全患者対象のウイルス検査を病院側が拒否したことに対して表明したリン医師（同時多発テロが起きたとき、彼はニューヨーク市で働いていた）の懸念は、完全に理に適ったものだった[38]。この一件を聞いたとき、医師が最も必要とされている時期に、感染症流行時に発言した医師を解雇するという大胆で不条理な行為に、わたしは驚愕した。

アメリカ北東部の都市のホットスポットで働くある整形外科医によれば、「個人アカウントへの投稿はきわめて慎重にすべきだという注意を毎日受けている。それは、症例数、症例の重症度、検査の供給力、PPEなど多岐にわたる[39]」。インディアナ州の病院の担当医が、ソーシャルメディアにN95マスクを求める嘆願を投稿した。病院の管理者は、病院が無能だと思われるので、二度とこのようなことをしないようにと医師に注意を促した[40]。シカゴでは、ノースウェスタン記念病院の看護師ローリ・マズキヴィッツが、勤務中にもっとＰＰＥを着用したいと同僚にメールで送ったあと、解雇された。彼女が抱いていた懸念の１つには、自分がウイルスを家に持ち込んで、呼吸器疾患を患う75歳の父親にうつしてしまうのではないかということがあった。[41] ２０２０年の春、アメリカではこのような出来事があまりにも多く発生した。

アメリカ中の病院は、職員の発言を阻止しようと、院内に強硬な通達を出した。ニューヨーク市にあるニューヨーク大学ランゴーン・ヘルス・システムでは、コミュニケーション・マーケティング担当部長が教職員に対し、メディアからの問い合わせはすべて、彼女のオフィスに直接上げなくてはならないと通達した。彼女はさらに、「この方針に従わない者、またはコミュニケーション・マーケティング部の明確な許可なしにメディアに情報を漏らしたり広めたりした者は、解雇を含む懲戒処分の対象となる」とした。[42] 病院に勤務していた医学部教授陣は、控えめに言ってもこの通達を快く思っていなかったと、何人かから聞いている。

過去30年の間に、医師は、独立した専門家として見られるのではなく、臨床医療をほとんど理解していない者が率いる大きな組織の従業員として見られるようになってきた。今回のパンデミックは、この緊迫した状態をはっきりと浮き彫りにした。マサチューセッツ州のある家庭医は、「ここ10年から20年の間、自律の喪失と軽視が進行している」とし、コロナウイルスの流行が「それを噴出させている」と述べた。[43] 医師や看護師が患者のケアに必要な設備を入手するどころか、管理者が病院の効率化を模索し、不都合な情報を検閲あるいは抑圧してコロナウイルスの流行に対処しようとする事態が、全米各地で起きていた。

医師の口封じは、政府の最高レベルでも行われていた。ドナルド・トランプ大統領は、ＣＤＣ国立予防接種・呼吸器疾患センター所長のナンシー・メッソニエを戦線離脱させ、解雇寸前にまで追い込んだ。彼女は２０２０年2月25日の記者会見で、ＣＤＣがパンデミックに備えていることを正直に述べ、「これは起こるかどうかの問題ではなく、いつ起こるか、この国でどれくらいの人が重症化するかという問題だ」と指摘した。大統領は、彼女の発言が株式市場でわずかな下落を招いたことが気に入らなかった――差し迫ったパンデミックについて黙っていれば、この病気や、いずれ避けられない経済的損失を防ぐことができるかのように。実際、広く尊敬を集めるＣＤＣを弱体化し、口封じしたことは、アメリカの新型コロナウイルス感染症流行における大茶番劇の一幕だった[44]。信じられないことに、アレックス・アザー保健福祉省長官は同日、アメリカではウイルスが「封じ込められた」と主張した[45]。しかし、沈黙や嘘でウイルスを打ち負かすことはできない。このような闘いで役立つのは、真実とメガホンだけだ。

❖科学は政治家の「不都合な真実」

２０２０年5月22日、ＣＤＣは勧告内容を更新し、宗教団体は「信仰の伝統を守る範囲内で適切に行おうとする場合、礼拝やその他行事のなかで聖歌隊と、信徒の歌唱、詠唱、または朗唱を一時取りやめるか、少なくとも減らすことを検討するように」と掲示した。ＳＡＲＳ-２はこうした行為で拡散することが知られていたので、この指導は事実に基づいており、人々の命を救う可能性があった。

ホワイトハウスはこの情報を削除するように要求した。先の中国と同様に、疫学的情報の流れには政治的承認が必要だった。[46] ホワイトハウスはまことしやかに見当違いの指示を出し、このガイドラインは「米憲法修正第1条により保障された権利を侵害することを意図したものではない」という文言を追加すべきと主張した。しかし、大人数が集まる建物と同じように、教会も病気を広める可能性があり、教会で発生した何件かのアウトブレイクが致命的なものだったことはすでに証明されていた。[47] いずれにしても、最高裁判所が同時期に（カリフォルニア州の教会が関与した別の事件で）指摘したように、争点となるのは、公衆衛生の緊急事態時に、世俗的組織と宗教的組織が州によって異なる扱いを受けているかどうかということだった。[48] 伝染性呼吸器疾患に関して、歌や大規模な集会がもたらすリスクについての情報を提供することは、たとえ具体例が教会であっても、違憲とはなりえなかった。情報の流れに関するこの種の制限は、パニックを軽減するか、一貫性を育むという理由で正当化される傾向にあるが、有害な影響をもたらすことが多く、こうした説明は信用しがたい。

もちろん、どれも目新しいことではない。連邦政府の科学者は、過去のエピデミックでも、基本的な科学的事実を述べることが政治的に不都合になるため、沈黙したことがあった。１９８７年にＨＩＶが流行していたとき、中絶反対の立場をとっていた外科医エヴェレット・クープが、レーガン大統領から公衆衛生局長官に選ばれた。彼はアナルセックスやコンドームの使用に関する議論など、ＨＩＶの危険性を明示的に表現するよう促し、保守派、リベラル派を問わず多くの人を驚かせた。クープは次のように主張した。

わたしが世間から批判されるのは、世間の人々が、同性愛者や薬物乱用者や性的に節操のない人たちを社会の常識から外れた存在と見なし、エイズは彼らの自業自得だと見なしているからだ。それに対するわたしの答えは、わたしは、異性愛者と同性愛者、若者と老人、道徳的な人と不道徳的な人、既婚者と未婚者の公衆衛生局長官であるということだ。自分がどちらの味方になりたいか決める余裕などない。したがって、どんな人であれ、その人たちが生きていくための方法を述べる。それがわたしの仕事だ。(49)

だが、この公衆衛生の話題にイデオロギー的配慮を差し挟んでいた教育局長官のウィリアム・J・ベネットにより、クープは発言を封じられた。ベネットは、エイズ教育の取り組みは「価値観に基づくべきであり、「道徳的に曖昧な題材」を含めるべきではないと主張した。(50)

ベネットの介入の結果、政府の資料は疫学的に曖昧で、誤解を招くようなものになった。しかし、当時はこの病気を予防する治療法もワクチンもなかったので、公衆教育と公衆衛生への介入こそが、わたしたちが利用できる唯一の手段だった。感染を減らすこと（たとえばコンドームを使用する）や、接触を減らすこと（たとえば性的パートナーの数を減らす）が必要だった。レーガン大統領は、政権に就いてから6年が経過するまで、HIVについて言及することができなかった――やはり、大流行する感染症について言及しなければ、どういうわけかそれを消滅させることができるとでもいうかのように。

心理的にも政治的にも、同様の力学がSARS-2にも働いている。このウイルスは「インフルエンザよりひどくない」とか「そのうち自然と消えるだろう」などという希望的観測をしていたのは、一般のアメリカ人だけではなかった。世界最高の疫学者と情報機関を利用できるアメリカ大統領でさえも、公然ときっぱり否定した。２０１８年に大統領自身が疫病対策チームを解散させたというのに、「このようなことが起きうるとは誰も思っていなかったのだろう」と言い立てて、前政権がパンデミック対策を立てていなかったと濡れ衣を着せた。[51]

のちにリークされた情報から、大統領は２０２０年1月上旬には、新型コロナウイルスの深刻さとそのパンデミックの可能性について情報を提示されていたことがわかった。[52] それなのに、『ワシントン・ポスト』紙が伝えているように、大統領は繰り返し「やがて収まるだろう」と述べていた。２月10日には12件の症例が確認されていたが、彼は、ウイルスは4月までに「暑さでいなくなる」と考えていた。53件の症例が確認されていた2月25日には、「その問題はやがて収まると思う」と述べた。60件の症例が確認された2月27日には、よく知られているようにこう語った。「我々は信じられないような仕事をしてきた。これからも続ける。やがてなくなる。いつか、奇跡のように、消えてなくなるだろう」。３月6日、２７８件の症例と14人の死者を出したとき、彼はまたもや「やがて収まるだろう」と言った。3月10日、９５９件の症例と28人の死者が出たときは、「準備はできているし、我々はこれに対して素晴らしい仕事をしている。それに、いずれ収まるだろう。とにかく落ち着くことだ。いずれ収まる」と述べた。３月12日に１６６３件の症例と40人の死者を記録したとき、彼は「いずれ収まるさ」と言った。３月30日には16万１８０７人が感染し、２９７８人が死亡したが、大統領はやはりこう言っていた。「やがて収まる。とにかく――とにかく、いずれ収まるだろう。いずれ収まる。そして我々は大きな勝利を手に入れる」。4月3日、27万5586件の症例と7087人の死者を出したとき、彼はまた「それは収まっていく」と言った。さらに繰り返して言った。「いずれ収まる……そう、いずれ収まる。とにかくいずれ収まる」[53]

累計12万6060人の死者とおよそ250万件の症例を記録した6月23日には、「我々はこの感染症が流行る前はよくやっていたし、これが発生したあともよくやっている。この感染症はいずれ収まる」[54]と述べた。このような発言は、感染者と死亡者が増える一方だった間も続いていた。ウイルスもトランプ大統領の発言もなくならなかった。

ウイルスの脅威を否定することに加えて、トランプはその他重要な危機対応についても誤った情報を発した。2020年3月2日、ワクチンは「今後数ヵ月のうちに」準備が整うとトランプは主張したが、実際には、その期間はかなり長引くことになる。[55] 3月6日、医師や患者の間で検査の供給が明らかに不十分だと不満が広がっていたにもかかわらず、大統領は「検査を希望する者は誰でも受けられる」と誤った情報を発した。[56] 彼はこのような発言をたびたび繰り返し、「しっかりした」検査が豊富に供給されていると話し、アメリカの優位性を自慢しながらも、1人当たりの検査率の他国との比較を怠っていた。[57]

このような現実からの乖離をどう説明するのか、また、こうした乖離がなぜ多くの人から怒りや議論を引き出すことができないのだろうか？　1つには、大統領が、この災難が過ぎ去ればいいのにという、多くのアメリカ人の願望をうまく利用していたからである。だが、それに加えて、第7章で取り上げるが科学的コンセンサスが政策立案者にとって不都合な意味合いをもつ場合はとくに、新型コロナウイルス感染症のパンデミックの現実を否定することは、アメリカで何十年にもわたり拡大してきた科学と政治の間の亀裂が今こうして現れているということである。[58] しかし、パンデミックのタイムラインは、科学に関するその他一般的な論争（気候変動のような）よりもはるかに迅速であり、今のこの状況の現実と、科学的現実から切り離された政治的行為の影響は、たちまち現れて誰の目にも明らかになる。[59]

全米各地、そして世界各地で、ウイルスが国民に打撃を与え、病院が患者であふれるかもしれないことに、人々は衝撃を受けたようだった。ほんの数週間前には、ウイルスは別の場所で同じことをしていたというのに。6月に患者で病院がいっぱいになったヒューストンは、ニューヨーク市とは異なる事態を迎えるとそれまでは想定していたようだ。3月に患者が病院に殺到したニューヨーク市が、自分たちは2月に患者であふれかえった武漢とは違うと思っていたのと同じように。こうした否定自体が、新型コロナウイルス感染症のパンデミックの非常に危険な側面だった。

だが、否定は病原体の古くからの味方である。次に紹介するのは、1720年のマルセイユの大疫病のときに医師が書き残したものだ。西ヨーロッパの腺ペストの大発生は、このときが最後となった。

大衆はすでに自分自身を欺きがちになり、真実であってほしいと思うことを簡単に信じて、人々の病気をペスト以外に原因があるとした。自分自身の不安を笑い話の種にさえするようになった。しかし、このとらえにくい破壊者は、賢者の予防策をあざけり、懐疑的な者の冗談をあざ笑うようにして、こっそりと津々浦々まで忍び込んでいた。[60]

これはいかにも人間の所業である。そして、恐怖がパンデミック対応に何らかの利点をもたらすかもしれないと説明したように、否定も何がしかの利点をもたらすかもしれない——たとえば、その脅威に関係なく、人々が普段通りの生活を送れるようにするのかもしれない。[61]

言葉とイメージが現実を変える

同様の希望的観測が、2020年5月25日にミネアポリスでジョージ・フロイドが暴力的に死に追いやられ、徹底的な抗議行動が繰り広げられたときに生じた。すでに手錠をかけられ地面に伏せていたこの46歳の黒人男性の頸部を、警官は膝で押さえつけて離さず、彼を死に至らしめた。それまでも数多く発生していた同様の事件に続いて起きたこの事件は、全米各地で大規模な抗議行動を引き起こした。[62]その大部分は、人種的不平等に対する怒りに起因していたが、高い失業率、長期間家に閉じこもっていたこと、多くの人を襲ったつらい経験（愛する人の死など）、大統領への幻滅などが、抗議を後押ししたのは確かである。ビデオ映像から判断すると、この抗議行動への参加者は、民族や人種を超えた幅広いアメリカ人であったように見受けられる。

だが、学校は閉鎖するべきであり、小さな葬儀でさえ危険だと考えていた多くの専門家が、抗議者が掲げる大義名分のため、今回は、大規模な集会の危険性を見過ごしても構わないと考えたようだ。[63]誤解のないように言っておくと、抗議者のほとんどはマスクを着用しており、抗議は屋外で行われたので、感染のリスクは低かった。しかし、公衆衛生のメッセージには、一貫性がなかった。ほぼ同時期、症例数は急増していたが、あちこちの州の知事が州境を再び開いた。テネシー州では、知事は6月上旬に制限を緩め、見本市やパレードを許可した。「責任をもって活動してきたテネシー州の市民や企業経営者の継続的努力のおかげで、我が州の経済活動のさらなる再開が可能になった」とビル・リー知事は楽観的に語った。[64]だが、人が集まる理由が抗議であろうと、葬式であろうと、パレードであろうと、ウイルスには関係ない。

現実は「社会的に構築されたもの」だと自分を納得させている人たちが、権力をもつ人に限らず大勢いる——客観的な現実は存在せず、人間の能力を用いて定義したものだけが存在する、と納得させている人たちが。これは非常に興味深い哲学的発想である。だが、これはまた、言葉やイメージを操作して現実を変えられるという考えを導いてきた。たとえば、何かを違う名前で呼べば、それは実際に違うものになる、という具合に。それは、狭義において部分的に正しいにすぎない。ウイルスは存在しており、わたしたちがどう見ようが、何を言おうが、ウイルスにとってはどうでもいいことだ。パンデミックの間にそのような考えが優勢になってしまった。パンデミック発生当初、世界中の政治家や全米の政治家が、前向きな発言をすることで、ウイルスが否定されるか消え去ればいいのにと考えていた。2020年の春から夏にかけての右派と左派の抗議行動では、ウイルスはなくなった、あるいは大義が正しい限り、ウイルスは人にあまり影響を与えないという信念を反映したかのように思われた。

しかし、現実は重要だ。ある分析によれば、物理的な距離を保つなどの対策が、アメリカでほんの1週間早く実施されていれば、2020年5月3日までに国内で報告された感染者数は61・6%減り、死亡者数が55・0%減っていたと見積もられる。[65]パンデミックの責任を、1人の人物、1つの集団、1つの機関だけに負わせることはできないが——ウイルスの初期兆候を軽視した国はアメリカだけではなかった——新型コロナウイルス感染症のパンデミックの最大の悲劇には、窮状を認識して適切な時期に行動していれば、最悪の結果の一部は避けられたかもしれないという面がある。

誤った情報——武漢ウイルス研究所の陰謀説

新型コロナウイルス感染症のパンデミックには、誤った情報が至るところに存在する。２０２０年３月18日に発表された、８９１４人を対象とした調査によると、アメリカ人の29％が、ＳＡＲＳ－２は中国の武漢の研究所で作られたと信じていることが判明した[66]。武漢ウイルス研究所は、最も致死性の高い病原体研究を行うための高度な安全対策が施された、バイオセーフティ・レベル４（ＢＳＬ－４）の研究所であり、実際に武漢に施設がある。このラボは当初１９５０年代に設立され、２０１７年にこのような施設に特有の多数の予防措置を講じたＢＳＬ－４研究所として、鳴り物入りで再スタートを切った。再出発当時、「中国以外の科学者の間では、病原体の漏洩や、中国と他国との地政学的緊張に、生物学的側面が影響することを懸念する者もいた」ことは事実である[67]。

だが、ＳＡＲＳ－２が意図的に遺伝子操作されたという陰謀論は、ＳＡＲＳ－２ウイルスが現れた直後の２０２０年１月に登場した[68]。一部のコメンテーターは、中国政府が微生物研究室の安全対策の改善について公言したことを根拠の１つとして、２月下旬頃までこの説を支持していた[69]。彼らは、ＳＡＲＳ－２が研究所から漏れていないのならば、なぜ中国当局は安全性を高めようとするのだろうか、と主張した。しかし、実際にＳＡＲＳ－２が漏れたのであれば、なぜ中国当局はそのような変更を発表するのだろうかと、わたしとしては思う。アーカンソー州のトム・コットン上院議員が、２月にこのウイルス起源説を公然と拡散した(70)。アメリカの情報機関が、専門知識の豊富な遺伝学者とともに、ウイルスは遺伝子操作されたものではないと結論づけたにもかかわらず、トランプ大統領は２０２０年５月になってもこのような説を語っていた(71)。

この陰謀論と相反する材料は数多い。たとえば、ＳＡＲＳ－２はとくに高齢者や慢性疾患のある者にとって致命的なので、ことさら効果的な生物兵器にはならない。最大の損害をもたらすには、若くて健康な人を対象にするほうが望ましいはずだ。しかし、最も説得力があるのは、この病原体の詳細な遺伝学的解析により、以前のコウモリコロナウイルスを出自とするパターン、および意図的な遺伝子操作とは両立しないランダムに発生する遺伝子変異のパターンが示されたことである(72)。

しかしながら、コウモリから採取され、研究目的でこの研究所に持ち込まれた自然発生の病原体が偶然に放出された可能性を、完全に排除することはきわめて難しい。だが、たとえばＳＡＲＳ－１など、自然の成り行きで人間にうつった人獣共通感染症の事例は多いので、少なくともわたしとほとんどの専門家にとっては、自然発生の病原体が偶然に移動した可能性が確率的に高いように思われる。

ＳＮＳと国家のデマ合戦――５Ｇの電波塔説

もう１つ、早い段階にささやかれた怪しげな理論は、５Ｇ携帯電話の電波塔によってウイルスが何らかの形で伝播したというものだ。そのため、イギリスでは多くの電波塔が燃やされ、破壊された。アメリカの非主流派のオンライン・ネットワークで最初にこの話題が論じられ、その後、俳優のウディ・ハレルソンなど、アメリカの一部少数の有名人がこの理論を展開した。ウディ・ハレルソンは、フォロワーが200万人いるインスタグラムの自分のアカウントで、この理論に関する動画を紹介した（彼はその後、投稿を削除した）。イギリスのミュージシャンのM.I.A.も、この陰謀について持論を述べた。その後4月には、ソーシャルメディアのビデオブロガーで、FOXネーションの元ホストであるリネット・ハーダウェイとロシェル・リチャードソン（それぞれ「ダイヤモンド」と「シルク」として知られる）も、何百万人ものフォロワーに5Gとコロナウイルスの関連性を警告した。[73]

これに負けじとばかり、中国政府の宣伝組織が動いた。米陸軍予備兵で2児の母でもあるマーチェ・ベナッシは、ミリタリー・ワールド・ゲームズ（軍隊のオリンピックのようなもの）の一環として2019年10月に開催された自転車競技に出場するため、武漢に行った。理由はわからないが、アメリカのある陰謀論者は、どういうわけかベナッシが武漢にコロナウイルスを持ち込んだという考えを、アメリカの陰謀であり、ウイルスは中国からアメリカに来たのではなく、アメリカから中国に行ったという別の噂と結びつけることにした。その陰謀論者は、自身のYouTubeの10万人の登録者にこれを発表した。中国共産党と連携する中国のメディアは、新たに脚色されたこの説を国内で喜んで宣伝し、中国の多数のソーシャルメディアサイトで大きな注目を集めた。陰謀論者の標的となったベナッシと彼女の家族にとって、この嘘は現実の生活に散々な影響を与えた。米国防長官のマーク・エスパーは、中国政府がこの主張を展開するのは「まったく馬鹿げているし、無責任である」と述べたが、パンデミックのさまざまな側面についてトランプ大統領自身が偽りの発言をしていることを考慮すると、これは皮肉なことだった。[74]

こうしたあらゆるタイプの偽りの情報が、パンデミックの間に増殖した。陰謀論は、変異能力のある病原体に似て、自分たちが生き残り拡大する環境に合うように進化していく。そして、このコロナウイルスのように、こうした偽りの情報はわたしたちに害を及ぼすおそれがある。

デマをビジネスに変える美容インフルエンサー

ウイルスの治療法とされるものに関しても、偽りの情報が氾濫した。まるでタイミングを見計らったように、新型コロナウイルス感染症のパンデミックが発生した直後から、ありとあらゆる金目当ての売り手が、効かない、または効くはずがない、いかがわしい秘薬を世に出すようになった。[75] 彼らの多くは、影響力のある現代のメディアツールを利用して、何百万人もの人々に売り込めるようになった。「ジェネシスII 健康と癒しの教会」と名乗るフロリダのある組織は、普通は工業化学物質として使われる漂白剤を成分とする、「コロナウイルスのための神聖な秘薬」の販売停止を判事から命じられた。[76] 同組織は、万能薬とされるこの製品を、「奇跡のミネラル溶液」と表現した。

サンディフック小学校銃乱射事件の否定論者であり、他人の悲しみから利益を得る方法を際限なく模索しているように見えるマスコミ界のアレックス・ジョーンズも、これに加わった。ブログ、オーディオ・フィードとビデオ・フィード、オンラインストアで構成される彼のＩｎｆｏＷａｒｓでは、コロナウイルス治療薬として、コロイド銀を含む製品の販売を始めている。この物質に既知の抗ウイルス効果はないが、過剰に摂取すると肌が青くなる。「この物質は、あらゆる種類のSARSコロナウイルスを至近距離で殺す」と、彼は2020年3月10日のライブストリームで語った。[77]

N-アージェティクス（N-Ergetics）というオクラホマの会社は、「コロイド銀は、7つのヒトコロナウイルスをすべて殺せることで知られる唯一の抗ウイルスサプリメントである。……この中国の武漢インフルエンザ肺炎に対しては、100年以上にわたり、インフルエンザウイルスからパンデミックまで、コロナウイルスを試験管で死滅させてきた、従来とは異なる治療がある」との見解を述べた。[78] 人間に感染することがわかっているコロナウイルスの正確な数をきちんと指摘したことは、売り込み方としては気が利いているかもしれない。また、詐欺師（1980年代のテレビ伝道師で前科者）のジム・バッカーでさえもこの動きに加わり、同じように銀を成分とする製品を販売していた。

ハーバル・エイミー（Herbal Amy）やクインエッセンス・アロマセラピー（Quinessence Aromatherapy）のようなハーブ療法の会社も、この機会を利用しようとして動き出した。漂白剤や銀入りの治療薬の販売者と同じように、彼らにも食品医薬品局（FDA）や連邦取引委員会（FTC）から警告書が送られてきた。カリフォルニアを拠点とするグルナンダ（GuruNanda）はソーシャルメディアとウェブサイトで、「この新しいコロナウイルスとは何でしょうか、どうしたら予防や治療ができるのでしょうか？」と消費者に問いかけ、同社のフランキンセンス（乳香）製品の使用が「感染の可能性を減らす」方法だと言葉巧みに売り込んだ。[79] ロサンゼルスでは、動物愛護活動家が、コロナウイルスを治療できると謳ってハーブ系サプリメントを違法に販売していたとして、ＦＴＣから販売の中止を命じられた。ホール・リーフ・オーガニックスという名前で販売されていたその製品には、新型コロナウイルス感染症を予防し治療するとされる、「手作業で選別された16種類のハーブ抽出物」が含まれるとしていた。[80]

インスタグラムでは、ミシェル・ファンのような「美容インフルエンサー」たちが「エッセンシャル・オイル」を病気の治療法として宣伝していた。やはりインスタグラムで、「ウェルネスの第一人者《グル》」のアマンダ・シャンタル・ベーコンが「植物に基づく錬金術」を使うことを提案していた。[81]カリフォルニアの牧師はオレガノのオイルを勧めていた。ほかにも数多くある。

いんちき製品の氾濫を察知したＦＤＡは、２０２０年3月6日に、「コロナウイルスによる病気の治療または治癒に利用可能なワクチン、錠剤、飲み薬、ローション、トローチ、その他の処方箋や市販品は、現在存在しない」と警告する公開書簡を発表して、この流れを食い止めようとした。[82]

❖デマ合戦にトランプ大統領も参戦

しかし、真実が靴を履いている間に嘘は地球の裏側まで行っている。どのみちドナルド・トランプがまたしても政府のメッセージの信頼を傷つけた。２０２０年4月23日の記者会見で、驚いたことに、漂白剤を局所的に塗布するか、注射か何かで体内に投与すれば効くかもしれない、紫外線を照射すれば病気が治るかもしれない、と発言したのだ。[83] 消毒薬のクロロックスやライゾールの製造業者は、製品を体内に投与すると死亡するおそれがあるので、決して注射したり摂取したりしないようにと、アメリカ国民に呼びかけなくてはならなかった。「女性の」殺菌剤（効果がないのに、避妊薬として使われた）としてライゾールが宣伝された過去を考えると、この出来事はいくらか皮肉な展開だった。[84]

さらには、トランプ大統領は自らの公的権力を利用して、抗マラリア薬のヒドロキシクロロキンが新型コロナウイルス感染症の治癒や予防に効くかもしれないとの主張を、しつこく繰り返した。一般試験でヒドロキシクロロキンが役立つという可能性が提起されていたが、この薬には心毒性があるだけではなく、その有用性を示す十分な証拠がないという理由から、わたしを含む多くの医師は推奨に大きな不安を抱いていた。有効性の決定的証拠がないと科学界が繰り返し警告したが、トランプはこの薬を熱烈に支持した。マスクの着用と同様に、ヒドロキシクロロキンの有効性に関する意見は、政治的なリトマス紙となった。

クロロキン、およびそれと化学的に類似した構造のヒドロキシクロロキンは、古くからマラリアや関節炎、狼瘡《ろうそう》などの治療に使われてきた。２０２０年2月にオンラインで公開された中国の科学者の論文では、この両方の薬剤が新型コロナウイルス感染症患者の治療に有用であるとの可能性が示された。[85]だが、ヒドロキシクロロキンと新型コロナウイルス感染症との関連性が実際にどんどん取り上げられるようになったのは、２０２０年3月11日に、少人数の投資家と哲学者がツイッターのスレッドでウイルスの潜在的な治療法として議論したときだった。彼らはグーグルドキュメントで、新型コロナウイルス感染症の治療と予防が可能だと示唆する論文を発表した（その後削除された）が、この論文を複数の大学と全米科学アカデミーと不当に結びつけていた。彼らはすぐにＦＯＸニュースの２つの番組に招待された。[86]

3月21日に彼らがFOXニュースに出演した数時間後に、トランプ大統領は、ヒドロキシクロロキンとアジスロマイシン（抗生物質）の組み合わせは、「医学史における最大のゲーム・チェンジャーの1つ」かもしれないとツイートした(87)。トランプは翌日、ホワイトハウスの演壇で「有望な薬（ヒドロキシクロロキン）」の即時利用が認められたと発表したが、そのような事実はなかった(88)。3月下旬のブリーフィングでは、ファウチ医師を含む政府のコロナウイルス対策本部のメンバーは、この薬を奨励することを躊躇していた。FDAは3月29日にヒドロキシクロロキンの緊急時の使用を承認したが、臨床試験の参加が選択肢にない場合に、新型コロナウイルス感染症の入院患者のみに投与すべきであると規定した。

残念なことに、大統領の弁舌は当初、科学的刊行物よりも影響力をもっていた。2020年4月末に実施された、よく知られた大規模なある全国調査では、回答者の40％が、過去24時間以内に大統領のブリーフィングから情報を得たと答えたことが判明した。これは、CNN（37％）、FOXニュース（37％）、MSNBC（19％）などのメディアと比較して、高い割合となっている(89)。3月23日から25日までの3日間だけでも、FOXニュースはヒドロキシクロロキンを146回も奨励していた(90)。3月22日、アリゾナ州のある夫婦が、魚の水槽の洗浄剤にリン酸クロロキン（これは医薬品形態のクロロキンではない）が含まれているのを知り、その洗浄剤を飲んだために、夫が死亡した。妻は「ねえ、テレビで言ってるのは、あれのことじゃない？」と思ったという(91)。

4月から5月にかけて、科学界とFDAは、ヒドロキシクロロキンの有害な、さらには致命的な影響について警告する報告書を何件も発表した。4月24日、FDAは、この薬が深刻な心拍障害を引き起こすおそれがあるとして、安全性に関する警告を発表した。医学雑誌も、同様の悪影響を警告する論文を掲載した。こうした心臓への副作用は、高齢者や心臓病を患っていることが多い新型コロナウイルスの重症患者にとっては、とくに致命的であった[92]。

この薬を人に使用した小規模な初期研究では、決定的な結果が得られないか、心毒性のリスクを有する可能性が現れるようになった[93]。5月から6月にかけて行われた数件の大規模な観察研究では、薬剤使用が発症後の早い時期か遅い時期かにかかわらず、同薬剤の使用と挿管や死亡のリスク低下との間に有益な関連性は認められなかった[94]。その後、2020年6月上旬に、821人の患者を対象とした質の高い無作為化試験で、この薬剤は新型コロナウイルス感染症を予防しないという結果が示された。7月には、4716人の患者と、667人の患者を対象とした2件の無作為化試験で、罹患者にも効かないという結果が出た[95]。それにもかかわらず、2020年5月18日、トランプ大統領が予防としてこの薬を服用していることを発表し、非常に強い支持を表明したことから、ヒドロキシクロロキンは再び全国的に大きく報道された。大統領がなぜこのようなことをしたのかは不明だが、その前の週にホワイトハウス職員のなかに新型コロナウイルス陽性者が数名出ていた。

✣混乱のさまざまな要因

社会のあらゆるレベルでわたしたちの気持ちを食い物にする怪しげなセールスマンの行動は、結果を生まないだけではない。個人的・集団的資源を浪費する。科学と合理性が最も必要とされるときに、それを大きく損なうことになる。そして、誤った安心感をもたらし、危険な行動を促して、結果としてウイルスを蔓延させてしまうのだ。

迷信や、予防策や治療法を喉から手が出るほど欲しがる気持ちは、疫病が蔓延する時代にいつも生まれる。たとえば、ユスティニアヌスのペストのとき、エフェソスのヨハネは次のように述べている。

生き残った者たちの間に、上の階の窓から水差しを下の通りに投げて割れば、街から死が逃げるという噂が広まっていた。ある地域で愚かな女たちが［すっかり取り乱して］この愚行に走り、水差しを投げ始めた。……噂は、この地区から別の地区へ、そして街中に広まり、誰もがこの愚行に走った。住民は3日間は通りに姿を現すことができなかった。（ペストによる）死から逃れた者たちが、1人で、あるいは集団で、熱心に（忙しなく）水差しを投げ割って、死を追い払っていたからだ。(96)

新型コロナウイルス感染症に関して出回っている数多くの説を、このような観点から見ることができる。アメリカ人の代表サンプルを対象に２０２０年3月下旬に実施されたある調査では、その前の週だけでも34％のアメリカ人が、誰かが新型コロナウイルス感染症に関する誤った情報をソーシャルメディアで共有しているのを見ており、回答者の23％が、オンラインで自分が他人を訂正しなければならないと感じたことがあると報告した。他人が虚偽の情報を共有しているのを見たときには対応すべきだという考えを、68％というさらに高い割合の回答者が支持していた。(97)

２０２０年1月16日から同年3月15日までのツイッターのデータを詳細に分析したところ、誤報だらけのサイトは、ＣＤＣのような信頼できるサイトへのリンクとほぼ同じくらいシェア（共有）されていることが明らかになった[98]。オンラインでは、「ニンニクを食べる、生姜入りの紅茶を飲む、銀を飲む、水を飲む」といった家庭療法の効能や、ウイルスが「中国政府、アメリカ政府、リベラル系メディア、〔または〕ビル・ゲイツ」によって設計された生物兵器だという陰謀論などを含む、5つの具体的な虚偽について意見が交わされることが、3月上旬に目に見えて増えた。

2020年1月から5月にかけて収集されたパンデミックに関する2億件のツイートを分析した結果、リツイートしたアカウントの上位1000件のうち62％が、ボット〔訳注：プログラムによる自動投稿〕であることが判明した。いんちきな治療法など、100種類以上の不正確な情報があったが、ボットは実際に、自宅待機命令の終了や「アメリカの再開」に関するオンラインでの会話に参加していた。ボットの活動は、おそらくロシアまたは中国政府のエージェントによって積極的に仕掛けられ、ボットが広めていたツイートの多くは、コロナウイルスが5Gの携帯電話の電波塔に関連しているというような陰謀論に言及していたと、この調査は結論づけた[99]。科学者に対する信頼、また科学者に対するアメリカ人の信頼を損なうためのプログラムを、中国とロシアの政府が長年にわたり継続的に実施していることを裏づける証拠が、どんどん見つかっている[100]。また、フェイスブックの1億人の交流ネットワークの形式的分析によると、たとえば予防接種の危険性などの虚偽の情報を広めているユーザーは、ネットワークのなかで構造的な権力をもつ位置を占める傾向が見られ、会話を支配し、彼らの情報が次第に真実の情報をしのぐようになっているという結果が示された[101]。

科学者がプレプリント・サーバーと呼ばれる新しいコミュニケーションツールを利用するようになったことで、コロナウイルスのパンデミックの間に真実と嘘が不用意に出回るようになり、ある意味で混乱の一因となった。学術論文の発表のために採用されてきた方法は、60年以上もの間変わらなかった。研究者が論文を雑誌に提出し、その雑誌の編集者が論文を匿名で研究者の仲間に読んでもらい、その科学者が論文の欠陥を見つけたり、改良の提案をしたりするという方法だ。[102] その後、論文執筆者がそうした批判に対応するが、その過程で通常は何度も査読が行われ、かなりの後れを伴いながら、論文は発表される（あるいは、大半は却下される）。査読は正確性を保証するものではないが、刑事司法の陪審員制度と同様に、わたしの同僚が冗談で言うには、「最悪の制度、ただしその他の制度を別にすれば」である。

しかし、1990年代初頭から、一部の科学者は査読プロセスよりも前にプレプリント・サーバーで論文を公開するようになった。これにより、正式な査読に出す前に、ほかの科学者が論文にコメントする機会が広がった。このようなサーバーやシステムは数多く、たとえばａｒＸｉｖ、ｂｉｏＲｘｉｖ、ｍｅｄＲｘｉｖ、ＳｏｃＡｒＸｉｖ、ＰｓｙＡｒＸｉｖ、ＳＳＲＮ、ＮＢＥＲなどがある。この種のシステムは通常誰でも利用できるため、科学者だけでなく、ジャーナリストや一般の人でも、情報にどんどんアクセスするようになっている。公開される前にアクセスすることで、有用な情報が広まるスピードが上がり、不正確な情報を排除しようとする取り組みが広範に促進される。その一方で、情報に誤りがあったり不完全だったり、はたまた、慎重に検査されていなかったり（大雑把な研究であっても、査読を受けることで大幅に改善される）することもある。また非専門家には科学的妥当性を評価するスキルが不足している。そのため、コロナウイルスのパンデミックでは、プレプリント・サーバーが本物の情報の普及に寄与する一方で、ＷＨＯが「インフォデミック」と呼ぶ、偽の情報の拡散の一因にもなった。

ツイッターやミディアム（Medium）のようなオンライン・プラットフォームも、この現象に拍車をかけた。多くの科学者が劣悪なアイデアを取り除き、オンラインで生産的な会話をしていた。だが、健康政策と臨床ケアの両方に悪影響を及ぼしかねないデマやおかしな考えが広く拡散されるのを、社会は目の当たりにした。たとえば、パンデミック初期の段階では、ＳＡＲＳ－２のＲ０の印象的な推定値が世間の注目を集めた。このパラメーターの本当の値は３・０付近の可能性が高いのだが、１月下旬には７・０という大幅に高い推定値が現れた。この推定値は広く拡散されて大きな不安を引き起こしたが、結局誤りであることが判明した。[103] この病原体の真実は、事態を悪化させる予備情報を誇張しなくても、十分に悪いものだった。もう１つ目立った例は、コロナウイルスにＨＩＶの遺伝物質が――ありえないことだが――挿入されていると主張した、間違った査読前論文《プレプリント》である。科学者たちが誤りを暴き、完全撤回を促した頃には、この研究はツイッターで拡散され、主流の大手メディアでも報道されていた。

エピデミックの心理的影響力

感情と誤報のエピデミックは、根本となる病原体によるエピデミックと不穏な形で交差する。そして、これを受けて、パンデミック時の公教育の重要な役割が改めて浮き彫りになる。科学的な根拠が乏しいこともあれば、新たな観察結果に基づいて知見が変化することもあるだろうが、当局は敏感で正直な姿勢をとることが可能であり、またそうすべきである。当局が考えを変えたり、以前の忠告を更新したり覆したりすることは、当然許容される。しかし、その変更の理由が提示され、情報が共有されるたびに、その確証と不確実性の程度が伝えられるならば、わたしたちは皮肉な言葉を減らし、集団の意志を強められる。

ウイルスが人間に何をしたのか、それを受けて人間は自分たちに何をしたのかを考えると、わたしたちは絶望せざるをえなかった。そして、この生物学的・社会的衝撃に加えて、わたしたちは目の前の課題の本質に関する不確実性という問題にも直面していた。この逆境は、人類に共通する心理的反応を引き起こした。悲痛と悲哀を抱き、不安や恐怖、怒りで応じ、互いに、そして自分自身に対しても真実を隠そうとしたのだ。

このような感情的な反応や行動は、それ自体がエピデミックの根幹をなすと考えるのが妥当だろう。エピデミックを起こすような感染症の定義には、並外れた心理的影響を及ぼしうるという事実を含めるべきだとさえ言えるかもしれない。そして、エピデミックへの公衆衛生対応は、その脅威の医学的、社会的、経済的側面だけではなく、心理的側面によっても推進されなくてはならない。21世紀の疫病に対処するために、わたしたちはなじみのある介入で反応しただけではなく、なじみのある感情で反応したのだ。

第5章 わたしたちと「彼ら」の分断

互助も同情も人々の心から消え去った。誰もが自分のことしか考えていなかった。病人は共通の敵とみなされ、不運にもペストの最初の発熱発作で消耗し、路上で倒れている人がいたら、その人のために開かれるドアはなく、槍で突き、石を投げて追い立てた。その人は足を引きずりながら、まだ健康な人たちの目の届かないところに行くしかなかった。

――イエンス・ペーター・ヤコブセン『ここに薔薇ありせば』より「ベルガモのペスト」（1882年）

1349年のバレンタインデーに、ストラスブール市当局は、およそ2000人のユダヤ人住民がペストの元凶だと判断した――彼らは水に毒を入れたか、鍋で蜘蛛を繁殖させたか……理由はともあれ、それはただユダヤ人のせいだということにされた。(1) キリスト教に改宗するか、死刑になるかの選択を迫られ、市のユダヤ人のほぼ半数が前者を選んだ。残りのユダヤ人は捕らえられ、ユダヤ人墓地に連れて行かれ、生き埋めにされた。またストラスブール市当局は、ユダヤ人の市内への立ち入りを禁止する法律も制定した。

感染症の原因や感染を他人のせいにしたいという衝動は強力で、過去の文献には悲惨な例があふれている。ある目撃者によると、別の都市でキリスト教徒が同じように処刑された例があり、目撃者は次のように証言している。

ヴィルヌーヴに住んでいたユダヤ人はすべて法的手続きを経て焼かれた。8月には3人のキリスト教徒が毒殺事件に関与したとして鞭で打たれた。わたしもその場に立ち会っていた。エヴィアン、ジュネーヴ、ラ・クロワゼット、オートヴィルなど、その他多くの場所でも、同様の罪で多くのキリスト教徒が逮捕されたが、このキリスト教徒たちは死の間際に、ユダヤ人からもらった毒を撒いたことを認めた。彼らのなかには四つ裂きの刑に処された者や、鞭打たれてから絞首刑に処された者もいる。ユダヤ人を罰するために伯爵が何人かの委員を任命した。生き残ったユダヤ人はいないのではないかと思う(2)。

それから300年後の1630年、ミラノでまたもやペストが発生し、スケープゴートが必要になった。都市の怒りの標的になったのは4人のスペイン人で、家庭のドアに軟膏を塗りつけて、意図的にペストを広めたと告発された。彼らは拷問を受け、自白した。罰として、両手を切断され、車輪の上で骨を砕かれ、さらに火あぶりにされた。処刑された場所には、ほかの者がペストを街に広めることを抑制するために、いわゆる悪行の柱が建てられた。振り返ってみると、本当の悪行は、ペストの時代の災厄を他人のせいに、大概は部外者や少数民族のせいにしたいという衝動だった。

このような事例は芝居じみており、遠い昔の野蛮な時代の遺物のように思える。だが、こうした原始的な思考はいつの時代も存在しており、致命的な感染症に襲われたときに、すぐに現れる。たとえば、フランクリン・デラノ・ルーズベルトがポリオを力強く乗り越えて、アメリカの大統領を３期にわたり務めたこと（しかも世界大恐慌と第二次世界大戦時に）は周知の事実であったにもかかわらず、ポリオの生存者とその家族に対しては、無知で残酷な姿勢がとられた。子どもの患者を名指しした告知は、国民を守るためという名目で、新聞に決まって掲載された。このような告知が近隣住民の思いやりを引き出すこともあったが、マイク・ピアースが１９４９年に５歳で発病したとき、両親はコネティカット州サジントンの地域社会で孤立し、一家は請願者のグループによって町から追い出され、「友人をすべて失った」。ピアースが大人になってから、殺してやりたいと思っていた請願書の発起人の男と対峙する機会があった。しかし、ついにその老人に会ったとき、ピアースは殺すどころか、その手を取った。「彼の手を握りつぶすこともできたかもしれないが、わたしは握手した。『お会いできてうれしい』と伝えた。老人が目をそらしたとき、わたしの勝ちだと思った。彼は足を引きずって歩き去った」(3)

注意を守らない子どもたちが健康を損なうことがないようにと、重度の障害を負ったポリオ生存者のなかには、子どもたちに恐怖心を植えつけるための小道具として使われた者もいた。マサチューセッツ州ローウェルのジュディス・ウィレミーは、小学校のときに、生存者の子どもに会いに連れて行かれたという。

わたしたちは整列させられた。学校の外に大きなトラックが停まっていた。そのトラックの前に設置された階段を上ると、トラックの真ん中に、カプセルに入った子どもがテーブルの上に横たわっていた。頭だけがカプセルから出ていて、その子の頭の上には鏡があった。その子はポリオにかかっていて、歩けないということはわかったが、大きなカプセルの中に入っていたので、体の機能がどのくらい残っていたのかはわからない。その子はそんなにとんでもないことをしたのだろうか、泳ぎに行ったのだろうかとわたしたちは思った。まるでサーカスの余興みたいにその光景を眺めながら、わたしたちは彼女の前を通り過ぎた……相手を人間として扱うことについて、子どもたちが通り過ぎていくときにその人がどんなふうに感じるのかについて学校で教えられなかったことが、強く心に残った。あれはひどい体験だった。その子があんなふうに苦しまなくてはならなかったことを、本当に気の毒に思う。(4)

病原体は無差別だが人は差別をする

第4章で述べたように、この種の恐怖と他者を非人間的に扱う思考は、問題の根源として「部外者」を特定し、国境を閉じようとする一見合理的な願望としても現れることがある。2020年、アメリカでは大統領をはじめとする多くの人々が、反アジアの差別の炎を煽った。ウイルスの発生源は中国だと正確に指摘することと、今回のパンデミックが攻撃だと誤った定義づけをすることは、まったくの別物である。2020年5月上旬に、トランプ大統領は次のように述べた。「これは本当に、我々が今まで受けたなかで最悪の攻撃だ。パールハーバーよりもひどい。ワールドトレードセンターよりもひどい。

こんな攻撃は過去になかった[5]」

このような差別のリスクを減らすために、WHOは長年、病原体の発生した土地の名前をつけないという慣例を用いてきた[6]。その慣例に反して、ロッキー山紅斑熱、ライム病、西ナイルウイルス、セントルイス脳炎、エボラ出血熱、中東呼吸器症候群など、多くの病原体が発生地や最初に発見された場所にちなんで命名されている。スペイン風邪も地名がつけられているが、前述したように、これはスペインではなくカンザス州で発生したことを示す証拠がある。そして、中国人の間でも、今回のウイルスを地名で呼ぶことは一般的だったことが、わたしが中国人の共同研究者と一緒に行った分析で明らかになった。パンデミックの初期に、中国人がインターネットで情報を探していたとき、数えきれないほどの検索に「武漢肺炎」という言葉が含まれていた[7]。

世界中で医療と経済が損害を受けていることから、この問題は言うまでもなく地政学的重要性を示していた。中国で失われた人命と金銭面での被害を考えると、中国人がこの感染症の流行を自分たちで望んだとはとうてい思えない。これまで見てきたように、多くのパンデミック発祥の地が中国だったのは事実であり、この地域の農業や料理の習慣と何らかの関係があることは確かだ。しかし、中国の国土は広大で、人口も多い（また場所によっては人口が密集している）ので、そうした理由だけでも、パンデミックは中国で発生しやすいのかもしれない。それに、アメリカ大陸を含むすべての大陸がパンデミックの発祥地となったことがある。

だが、パンデミック発生初期のアメリカでは、多くの人々がウイルスを、中国系の人または中国人のせいに、あるいは形姿がアジア人に見える人たちのせいにしようとした。ニュースでは、アジア系アメリカ人に対する差別が一部の人の間で生まれていると報道された。[8] これは、9・11後に多くのアラブ系アメリカ人やアメリカのムスリムが排斥され攻撃された出来事と似ていた。[9]

真の脅威は、もう1つの生物、つまりウイルスである。ウイルスは自然界の一部であり、自らの存続以外に何の意図もない。残念なことに、その事実にもかかわらず、一部の政治家や宗教指導者は、エピデミックを被害者個人と社会全体への報復として位置づけるのをやめようとしない。1980年代にアメリカでHIVが流行したとき、そうした人たちの多くが、罹患者が最初に見つかった同性愛者の人たちに対する反対運動を遂行した。画期的なボランティア団体のゲイ・メンズ・ヘルス・コレクティブへの資金提供を「倒錯」を助長するという理由で停止したジェシー・ヘルムズ上院議員から、ウィリアム・ベネット教育長官、美人コンテストの元女王でオレンジジュースの広告塔になったアニタ・ブライアントに至るまで、部外者と認識した人々への憎悪を表すための便利な口実としてHIVを利用した公人は、後を絶たなかった。[10] HIVの流行は、性的指向だけでなく、社会経済的要因によっても層別化された。アフリカ系アメリカ人と貧困層を過度に苦しめた。彼らが陥っていた窮状に原因があると、何かその窮状に値することをしたかのように彼らも非難された。

このような発想――移民に対する非難や、貧困層や高齢者への無関心――が、2020年に再び登場した。一部の閣僚でさえも、この汚れた横断幕を再び掲げた。相手が誰だろうと区別しないお構いなしの病原体に感染してしまった人を、なぜ非難しなければならないのだろうか？　病原体は差別しないのに、なぜわたしたちは差別するのだろうか？

避妊せずにセックスをしたり、マスクを着用しなかったりする人たちが、その行動によって、自分や周囲の人々の運命に影響を与えていないと言っているわけではない。その点は明確にする必要がある。しかし、病気になった人間や、その人たちがたまたま属している集団ではなく、その行動に関心を集中させるべきだろう。これは、公衆衛生活動を成功させるために必要となる、いつの時代でも中核をなす考え方である。

新型コロナウイルス感染症のパンデミックの初期の頃は、誤った区別をつけ、恣意的な境界線を引くという、失望を禁じえない数多くの例が見られた。２０２０年４月１日、クルーズ船ザーンダム号は、１９３人の乗客と乗組員がインフルエンザに似た症状を呈し、８人が新型コロナウイルスの陽性反応を示したため、フロリダの沖合で停泊させられた。実は、３週間前の３月７日に船がブエノスアイレスを出港して以来、すでに４人の乗客が死亡していた。フロリダ州のロン・デサンティス知事は、この船の入港を許可しないと発表した。海事法によれば、このような船は船籍のある国（この場合はバハマ）へ戻らなければならない。けれども、この船に乗っていた人たちの多くは、自国への入国を希望するアメリカ市民だった。

デサンティス知事は４月１日遅くに、フロリダ州の住民49人には下船を許可するが、それ以外の者は許可しないと述べた[11]。船にはほかに約２５０人のアメリカ人が乗っていた。彼らがフロリダの住民でないことが本当に問題だったのだろうか？　カナダやヨーロッパを中心とする他国の市民が何百人もいたが、もちろん、彼らも下船を切望していた。地図に引かれた人為的な線が、実際に目の前にある臨床的、道徳的な問題と何の関係があると言うのか？

パンデミックが始まるかなり前の2019年9月に、ニュージャージー州の3人の労働者が建設現場で働くためにメイン州の小さな島に住みはじめた。2020年3月下旬、彼らの誰も新型コロナウイルスの感染と一致する症状を呈していないというのに、この部外者たちが感染リスクをもたらすという噂が出回るようになった。ある日、この3人はインターネットが使えなくなったことに気づいた。調査に出かけた3人は、意図的に木が切り倒されて道路を塞ぎ、そこから先に出られないようになっていることを発見した。その木が電線をなぎ倒していたのだ。外にいる間に、何人もの武装した人たちが現れた。彼らは自宅に戻り、無線機を使って沿岸警備隊に連絡し、支援を要請した。また、ドローンを使って武装集団の活動を監視した。島の代表であるジュヌビエーヴ・マクドナルド議員は、「今は、わたしたち対彼らという考え方を展開し助長している場合ではない。自動車のナンバープレートを理由に人を標的にしても、誰のためにもならない」と、後日述べた。

国境を閉じるための「わたしたち対彼ら」という取り組みは、もう少し理に適っているときもある。2020年3月27日、カナダのユーコン準州のはるか北にあるオールド・クロウという280人ほどの人里離れた村に、飛行機から若いカップルが降りたった。2人は発生したばかりのパンデミックを避けるためにケベックからやって来たのだ。地元の人々はすぐに、2人はここにいるべきではないと気づき、小さな村の唯一の食料品店の上にあるアパートに2人を隔離するよう主張した。この地域には、1軒の看護ステーションと、2ヵ月おきにやって来る医師がいるだけで、新型コロナウイルスのアウトブレイクの危険を冒すことはできなかった。48時間もしないうちに、このカップルを帰宅させるために地元の警察官が2人を飛行機まで送り届けた。地元のコミュニティの指導者によると、彼らは「夢を通して村人とご縁を作る」と言っていたという。[12] 残念ながら、「夢はパスポートではない」とその指導者は指摘した。

パンデミックが浮き彫りにする不平等

基本的には、猛威を振るう病原体が無差別に蔓延すれば、人々は共通の脅威にさらされて共通の運命をたどると理解するようになるので、分裂が減るように思われる。疫病が人類の間に自ずとさらなる平等をもたらすかもしれないという楽観的な考えは、古代の歴史家プロコピオスがユスティニアヌスのペストについて書いているように、歴史のなかで繰り返されてきた。

しかしながら、この厄災について、言葉で表現することも思考で理解することも、神に帰する以外、説明は不可能である。これは世界の一部に発生したわけでもなく、特定の人々に発生したわけでもなく、1年のいずれかの季節に限られるわけでもない。そのような状況ならば、とらえがたい原因を説明づけられるかもしれないが、この厄災は全世界を飲み込み、性別も年齢も関係なく、程度の差こそあるものの、すべての人の生活を苦しめた。人はそれぞれ大いに異なるが……この病気だけは、その違いは何の役にも立たなかった。[13]

この病原体はさまざまな手段で平等化を図ることができると、2020年に主張した人たちもいた。

第1に、たとえ身勝手な理由であっても、周囲の人々に起こることに誰もが利害関係があることに、世間の人々は気づくようになるかもしれない。たとえば、以前はホームレスのことを気にしていなかった人たちも、彼らが病原巣となるリスクを減らそうとして、ホームレスの状況を改善しようと思うかもしれない。

第2に、経済学者のロバート・シラーのように、パンデミックが株式投資家の富を減少させるか、より累進的な課税をもたらすことで、中期的には経済的不平等を減少させるのではないかと推測する者もいた。[14]上層にいる人々は底辺にいる人々よりも失うものが多いため、富の減少により平等性が高まる。

第3に、さらに悲観的見通しで皮肉な現象だが、病原体が高齢者層と若年層の命を奪うと、中年層が残るので、生存者間の年齢差を縮めることになる。あるいは、病原体がすでに慢性疾患のある人々の命を優先的に奪うならば、健康な人々を均一的に残すことになる。

だが実際には、パンデミックはたいてい不平等を強め、浮き彫りにする。裕福な人たちは、そうでない人たちよりも効果的に自分たちの健康と生活を守ることができる。何千年もの歴史を振り返ればわかるように、富裕層は疫病を避けるために田舎の邸宅に逃げ込んだ。それに、流行病が人の命を奪う機会は均等ではない。慢性疾患のある人や高齢者、貧困層など、病原体は常に集団のなかで弱い立場にいる人々に影響を与える。

腺ペストやエボラ出血熱の流行、あるいは天然痘がアメリカの先住民族に持ち込まれた場合のように、病原体がある場所で人口の大部分を殺すようになったときに初めて、社会的区別が重要でなくなる。この見解は、黒死病の第1波のときに教皇クレメンス6世が反ユダヤ主義に対抗するために用いられた。教皇は次のように非の打ちどころのない論理を展開した。

しかしながら、最近多くのキリスト教徒が、自らの罪により神がキリスト教徒に苦しみを与えていることの疫病を、悪魔の扇動により毒を投与したとしてユダヤ人を責めていること、頭に血が上るあまり、年齢や性別を問わず、不信心にも多くのユダヤ人を殺していることが、世間の評判、正確には悪評によって、わたしたちの注意を引くようになった。さらに、そのような非道な行為をしたと不当に非難され、ユダヤ人が正式な裁判官の前で合法的に裁判にかけられるようになっている――これがキリスト教徒の怒りを冷ますどころか、怒りを煽っていると聞く。このような行動が反対に遭うこともなく進められる間は、彼らの過ちが認められているかに見える。

万が一ユダヤ人が罪を犯したか、そのような非道行為を認識していたとするならば、相当な処罰は免れないだろう。だが、ユダヤ人がこのような凶悪な犯罪により疫病の原因となったか疫病を誘発したという説は真実であるはずがないという、説得力のある主張を受け入れる余地をもつべきである。なぜならば、神の隠された裁きによって、世界の方々で同じ災いがユダヤ人自身を、それに彼らとともに暮らしたことのないその他多くの民族をこれまでも苦しめ、現在も苦しめているからである。(15)

クレメンス６世は、ペストが流行した時期にアヴィニョンに滞在し、病人や死にかけている人々の看護を指揮した。教皇自身が罹患することはなかったが、墓地が一杯になるほど数多くの人が亡くなり、遺体を投げ入れる聖地となるようにローヌ川全体を神聖だと宣言しなければならなかった。それでも十分ではなかったので、ペストで死んだ者は誰であれその罪が赦されたと、教皇は宣言した。[16]

もちろん、ウイルスに欲望はなく、意図的に人を差別してはいない。とはいえ、さまざまな社会学的・生物学的要因により、あなたが誰であるかは重要になる。疫病は既存の社会的亀裂を押し広げ、病人と健康な人、あるいは清潔な人と不潔だとみなされた人など、新たに分裂を生み出すことが多い。疫病の時代には、非難するところがないとされる人と、非難に値するとされる人との間に溝ができるのを目の当たりにする。善対悪、わたしたち対彼らという単純な二元論の考え方が高まる。年齢、性別、人種、社会経済的地位など、コロナウイルスが浮き彫りにした、すでに社会に存在する分裂と、今後大きくなる可能性のある新たな分裂について見ていこう。

年齢による分断

SARS‐2のめずらしい特徴の1つは、年齢によって影響が異なることである。1957年のインフルエンザのパンデミックのような呼吸器感染症のほとんどは、図15が示すように、罹患者の年齢と死亡する確率をグラフ化するとU字型と呼ばれる曲線が描かれる。[17] 乳幼児や児童、高齢者は死亡リスクが高くなるが、それより年長の子どもや現役世代の成人は死亡リスクが低い。1918年のインフルエンザのパンデミックは、W字型の曲線を描いたことがよく知られている。乳幼児と高齢者のリスクは高いが、年齢分布の中央部もリスクが高く、25歳前後の患者で急増した。科学者は何十年にもわたりこの点について研究してきたが、そのような現象が起こった理由はいまだに不明である。人生の特定の時期に特定のコホート〔訳注：年齢・職業などの属性を同じくする集団〕がさらされ、その人たちに免疫を与えた過去のパンデミックや、第一次世界大戦発生前に人々がさらされた特定の状況と関係があるのかもしれない。最後に、L字型の曲線を示すパンデミックもある。そのなかには、非常に若い年齢層でリスクが高く、それ以外の年齢層ではリスクが比較的横ばいになる、前方L字型という曲線がある。ポリオ（呼吸器系の病気ではない）がこれにあたり、子どもたちの健康を大きく損ねたが、大部分の成人はこれを免れた。また、若年者のリスクが低く、高齢者のリスクが高い、逆L字型もある。これは、２０２０年の新型コロナウイルスのパンデミックで見られる独特なパターンである。

通常、感染症にひどく苦しめられるのは子どもたちだ。感染症は世界的に子どもの死因のトップを占める。５歳未満の子どもの死因の58％以上が感染症で、破傷風、マラリア、麻疹、ＨＩＶ、百日咳、その他致命的な肺炎や下痢を引き起こす無数の病原体による感染症が、その死因に並ぶ。[18] そのため、子どもたちが新型コロナウイルス感染症の手から逃れているように見えることに、救われる思いがした。世界中の多くの親がそうであるように、妻のエリカとわたしは10歳から28歳までの４人の子どもをもつ親として、ＳＡＲＳ‐２による子どもの死亡リスクが比較的低いという事実に、大きな慰めを見出していた。

年齢は感染プロセスにいくつかの点で影響を与える。

第１に、流行期間中に観察された集団においてその疫病に罹患した人の割合を示す「発病率」がある。[19] 新型コロナウイルス感染症の発病率は年齢によって異なり、若い人ほど感染する可能性が低い。こ

図15

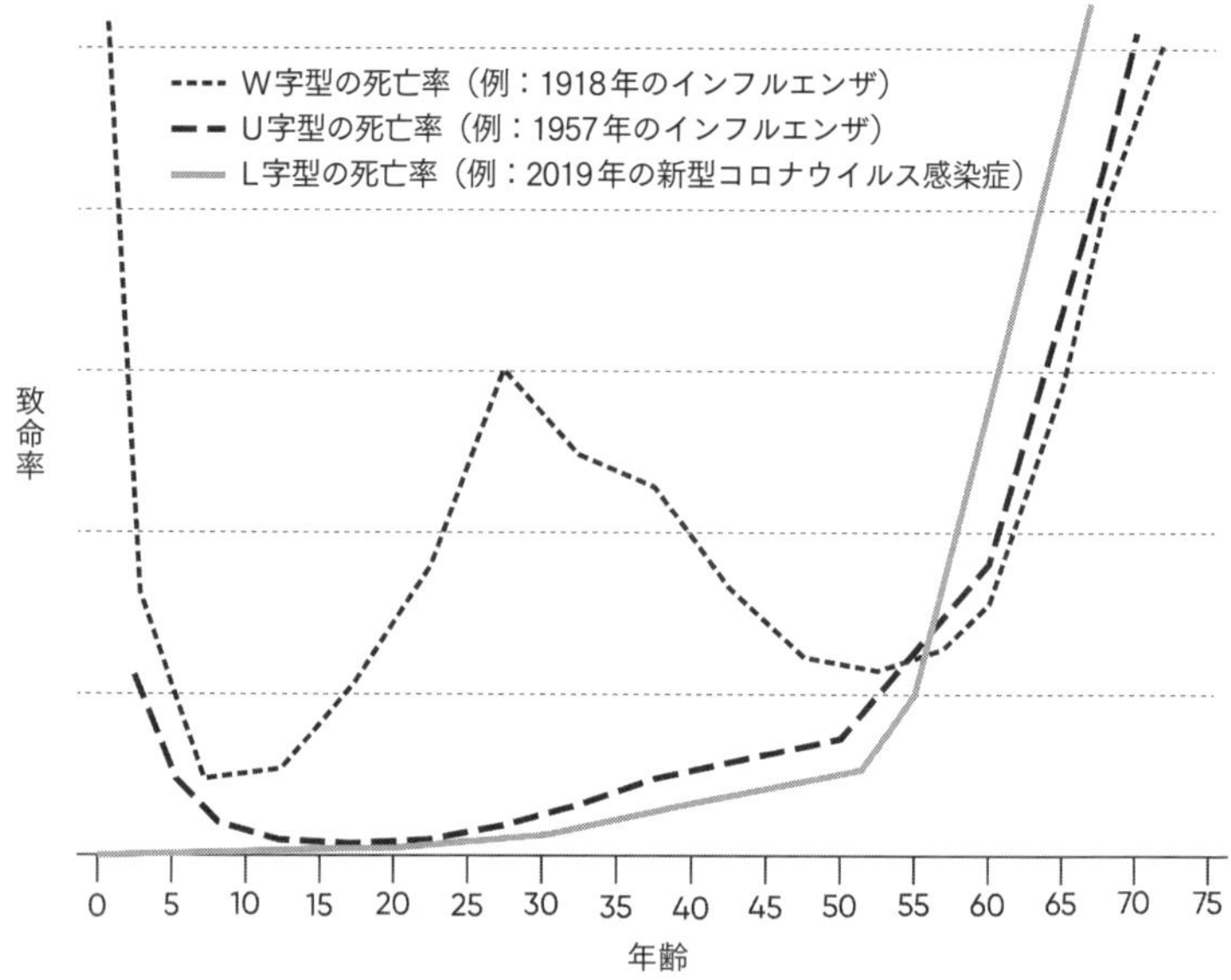

呼吸器系病原体による死亡率は、これらの曲線に示されるように、年齢によって変わり、いくつかのパターンが見られる。

の点は早くから知られていた。武漢では、2019年11月から翌年1月中旬までの間に、ウイルス検査で陽性反応を示した子どもは1人もいなかった。[20] 中国の初期の研究では、一緒に暮らしているか一緒に旅行した家族を追跡調査したところ、そのような親密な集団であっても、子どもが病気にかかる可能性は低いという結果が示された。たとえば、感染した家族と同居している9歳未満の子どもの発病率は7・4%で、同様の状況にある60歳から69歳までの成人の発病率は15・4%だった。[21] その後の多数の研究により、この結果は裏づけられた。[22] 妊婦から胎児への感染（「垂直感染」）は、新型コロナウイルス感染症でも比較的まれなようだ。[23]

子どもの発病率が低いだけでなく、感

染した若年者の致命割合も非常に低い（ただし、重篤な合併症を併発した症例はまれにある）[24]。武漢では、19歳未満の患者のうち、重症患者（２・５％）または重体患者（０・２％）の割合が非常に少ないことが、初期に行われたある研究から明らかになった。その後の多数の研究からも、それは裏づけられている[25]。たとえば、中国の２１４３人の小児患者を対象とした研究では、死亡したのはわずか１人（14歳児）であることがわかった[26]。新型コロナウイルス感染症の同様の年齢パターンは、アメリカでも観察された[27]。全体として、20歳未満の死亡率は非常に低く、死亡者は１万人の発病者のうち１人から３人ほどだ。50代後半の患者では約１００人に１人と、その割合は上昇する。80歳以上の患者は、約５人に１人の割合まで上がる[28]。これが逆Ｌ字型カーブである。はっきりさせておくが、若年者には、肺や神経、心臓、または腎臓に長期的な疾患を残す可能性のある、致死性のない合併症が起こることがある。もちろん、アメリカでは何百万人もの人が感染しているので、若者が死亡するケースはこれまでも発生したし、今後も発生するだろう。

この死亡率のパターンは、２００３年のＳＡＲＳ－１のパンデミックのときにも見られた。香港では、24歳未満の患者は１人も死亡しなかったが、65歳以上の患者の半数以上が死亡した[29]。ちなみに、アメリカの全体の死亡率、および世界的に見た全体の死亡率の地理的な違いには、その人口と年齢分布の相違が関係している可能性がある。ナイジェリアのように若い人口が多い国では、イタリアのような高齢社会の国よりも、パンデミックが命取りになる可能性は大幅に低くなる。

✣子どもが感染しにくい理由とは?

子どもたちがSARS-2に対して相対的に感受性が低いのはなぜだろうか? 行動や環境の違い(煙や公害に長期的にさらされていないなど)もあるが、よく知られたいくつかの生物学的仮説では、ウイルスが細胞に侵入するために標的とするACE2受容体の違い、ウイルスを防御する免疫系の違い、新型コロナウイルス感染症の影響に並行して影響を与えうる種々のワクチンやその他ウイルスに対する曝露の違いも、関係があると考えられている。

いくつかの研究では、年齢の上昇に伴うACE2発現の低下が観察されており、ACE2受容体の豊富さや受容体の活性化の違いが、どういうわけか逆説的に子どものウイルスに対する免疫力を強化するために役立つ可能性があることが示されている。[30] 高齢、高血圧、糖尿病、心血管疾患などの、新型コロナウイルス感染症のいくつかの危険要因は、程度の差こそあれ、ACE2受容体の欠乏という共通点がある。[31] 肺系統におけるACE2受容体の正確な分布も年齢によって異なる可能性があるので、それも影響を与えている可能性がある。新型コロナウイルス感染症の病態生理学におけるACE2受容体の役割については、さらに多くの研究で明らかにされる必要がある。[32]

ほかには、年齢によって免疫系の生得的な側面が異なると指摘する説もある。たとえば、子どもは適応免疫系において、接したことのない病原体に対して最適化する能力が高いのに対し、大人は記憶細胞が発達しており、接したことのある病原体に合わせて効率よく反応する。[33] 異物と闘うことに専念する子どもの免疫細胞は、大人よりも効率的に異物と闘えるのかもしれず、これにより、SARS-2などの病原体に対して、大人よりも効果的な抗体を作ることができるのかもしれない[34]。また、若年者の免疫系は、新型コロナウイルス感染症の罹患率と死亡率に大きな役割を果たす、サイトカイン・ストームという体にダメージを与える免疫系の過剰反応を起こすほど、成熟していないのかもしれない[35]。

もう一つの説は、小児期に行われる定期的な予防接種により、子どもがＳＡＲＳ－２に対する交差免疫を獲得する可能性があるというものだ。とくに、結核ワクチンのＢＣＧ（アメリカでは現在用いられていない）は、新規ウイルスに対して有効となりうる非特異的な防御的役割があることから、大きな注目を集めている[36]。その他の専門家は、子どもが別のウイルスにさらされることでＳＡＲＳ－２に対する防御的な交差免疫が得られるのではないかと推測している（これは、パンデミックの深刻度に地域差があることの説明にも適用できるかもしれない）。その一方で、成人が過去に得た別のコロナウイルスに対する免疫力が、新たなコロナウイルスに対して免疫学的な過剰反応を引き起こし、その年齢層に重症化を招くのではないかという考えもある[37]。さらに、子どもの肺に別のウイルスが存在するために、ウイルス間の競争的な相互作用がＳＡＲＳ－２の増殖を制限し、新型コロナウイルス感染症の重症化を抑えるという説もある[38]。要するに、多くの仮説が存在しており、さらなる研究が必要とされるということだ。

子どもの発病率と死亡率は明らかに低いが、若年層は高齢者と同じように感染を広げやすいのかどうか、つまり、感染性が高いのか低いのかという疑問がある。誤解のないように言うと、子どもも確かに感染させる可能性がある。だから、新型コロナウイルス感染症の流行を抑える有効な手段として、学校閉鎖が行われたのだ。だが問題は、子どもたちが大人と比べてどれだけ感染性が低いかということだ。端的に言えば、子どもたちに感染させる力がなかったとしたら、何百万人もの教師や親が病原体の媒介者となる可能性があったとしても、学校を閉鎖しようという意欲は低下していたことだろう。

子どもの感染性については盛んに研究が行われているが、ほとんどの研究において、子どもは新型コロナウイルス感染症のパンデミックの主な要因ではない可能性が高いと結論づけられている[39]。しかし、これについてはまだ不確実な点があり、入手可能な証拠のほとんどがロックダウン下で収集されていることから、それに基づき通常の状況を推測はできないかもしれない。詳細な接触者追跡などの手段を用いて、子どもによるSARS-2感染に直接取り組んだ研究はほとんどないが、これまで行われた研究（たとえば、スイスとフランス）では、子どもの感染性は大人と同程度か、大人よりもやや低いと報告されている[40]。低い感染性の説明としては、若年者の咳は弱くしつこくないなど症状が穏やかなために、感染粒子の拡散が抑えられるのではないかということが考えられる。あるいは、子どもの身長は大人よりも低いので呼吸器飛沫が落下することが、感染拡大を減少させている可能性もある。さらに別の可能性としては、学校閉鎖によって子どもたちが感染しにくくなり、よって初発症例が少なくなったということも考えられる。しかし、子どもたちは大人よりも社会的な交流が多いと言えるので、大人よりも低いウイルス拡散の可能性をそれが相殺しているかもしれない[41]。

SARS-2の感染において果たす子どもの役割の重要性に関係なく、第3章で述べたように子どもが登校しない場合の危険性を考えると、学校閉鎖は子どもたちにとってやはり公平とは言えないだろう。さらに、子どもが新型コロナウイルス感染症で死亡することはめったにないが、失業、混乱、恐怖など、この感染症のパンデミックに対して大人が示す反応によって、子どもたちはやはり悪影響を受けている。子どもたちもこの惨状のなかで苦しんでいる。

トリアージと高齢者のリスク

今回のパンデミックで若者が感染を免れていることには大きな安堵感を覚えるが、「死ぬのは年寄りだけだ」という物言いは、実に憂慮すべきである。なかんずく、そのような〝犠牲〟が現実に避けられない場合はなおさらだ。もちろん、高齢者の余命が少ないのは事実だが、このような発言は、ある命がほかの命よりも価値がないとか、高齢者が社会や家族にほとんど貢献していないという印象を与える。感染症による死を、自分以外の集団に影響を与えるものだとみなしたいという誘惑が人間に常につきまとうものだとすれば、このような発言が出るのもあながち意外ではない。とはいえ、わたしたちが高齢者について話すとき、それは誰かの両親や祖父母、友人、隣人のことを話しているのだ。

　高齢者であることは、別の意味でも危険要因である。2020年4月上旬、全米の多くの病院では、年齢を基準にしたトリアージに関する方針を準備していた。その前の月に、このようなトリアージの必要性がイタリアで取り上げられていた[42]。状況的に必要となれば、高齢者に対して人工呼吸器の装着を行わないことにするか、高齢者の人工呼吸器を外して、生き延びる可能性の高い若い人たちに割り当てることになったのだ。戦場のような残酷なトリアージが行われる見通しが、大都市に、きらびやかな病院にまで及ぶようになった。ほとんど信じがたいことだった。ハリケーン・カトリーナで緊迫した状況下にあったニューオーリンズの病院で、本人の了解を得ない生命維持装置の使用中止と安楽死が行われたという悪名高いエピソードは、よく知っていた[43]。だが、アメリカで大々的にトリアージを行わなければならないかもしれないなどと、それまで考えたこともなかった。
だが、この可能性を考慮しないほうが、思慮分別に欠けていただろう。わたしが所属するイェール・ニューヘブン病院は、２０２０年4月10日に十分に考え抜かれた方針を発表した。

［このプロトコール］は、できる限り多くの患者の生存率を最大化することを目的として作成された。本プロトコールは、個々の患者の擁護と、公衆衛生を最大化するために可能な限り公平に希少な資源を配分する必要性との間で、臨床医が内なる葛藤に直面する際に、臨床医の道徳的苦痛と孤立を緩和することを目的としている。これらのガイドラインは、別の病院で作成された内容に大きな影響を受けており、わたしたちのガイドラインは、コネティカット州のほかの病院に伝えられ、そこでまとめられている内容に影響を与える……。
トリアージのスコアの再計算と関連する決定事項はすべて、利用可能である最善の客観的臨床データを用いた、患者の個々の評価に基づいて行われる。すべての場合において、認知されている社会的価値、人種、民族、性別、性同一性、性的指向、宗教、在留資格、投獄者、支払い能力、ホームレス、想定される「ＶＩＰ」ステータス、および生存の可能性と無関係の障害を含むがこれに限定されない、臨床的に無関係な要因は考慮されない。

さらに、病院はプロトコールが「情報提供のため」に回覧され、「これは、現在効力を有するものでは決してなく、収容能力拡大その他すべての手段を使い果たしたのちに、最後の手段としてのみ発動される」と述べた。パンデミックの第1波では、少なくとも２０２０年7月までは、全米のどの病院でもこのような措置を必要としなかったが、ニューヨーク市の例が示すように、医療体制はかなり逼迫していた。

年齢差別とアメリカ障害者法の違反になるという理由で、連邦政府が年齢をそのような決定要因にすべきではないと提案しようとし、さらなる論争が噴出した。しかし、トリアージで重要になる問題は、資源配分が正当化されるに足る利益をもたらす可能性が高いか、あるいはその資源が別の場所のほうがうまく配分される可能性があるかどうかを決定することだ。トリアージとは、本質的に難しく、不完全で、実利的な計算なのだ。それに、わたしたちはいつも医療の現場でトリアージに取り組んでいる——たとえば、臓器移植の候補者のなかでも優先的に臓器を受け取る患者もいる。[44]

２０２０年4月下旬にニューヨーク市の救急救命士のために最初に回覧された規則（第3章で述べた）のなかで、このバランスをとろうとした例があった。それには、貴重な資源を節約するためには、リスクを制限し「最大限の人数の命を救うために」、特定の患者の蘇生を試みないようという指示があった。[45]この命令は後日取り消されたが、平時には必要のない妥協をしなくてはならないという現実を、はっきりと思い知らされた。

医療をこのように割り当てる場合の事情は、結局のところ生存の可能性に帰着する。その人が生き延びる可能性があるのか、ないのか。あるとすれば、どのくらいの期間か。そして、生存の可能性は、その人の年齢や既往症に大きく左右される。患者をトリアージするときに、そのような要素を無視することはできない。疫病の時代には、年齢や健康状態などの社会的な区別が、否応なしに浮き彫りにされる。

女性を守るホルモンと免疫機構

新型コロナウイルス感染症の発生初期の武漢の患者について最初に書かれ、２０２０年1月24日に発表された論文から、女性よりも男性の患者数が多いことは明白だった。最初に報告された41例のうち男性が73％を占めていた[46]。また、男性は症状が現れやすく、罹患すると死亡する可能性が高いことも明らかになった。その後、3月にニューヨーク大学病院で行われた４１０３人の患者を対象とした調査では、同数の男女がウイルスに陽性反応を示したが、男性のほうが症状が悪くなり入院する可能性が高く、重症化して死亡する可能性も高いこともわかった[47]。全体として、男性は女性よりも死亡率が50％高くなっていた[48]。

この男女間の非対称性が中国で最初に観察されたとき、中国人男性の喫煙率が女性に比べて著しく高いことが原因とされたが、その後の分析で、これが主な理由ではないことが明らかになった。より説得力のある説明としては、高齢男性は一般に女性よりも健康状態が悪いということが挙げられる。男性には、高血圧や糖尿病、心血管疾患、癌など、新型コロナウイルス感染症を重症化させる、その他の危険要素が見られる傾向がある。ニューヨーク市のサンプルでは、こうした要素を調整することで、入院と死亡率における男女間の格差が解消された。

だが、男女の免疫システムの特性によって、その違いの一部は説明がつくかもしれない。性ホルモンであるエストロゲン、プロゲステロン、テストステロンが、ウイルス感染症を含むさまざまな感染症に対して、生来備わる自然免疫細胞の反応を調節し、新型コロナウイルス感染症に対する感受性と重症度に影響を与える可能性があるのだ。[49] エストロゲンとプロゲステロン（どちらも女性のほうがはるかに多く分泌する）は、ウイルスの防御に役立つとされるACE2受容体の発現や活性化を促進し、有害な免疫過剰反応を緩和することで、新型コロナウイルス感染症から女性を守る効果があると言われる。テストステロン（男性のほうが多く分泌する）は、逆の効果をもたらすとされる。[50] また、女性はX染色体に免疫に関連する遺伝子が高密度に存在するため、新型コロナウイルス感染症の免疫に優れている可能性もある。男性の細胞には母親から受け継いだX染色体が1本だけあるのに対し、女性の細胞には母親と父親から受け継いだ2本のX染色体がある。女性の細胞は、2本のX染色体のうちの1本を不活性化することで、異なる遺伝子の組み合わせをもつモザイク状の細胞になる。このような多様性が、男性の固定的な発現と比較して、免疫の優位性をもたらすと考えられている。[51]

リモートワークは富裕層の特権

その他の感染症と同様に、新型コロナウイルスは社会経済的な境界線に沿って異なる影響を与える。このパンデミックが、わたしたちの社会に構造的不平等を引き起こしたわけではないが、それでもやはり、社会の不平等をはっきりと浮き彫りにした。

ニューヨーク市では、クイーンズ中心部のような、低所得者層や移民の多い地域で感染率が格段に高いことは、すでに知られている。また、同市の富裕層たちがウイルスから逃れ、アウトブレイクの中心地から遠く離れたところで仕事を続けていたことも知られている。しかし、低所得者の仕事のほとんどは、リモートワークができない。調理師、看護助手、食料品店のレジ係、建設作業員、清掃員、保育士、トラック運転手などは、在宅で働くことができない。景気低迷で職を失わなかったこうした職種の人々は、感染リスクが高い環境に置かれていることがわかった。また、このような職種の多くには十分な健康保険がないため、病気になっても簡単に医療を受けることが（あるいは病欠を取ることも）できなかった。そのため、多くの労働者階級の人々は病気になっても仕事を続け、治療を受けようとしなかった。そして、病気でも働いていた人々が、このエピデミックを悪化させることになった。

深刻な不平等と国民皆保険制度の欠如が社会全体を傷つけることを、伝染性の高い感染症の性質が暴き出した。感染症が診断されずに、治療されずに放置されることで、社会科学者が外部性と呼ぶものが生み出される。これは、第三者に影響を及ぼす副次的作用のことだ。感染の拡大を抑える行動（仕事を休むなど）、あるいは感染のリスクを高める行動（病気でも仕事に行くようなこと）を強制するのであれば、医療保障を契約に含めるべきである。さらに言うと、アメリカは裕福な民主主義国家のなかでは珍しく、有給の病気休暇がすべての人に認められていない。こうしたことからも、隣人の健康を（問題がより明らかになるパンデミックの間だけではなく）誰もがみな気にかけるべきなのだ。

パンデミック発生時に貧しい人々が直面していた苦難は、驚愕するほど過酷だった。デトロイトで最も経済的貧困にあえぐ地域で暮らす、2人の少女の母親であるアキバ・デュルの話は、とくに悲痛だった。公共料金の支払いができず、彼女の家は半年間も水道を止められていた。パンデミックが発生する前は、近所や友人から水をもらって子どもたちを入浴させていた。「娘たちを1日おきに風呂に入れるか、節水のために水を含ませたスポンジで体を拭くだけにしていた」と彼女は打ち明けた。「やりきれない思いがする」[52]。彼女たちは、以前は学校や仕事に行ったときに、トイレに行ったり、水を飲んだりするようにして、生活を営んでいたが、自宅待機命令でそれができなくなった。これは決して珍しい状況ではない――パンデミックの前に、1500万人ほどのアメリカ人が毎年水道を止められていたとされる――が、良好な衛生状態を保つために必要な水がないという事態は、アウトブレイクが発生している間、コミュニティ全体にとってとくに厄介なことだ。

新型コロナウイルス感染症による一時休業がもたらした経済的惨状は、2020年4月に撮影されたフードバンクの写真で明らかになった。毎月行われる教会のフードドライブやレストランからの寄付など、それまで支援を受けていたところからの提供が途絶えたため、フードバンクの運営は限界に近かった。テキサス州サンアントニオのフードバンクは、2020年4月9日の木曜日に約1万世帯に支援を行った。その日は、450トンもの食料が積み込まれた25台のトラクタートレーラーを停めた巨大な駐車場で、スタッフが配布を開始した。ところが、あまりにも多くの人が押し寄せたために食料がなくなりそうになり、サンアントニオ・フードバンクのCEOであるエリック・クーパーは倉庫に電話をかけ、さらにトラックを寄こしてほしいと要請した。駐車場の航空写真には、何千台もの車が何キロも曲がりくねった列をなしてハイウェイで待っているようすが写っていた。各車に対して約90キロの食料品を配布した。この非営利団体の40年の歴史のなかで、1日としては最大の食品配布量だった。「今日は大変な日だった」とクーパーは語った。「今回ほど大規模な要求に応えたことはなかった」[53]。フードバンクでは人手が足りず、クーパーは「州兵か誰か」の支援を望んでいた。

テキサスだけではなかった。解雇された何百万人もの労働者がフードバンクの支援を求めたことから、全米のフードバンクの需要が急増したと報告された。ユタ州オレム、カリフォルニア州カーソン、ペンシルベニア州ピッツバーグ、フロリダ州ハイアリア、メリーランド州ボルチモアなど、アメリカのあちこちで撮られた写真を見ていると、1918年にも食料を求めてこのような長蛇の列ができたのだろうと思わずにはいられなかった。[54]

食肉加工工場の過酷な現実

低所得者がさらされる危険性を増大させたもう1つの要因は、密集した環境で生活し仕事をしている人々が多いことだ。多くの貧しいアメリカ人にとって、自宅で物理的な距離を保つことは容易ではなかった。アメリカの所得分布の中間に位置する人々でさえ、家族一人一人にバスルームの付いた専用の寝室を確保するのに苦労していた。そして、アメリカの50万人以上のホームレスの人々にとって、「家にいて、安全に過ごそう」という命令（バーモント州農村部のコロナウイルス対策のメッセージ）は、腹立たしいとまでは言わないまでも、ばかげたメッセージに聞こえたにちがいない。[55] 2020年4月2日と3日にボストンのシェルターで寝泊まりしていたホームレスの成人402人を対象にした調査では、36％がSARS-2の陽性反応を示したが、当時のボストン市全体の陽性者が2％未満だったことも驚くにはあたらない。[56]

全米の刑務所や拘置所でも、密集した環境のせいで感染症の爆発的な増加につながった。アメリカ人が刑務所に収監される率は世界のどの国よりも高く、測定方法によっては、スターリン政権下のソビエト連邦に匹敵するとも言われている。収監者の大多数は低所得層の出身である。アメリカの刑務所では、受刑者が物理的な距離を保つことは不可能だ。日々、囚人全員が同じ物に触れ、同じ狭い廊下を通ることを余儀なくされる。当然と言えば当然だが、ここは閉鎖されたコミュニティであり、ひとたび感染が根を下ろすと、野火のように広がる。『ニューヨーク・タイムズ』紙が作成したアウトブレイクのリストでは、２０２０年5月17日時点の上位50件のうち、30件が刑務所である。そのなかには、アメリカ国内のあらゆる場所で発生したアウトブレイクのなかで、最大のアウトブレイクが4件含まれていた。

食肉加工工場も大きな打撃を受けた。２０２０年5月17日の時点で、高齢者施設や刑務所（それに、グアムに停泊中の原子力空母「セオドア・ルーズベルト号」）以外で、最もアウトブレイクが頻発していたのは食肉加工工場だった（発生件数上位50件のうち15件）。頻度だけではない。実際、刑務所以外での最大規模のアウトブレイクは、食肉加工工場だった。[57] サウスダコタ州スーフォールズのスミスフィールド食肉加工施設だけで１０９５件の症例が発生した。企業がアウトブレイクに直面すると、出勤した従業員に賃金を上積みするというような、（公衆衛生の観点からは）実に愚かな対策を実施する場合があった。たとえば、スミスフィールド社は4月の1ヵ月間、シフトを欠勤しなかった労働者に５００ドルの「責任ボーナス」を支給したが、これは間違いなくアウトブレイクを悪化させた。[58] このようなアプローチをとらずに、労働者の日給を上げる（これにより労働者は仕事をさらに好きになり、工場は多くの労働者を採用できるようになる）一方で、罹患した労働者が家にいられるように、病気休暇を増やしたり緩和したりするべきだった（もちろん、アウトブレイク発生直後は工場の生産を削減しなければならない）。こうした変更は食肉の店頭価格の値上げにつながるが、それは、社会としてパンデミックに対応するためのコストの一部である。ウイルスが蔓延しているときは、誰にとってもコストがかかる。

食肉加工工場での新型コロナウイルス感染症のアウトブレイクが頻発したことから、一部の業界では、国の食料供給に影響が出るのではないかと懸念された。[59] 4月28日、大統領はホワイトハウスのウェブサイトで、食肉会社の営業継続のために国防生産法（通常は戦時中の緊急事態を想定している）を発動するつもりだと述べた。[60] 大統領は、食肉加工工場は国家の「重要なインフラ」の一部であり、「こうした工場の閉鎖は、国内の食料供給を混乱させ、勤勉な農家や牧場主に不利な影響を与えかねない」と断言した。残念ながら、新型コロナウイルス感染症に直面している勤勉な食肉加工業者に及ぼす不利な影響については、言及されなかった。

食肉加工工場は、長時間労働で悪名高い場所とされてきた。20世紀の初めにシカゴの食肉加工施設で働く移民の生活を描いた、アプトン・シンクレアの有名な小説『ジャングル』（原題"The Jungle"、大井浩二訳、松柏社、２００９年）でも、その実情が取り上げられている。ＣＤＣは２０２０年５月にアウトブレイクに関する分析を発表し、13万人以上の労働者を擁する19州の１１５施設のなかで、４９１３件の症例（当時は労働者の３％）が発生し、20人が死亡した（ＣＦＲは０・４％）と指摘した。[61] この報告書では、労働者同士が近接していること、密集した共同生活という住環境および交通手段が、重要な要因だと強調されていた。２０２０年５月７日の記者会見で、アレックス・アザー保健福祉省長官は、施設内の状況ではなく労働者の生活の社会的側面のせいにしようと苦心していた。しかし、この説明はほとんど意味をなさなかった。世界中の食肉加工工場でも新型コロナウイルス感染症の影響を受けており、ブラジルやオーストラリア、スペイン、アイルランド、ポルトガル、カナダ、ドイツ、イスラエルでもアウトブレイクが報告され、それぞれの従業員の生活環境は異なっていたからだ。そのうえ、同じような生活環境の従業員がいても感染者が出ていない産業もあった。

食肉加工工場はその他の産業に比べて、なぜ新型コロナウイルス感染症のアウトブレイクが発生しやすいのだろうか？　CDCが報告したように、人が密集した労働条件は確かに一因となっている。だが、それだけではない。食肉加工は切り傷や擦り傷を伴う危険な職業だ。工場内は意図的に努めて低温に保たれており、空気調節装置から冷気が激しく排出され、それが行き渡るようにされている。大音量の機器を使用しているため、作業員は（近くに立ち、顔を突き合わせていることが多い）相手に聞こえるように声を張り上げなくてはならず、ウイルスが口から出ることになる（教会の聖歌隊で発生したSARS-2のアウトブレイクに似ている）[62]。食肉加工では、（たとえば、のこぎりの使用により）エアロゾルが発生することもあり、これが以前にも職場でアウトブレイクを引き起こした可能性がある[63]。また、2003年のSARS-1発生時、いくつかのスーパー・スプレッド現象は、汚染された体液のエアロゾル化と関連していた。2020年には、欠陥品の人工呼吸器やネブライザーを介して、ICUの患者の分泌物からウイルスがエアロゾル化し、結果として医療従事者へと拡散したと思われる事例も見られた[64]。食肉加工工場でのアウトブレイクの放置が、1～2週間もしないうちに周囲の地域社会への病原体の流出を招くことになったのかもしれない。病原体は工場で繁殖し、外部に広がった[65]。

労働者階級の黒人は消耗品?

新型コロナウイルスの発病率やCFRの民族間・人種間格差も、パンデミックがアメリカを襲ってから間もなくして明らかになった。これは、感染症が強いる負担の相違という、昔から見られるいつものパターンだった。

少数集団の症例数と死者数は、一般にその地域の人口に彼らが占める比率を上回っていた。2020年5月28日までのCDCのデータによると、アメリカのヒスパニック系とアフリカ系アメリカ人は、白人と比べてSARS-2に感染する割合が約3倍、死亡する割合が約2倍となっていた。この傾向は、農村部、郊外の郡、都市部で明白だった。たとえば、ミズーリ州カンザスシティの住民の感染者の40%は、黒人またはヒスパニック系だが、彼らが州の人口に占める割合はわずか16%である。ミシガン州ケント郡では、黒人とヒスパニック系が郡の人口の20%を占めているが、彼らは新型コロナウイルスの感染症例数の63%を占めている[66]。

2020年7月8日までの新型コロナウイルス感染症の症例における民族と人種を全国的に分析した結果、白人と黒人の死亡率にはかなりの差があることがわかった。調査対象となった45州とコロンビア特別区では、黒人は人口の12・4%を占めていたが、死亡者の約22・6%を占めた。黒人と白人の年齢差を考慮に入れると、結果はさらに悪くなる。つまり、黒人は白人よりも平均年齢が若いので、それだけでも死亡率が低くなるはずなのだ。ある全国調査では、この点を補正したところ、全体として、黒人は白人の3・8倍の死亡リスクがあることが明らかになった[67]。興味深いことに、ウイルスから受ける人種による影響の違いは、年齢を調整したあとでも、州によって異なった。黒人は白人と比べて、カンザス州では8・1倍、ニューヨーク州では4・5倍、ミシシッピ州では3・4倍、マサチューセッツ州では2・1倍の死亡率だった。

これについて理解するためには、絶対死亡率を調べることも1つの方法である。大きな打撃を受けたコネティカット、ミシガン、ニュージャージー、ニューヨークの各州では、パンデミックの最初の4ヵ月間に、1000人中1人以上の割合で、黒人住民が新型コロナウイルスで死亡した。ニューヨーク州だけで見ると、黒人住民1000人中2人が死亡している。これはニューヨーク市の死亡率が大きく影響している。同市では、数ヵ月のうちに1000人の黒人のうち3人が死亡したのだ！　ちなみに、40歳の平均的なアメリカ人が今後1年間にあらゆる原因で死亡するリスクは、1000人に2人程度であることを考慮に入れてもらいたい。

昔は、黒人は伝染性の病気に比較的免疫があるとされていたこともあったが、どういうわけか、病気になったときに彼らが味わう苦境は正当化されるとも考えられていた。たとえば、1793年にフィラデルフィアで黄熱病（蚊が媒介するウイルスが原因）が流行したとき、（人口5万人のうち）5000人以上が死亡した。このとき、アフリカ系アメリカ人の聖職者で奴隷制廃止論者のアブサロム・ジョーンズは、次のように述べた。

この街では、わたしたちの人種は白人ほど病気にかかりやすくないという見解が、今日《こんにち》に至るまで通説となっている。この問題の真相を語ることを、友人たちが許してくれることを願う。

この恐ろしい病気が流行した西インド諸島やその他の地域では、黒人はこの病気にかからないとされている。その観察結果がわたしたちの経験で裏づけられていたならば、あなた方にとっては、ましてやわたしたちにとっては好ましいことだっただろう。

有色人種がこの病気にかかって死んだとき、それが否定できないほど大きな話題になるまで、この流行病のせいではないと言われ、いくらかは死んだが多くはないと言われた。わたしたちは命を危険にさらしてまで役務を強要されたというのに、わたしたちがあなた方から少しばかりのお金を巻き上げていると非難される(68)。


ジョーンズはこの記述で、労働者階級の人々が消耗品とみなされていた現実をとらえている。彼らの役務は、命を危険にさらしてでも必要とされた。これは、エッセンシャルワーカーが大きな危険に身を置いている、2020年に見られるパターンと大して違わない。

マイノリティの死亡率が高い本当の理由

ヒスパニック系コミュニティもウイルスで大きな打撃を受けている。これは、全米規模の大雑把な比較ではあまり明らかにされていない。前述した45州とコロンビア特別区のサンプルでは、ヒスパニック系住民が人口に占める割合は18・3%だが、死亡者の16・8%を占めた。しかし、この数値を年齢で調整すると、ヒスパニック系は白人と比べて死亡リスクが2・5倍になった[69]。ニューヨーク州では、最初の数ヵ月間で、ヒスパニック系住民の1000人中1人がこのウイルスにより死亡した。この割合は、ニューヨーク市の死亡率が押し上げた。同市のヒスパニック系住民の死亡率は、1000人に2人を超えていた。2020年4月11日現在のニューヨーク市では、ヒスパニック系住民は死亡者の34％を占めたが、人口に占める割合は29％だった[70]。

インディアン保健局からの報告によると、アメリカのインディアン部族でも同様の状況だということがわかった。2020年7月17日の時点で、アメリカン・インディアンの間で新型コロナウイルス感染が確認された症例は2万6470件で、そのうち9000件以上が、ニューメキシコ州、ユタ州、アリゾナ州の一部にまたがる広大なナバホ居留地（ナバホ・ネイション）で発生した[71]。ここには25万人が住んでおり、4月末の時点で、1人当たりの新型コロナウイルスの感染率が、アメリカではニュージャージー州とニューヨーク州に次いで、3番目に高かった。全国規模の分析によると、2020年7月の時点で、アメリカン・インディアンは全米の人口の1％を占めるが、死亡者数の2％を占めていることが明らかになった[72]。

居留地には水道などのインフラや医療設備が十分に整っておらず、また雇用を生み出す産業もないため、カジノの仕事などに頼らざるをえない。だが、ソーシャルディスタンスの措置の一環として、そのカジノや観光事業が完全に営業を停止しているため、多くの部族に多大な負担が強いられることになった。そのうえ、アメリカン・インディアンの家庭には、経済的なセーフティネットがないことが多い。アメリカン・インディアン世帯の平均収入は約3万9700ドルで、典型的なアメリカ人世帯の収入5

万7600ドルよりもかなり低い。

新型コロナウイルス感染症が与える損害の人種間の相違は、病死や病気感染におけるその他危険要素と関係がある。たとえば、高血圧、糖尿病、肥満、心血管疾患は、どれもSARS－2感染者の死亡リスクを高めることが知られており、こうした疾患はほとんどのマイノリティ集団で多く見られる。死亡率の格差の一部、もしかするとそのほとんどが、間違いなくこうした要因によって説明がつくだろう。さらに、マイノリティ集団と非マイノリティ集団の家族構成も、この差を説明するのに役立つかもしれない。アメリカでは、アフリカ系アメリカ人の26％とヒスパニック系アメリカ人の27％が、祖父母と同居する多世代世帯となるのに対して、白人でそのような世帯は16％しかない[73]。

居住分化は病気が強いる負担にも影響を与える。居住分化は、多くの異なる体系的要因に根ざしているが、実際の効果は、ホモフィリー（同類性・同類親和性）という、人間の社会組織の原則の一因となっている。これは専門用語だが、要するに「類は友を呼ぶ」ということだ。人は社会のその他構成員とそれぞれ同じように交流する機会があるわけではない。それがどのような定義であれ、人が「自分の」集団の構成員と優先的に過ごす傾向があるとすれば、あるコミュニティに根づいた感染症は、そのコミュニティのなかで広まり、それだけの理由で、その集団の感染率は高くなる。したがって、ある集団に偶然病原体が播種された場合、病原体が別の集団に伝播する前に、しばらくの間その集団のなかで動き回ることになる。

1980年代にHIVがわたしたちの社会に入って来たときにも、同じようなことが起こった。男性の同性愛者の性行為が――とくに、パートナーの数が多く、同時に複数のパートナーと性交し、アナルセックスが一般的であるという点で――病気の広がりの一因となった。だが実際には、ウイルスが同性愛者のコミュニティにたまたま根づいたというだけであり、そのために、別の集団と比べて当初この集団で感染者数の割合が高くなり、長い間病気が大いに流行したというだけなのだ。もしＨＩＶが最初に異性愛者の男性と女性の間で発生したならば、同性愛者の男性は、少なくとも最初の時点では、この病気に比較的かかりにくいように思えたことだろう。そして、ある集団が何らかの理由でとくに孤立している場合、その集団の大勢が感染症にさらされるまで、その感染症は集団の中で広がり、別の集団にうつるまではしばらくかかるだろう。だが、病原体は必ず伝播する。病原体とはそういうものだ。

このような構造的な社会的要因以外に、未知の生物学的理由もあるかもしれない。たとえば、いくつかの民族や人種の集団でウイルスの保有レベルが高いのは、第８章で取り上げるように、おそらく過去に別の病原体に曝露したか、病原体に対する生来の免疫力の違いに関係するのだろう。しかし、統計的手法を用いて前述した医学的・社会的要因をすべて考慮に入れると――疫学者が、たとえば所得、過去の健康状態、教育、職業、居住地などのその他変数に関して差がない、黒人と白人の間の死亡率を比較できるならば――民族および人種間の格差がなくなることが多いのだ。

集団間の異なる属性を制御するというこの問題は、統計学者が因果モデルと呼ぶ問題を提起する。住む場所、財産、職業、慢性的な健康状態を調整すれば、人種の「影響」が消えるか、最小化される可能性があることは事実である。だが、これは実のところ何を意味するのだろうか？　一方では、人種による純粋な影響がないことを意味しているので、この新型コロナウイルス感染症のデータ解析は、良いニュースととらえることができるだろう。人種間の差は単に注意をそらすものでしかなく、本当の差は、健康状態や職業の違いなどが関係するということになるからだ。

その一方で、社会の構造的に、こうした社会的要因における転帰の悪化に民族や人種が実際に関連するのであれば、その要因を調整して人種は影響しないと結論づけることは、まったくの間違いである。学部の授業で教えるときには、これを次のように説明する。その他の要因によって調整されているという理由で健康転帰〔訳注：疾病の予防・治療の結果としてある健康状態〕における人種の違いを退けることは、食材の質、雰囲気、洗練されたメニュー、そして上質のワインリストの存在を調整してから、マクドナルドの食事とニューヨーク市で一番しゃれたレストランでの食事に違いはないと言っているようなものだ、と。

免疫パスポートはいつ手に入るか？

2020年のパンデミックは、長年にわたる格差と不平等を浮き彫りにした。また、いくつかの点で2者間の分裂を新たに助長することにもなった。

中国では、武漢出身者とそうでない者の間に大きな溝ができた。武漢の住民に対する差別が広まった。たとえ感染していなくても、何年も武漢に行っていなかったとしても、武漢出身というだけで（中国の身分証明書には必ず記載があるので）、1600キロも離れた北京でアパートを借りることができなかった。[74] アメリカで言えば、アイオワ州の家主が、ニューヨーク州の運転免許証所持者にアパートを貸すことを拒否しているようなものだ。とはいえ、アメリカでも州外から来た運転手が州に入ることを阻止しようとした知事もおり、同じような地域差が違った形で表れた。

　ほかにも、在宅で仕事ができる人とできない人、ＮＰＩの推奨事項に従っている人（マスク着用や安全な距離を保つことに関して）と従わない人など、やはりウイルスによって強調された区別があった。

　さらに、このウイルスは免疫のある人とない人という新たな区分を生み出した。パンデミック発生から最初の数年間は、ウイルスが人類の間を循環しながら、徐々に多くの人々が病気にかかり、回復するようになるだろう。その他のコロナウイルスに関する既知の情報を基にすると、これによってある程度の期間は免疫をもてるはずだ。また、同じウイルスに再感染したとしても、２回目の症状は軽度である可能性が高いと思われる（ただし、これについてはまだ確かなことは言えない）[75]。

　流行が始まったばかりの頃、わたしはほかの専門家とともに、エピデミックの抑制を目標とし、免疫保有者と安全に仕事に復帰できる人（とくに医療従事者）を特定できるようにするために、広範な抗体検査を提唱した。しかし、免疫があることを証明できた人の賃金を雇用主がつり上げるという、ある種のディストピア的なシナリオがありえるのではないかと気づいた。実際、最初にヨーロッパで、その後アメリカで、免疫力を検査して、その効果を証明する何らかの証明書を発行するというアイデアが検討された。このような免疫パスポートを所持していれば、非必要不可欠《ノンエッセンシャル》な（必要不可欠《エッセンシャル》ではない）仕事に戻り、同じように免疫のある仲間たちの大人数の集まりに参加できる[76]。

　免疫の証明（ワクチン接種や病気からの回復）は、前例がないわけではない。病院や学校では働き手に予防接種を義務づけ、結核に罹患していないことを証明するように義務づけている。１９９１年に妻のエリカとフィラデルフィアで結婚したとき、梅毒にかかっていないことを証明するために、わたしたちは血液検査を求められた。獣医師には狂犬病の予防接種が義務づけられることがある。アメリカをはじめとする多くの国では、移民に対し、さまざまな伝染性病原体のワクチンが接種済みであることを証明するように義務づけている（2020年現在、アメリカは14種類の病気を指定している）[77]。南北戦争前のニューオーリンズでは、黄熱病に免疫のある人は特別な立場を与えられた（彼らは「順応」したと言われていた）[78]。

だが、免疫パスポート・プログラムはこうした前例とは異なり、実践的・倫理的問題を数多く提起する。第1に、パンデミックの初期段階では、安全なワクチンによってではなく、自然に免疫を獲得できる。そして、前述した例とは異なり、このプログラムは特定の職業や活動に制限されることはない。この証明書によって与えられる特権は、旅行、学校への復帰、礼拝所への参拝、仕事の再開、オンラインの出会い系サービスの利用など、はるかに広範にわたるだろう。

免疫状態に基づく区別は不気味に聞こえるが、必ずしも倫理的に問題があるわけではない。人種差別や性差別とは異なり、人は特定の集団に永久には縛られない。新型コロナウイルス感染症から回復した人たちは、免疫グループに新たに加わることができる。皮肉にも、最初に病原体に曝露された時期が異なるからこそ、特定のマイノリティ集団は免疫証明を受ける列の最前列に立つことになる。一部の人々の感染リスクが高いのだとしても、彼らがその後免疫を立証できるという利点を否定する必要はないだろう。免疫証明が広く自由に利用できるようになれば、そもそも一部の人々を新型コロナウイルス感染の危険にとくにさらすような既存の社会経済的格差を、部分的にでも是正することが可能かもしれない。

しかし、望まれる広範な人間の交流を可能にする免疫証明には、透明で公正かつ手頃な費用の検査プロセスが必要とされる。これはその他の理由からも役立つかもしれない。公認の免疫証明プログラムが適切なアプローチではないとしても、免疫の有無の把握は集団的な利益となる。人々が自分の免疫の状態を知ることで、わたしたち全員が利益を得られる。２０２０年に成立したＣＡＲＥＳ法（新型コロナウイルス救済・支援・経済安全保障法）では、公的医療保険制度および民間保険会社に新型コロナウイルス検査の費用を負担させることが義務づけられ、保険未加入の患者に行ったある種の検査については、病院に払い戻しをさせることが明記された。要するに、原則としてすべてのアメリカ人が無料で検査を受けられるようになったということだ。

また、免疫がある人とない人の区別は、理論的には通常のパターンを逆転させるべきである。つまり、病気にかかった人は汚名を着せられるのではなく、特権を与えられるのだ。しかし、５月上旬時点ではそうではなかった。たとえば、軍では新型コロナウイルスに感染した新兵を「永久に不適格」とみなすとしたという。[79] これは何点かにおいて賢明ではないと思われる。少なくともそのような人々は免疫をもっている可能性があるのだし、兵士を危険にさらさないようにすれば、軍隊が集団免疫に到達する速度を上げることになるだろう（ＳＡＲＳ-２への事前の曝露を無視することに関わるその他代償があるにしても）。

２０２０年５月頃にはすでに、新型コロナウイルス感染症の生存者が近所や家族から敬遠されている例が見られた。マンハッタン在住のサマンサ・ホッフェンバーグは、４月に父親を新型コロナウイルス感染症で亡くした。父親は認知症治療のために入院していた病院で感染した。その後、彼女もこの病気にかかった。完治するまで、愛する人たちとは距離を置くことにした。４月23日、サマンサの住む建物で火災が発生し、彼女は煙を吸って入院した。感染力がなくなったにもかかわらず、彼女の家族は見舞いに行くことを拒否した。「あのときほど、悲しくて落胆したことはなかった」と彼女は振り返った。「家族はわたしのことを恐れるあまり、わたしが1人でこんなことに対処しているという事実を察することさえできなかった」[80]。疫病が発生したとき、このような経験は時代を問わないものだ。

最後に、免疫をもつことの利点を考えると、意図的に病気になろうとする人が現れる可能性も考慮しなくてはならない。これは公衆衛生の観点から言うと、まったくの逆効果である。そういう人は間違いなく現れるだろう。だが、この病気で命を失う可能性もあり、有効なワクチンが開発されたら免疫証明の利点はなくなるので、いずれはあまり現れなくなるだろう。

最終的には、おそらくは2022年のどこかの時点で、社会全体が集団免疫を獲得するか、ワクチンが行き渡るようになるので、免疫証明は一時的なものになるだろう。病原体によって作られたこのような社会の分裂は、最初のパンデミック期間が終われば、あまり目立たなくなるはずだ。

「わたしたち」の問題にして闘う

黒死病が流行したときに少数集団が標的にされたように、疫病が引き起こした分裂は暴力と社会不安へと変化するおそれがある。病原体自体の危険性はあまりないかのごとく、敵対し合うことを心配しなくてはならなくなる。莫大な経済的損害や病気の蔓延、死者の増加を考えると、アメリカ社会が深刻な争いに直面するのではないかと思うのも無理はない。アメリカで銃の販売が急増したことから、パンデミックに襲われるなかで、人々はどうやらこの可能性を懸念していたようだ。2020年3月には19

0万丁以上の銃器が売れ、過去最高の銃器所有率を記録した。[81] 銃情報のオンライン検索も過去最高になった。[82] 銃の購入は食料やガソリンの購入と同じくらい必要不可欠なものとみなされ、州知事は銃器店の営業継続を認めた。幸いなことに、世界ではこれまでのところ、ウイルスを直接の原因とする深刻な暴力のアウトブレイクは免れている。

新型コロナウイルス感染症を深刻視することを難しくした特徴の1つは、(ほとんどの場合は) 目に見える症状がないことだった。コレラは、患者がやせ衰えるほどの大量の下痢と脱水症状で死亡する。天然痘は、ひどい痘痕《あばた》を残す。ペストは、膿瘍や皮膚の変色などを起こし悪臭を放った。1918年のスペイン風邪では、患者は青黒くなり、息を切らして死んだ。病気の致死性の高さ以外にも、このような症状の可視性が一般の人々の行動に拍車をかけた。

そのうえ、新型コロナウイルス感染症の場合は、メディアがかろうじて視覚的にとらえた死者――高齢者施設の床やトラックの荷台に積まれた、シートにくるまれた遺体など――は、非現実的で実感がわかなかった。このように、多くの病人が医療施設に隔離されているか家に1人でおり、亡くなるときの苦しみを伝える人がいなかったために、また、ほとんどの報道は目に見える経済崩壊の兆候(シャッターを閉めた店やフードバンクに並ぶ人の写真)を中心に取り上げていたため、アメリカ人はウイルスが恐ろしい働きをするさまを見ていなかった。新型コロナウイルス感染症の犠牲者やその追悼でさえも、奇妙なことに舞台裏の出来事となり、理解しづらくなった。

これは病原体と闘うためにわたしたちが団結する力にも影響を与えた。死のリスクが遠く、抽象的なもの――わたしたちの問題ではなく彼らの問題――に思われる限り、自分たちの生活への経済的な犠牲と混乱は不当なものに思われた。「あれはシアトルの老人ホームにいる十数人の高齢者の話だ」とか、「食肉加工業者の話にすぎない」とか、「ニューヨーカーの話にすぎない」などと、自分自身に思い込ませて安心することができた。

よって、疫病の時代に現れる社会の分裂のなかでも、おそらく最も重大な意味をもつものは、死んだ人を知っている人と、知らない人との間の分裂である。とはいえ、さらに多くの人が亡くなり、亡くなった人を知っているか、死んだ人を間近で見る人が増えるようになるほど、この疫病が現実味を帯びるようになり、協調した対応が重要だと思うようになるだろう。10万人の死者に対して、その人と親しかった人が100万人おり、その人を個人的に知っていた人が1000万人いる。[83] 死者が増えるにつれて、徐々にではあるが確実に、これはわたしたち全員に影響を及ぼす問題であることを理解するようになる。

この病原体の発病率の違いが既存の社会経済的な境界線に沿っていたことから、人々の間の違いがより顕著になった。また、こうした違いは実在し、目立つ場合が多いが、それらを過度に強調することは、現実的にも道徳的にも害を及ぼしかねない。現実面での問題としては、共有する脆弱性ではなく集団間の発病率の違いを強調する限り、問題をほかの誰かのものだとみなし、自分たちの苦境を人のせいにしがちになる。

最も有益なことは共通の人間性を強調することではないだろうか。パンデミックに立ち向かうために必要なのは、団結と疾病をコントロールしようとする全体の意志なのだ。

第6章　一致団結する

この世のすべての不幸に当てはまることは、ペストにも当てはまる。それは人が自分自身を越えるのに役立つことがある。しかし、ペストがもたらす惨状を見れば、狂人か、臆病者か、盲目でない限りペストにおとなしく屈することなどできない。

――アルベール・カミュ『ペスト』（１９４７年）

２０２０年3月中旬、イェール大学の対面授業が中止となったため、学部生のリアム・エルカインドはマンハッタンの自宅にいた。パンデミックが猛威を振るい始めるなか、他者を助ける方法を探していた彼は、友人と一緒にインビジブル・ハンズという組織を起ち上げた。この組織の目標は、近隣やそれ以外の地域でも、高齢者や危険にさらされている人たちに食料品やその他必需品を届けることだった。ホームページを公開したとたん、ボランティアやメディアの関心が急激に集まった。４日もたたないうちに、１２００人以上のボランティアが登録した。オンラインで情報を見つけられそうにない人に情報を届けるために、ボランティアが多言語に翻訳した昔ながらのチラシを街中の建物に貼った。１ヵ月もしないうちに、インビジブル・ハンズには1万2000人のボランティアの申し込みがあり、4000人を超える人たちからの支援要請に対応し、無料で食料を提供するための補助金プログラムも始めた。[1]

このような多数の組織が全米各地でさっそく活動を開始した。[2] 100年以上の歴史がある相互扶助制度が復活したのだ。たとえば、相互扶助災害救援というネットワークは、集団的、互恵的なケアと、平等主義的な社会関係という考えに根ざしている。「相互扶助は、いわゆる『慈善ではなく結束』を伴う。それは、トップダウン型組織からの施しではなく、誰かの有給雇用でもない。共感、寛大さ、尊厳の精神を体現している」と、同組織のウェブサイトにある。[3] COVID-19相互扶助USAのようなその他の支援ネットワークは、すべての州や町の全相互扶助ネットワークの詳細なリストをキュレートすることで、支援したい人や支援を必要としている人のためのリソースをまとめていた。[4] サンフランシスコのあるラジオ局は、地域の相互扶助制度のリンクをずらりと数十件も貼ったウェブサイトを管理していた。そのリンクをクリックしてフォームに記入すれば、食料から医療、借地人の権利やシェルターに至るまで、援助を要請したり提供したりできる。[5] 同様に、相互扶助NYCでは、高齢者の介護、配達と移動、インターネットとテクノロジー、メンタルヘルス、安全、ペットの世話など、複数のカテゴリーに分けて組織をまとめた。[6]

新型コロナウイルスが善意を引き出す

アメリカ人は、フードバンクを支援したり、そのスタッフを務めたり、また買い物の手伝いをしたりするなど、ほかの方法でも隣人や地域社会を助けるためにボランティア活動を行った。自分の時間を充てて布製のマスクを作ったり、孤独感に苛まれる人と電話で話したりした。図書館員は施設を利用して食事を提供したり、無料のＷｉ‐Ｆｉを貸し出したり、３Ｄプリンターで個人用防護具を作ったり、ホームレスの一時的な避難所にしたりと、驚くほど多様なサービスを提供した。[7] 多くのアメリカ人は、ビジネスを維持したいという気持ちと従業員を助けたいという気持ちから、従業員が仕事をしていなくても給料を払い続けた。余裕のある人も、そうでない人の多くも、数え切れないほどの人たちが慈善事業への寄付を増やした。

家に閉じこもっていた大学生や医大生が協力して、医療従事者と病院運営に欠かせない守衛や食堂従業員などに、託児サービスを提供する体制を整えた。コヴィッドシッターズというミネソタ州のあるグループは、数百人のボランティアと保育サービスを必要とする人たちとをマッチングさせた。[8] その後、この様式に倣うサービスが全米に登場した。「彼らには助けが本当に必要なので、わたしもそれを解決するために手を貸したいと思った」。第一線で働く医療従事者の子どもをボランティアで世話した公立学校教師のダニエル・チャルフィーは語る。「彼らが仕事に行ってほかの人たちの面倒を見られるように、わたしは彼らのために家でいろいろ世話をしている」[9]

２０２０年5月下旬に行われた調査によると、アメリカ人の37％が地域社会の人々を助けるために金銭や物資を寄付し、また自分の時間を充てたことがあると答え、75％はパンデミックが発生してから地元の企業を支援していると答えたという。[10] また、多くのアメリカ人は、高齢者や病気の隣人のようすを確認しに行くと答え（43％）、他人を助けるために自分がウイルスにさらされている可能性があると答えた（17％）。逆に、14％が地域社会の人に助けを求め、16％が助けを受けたと回答した。

アメリカ人は慈善的精神にあふれていることで知られる。フランスのアレクシス・ド・トクヴィルは、1831年にまだ若い国だったアメリカを旅し、その相互扶助制度に感銘を受け、『アメリカのデモクラシー』（全4巻、岩波書店ほか）という先見の明にあふれた著書に所見をまとめた。少なくともこの点に関しては、2世紀を経た今でもあまり変わっていない。我が国は、慈善事業への寄付は世界第1位で、1人当たりにすると、ヨーロッパの人たちの7倍以上の金額を寄付している。アメリカの豊かさや敬虔な信仰心、税制優遇措置を考えると、これは驚くまでもないことかもしれない。地理的にも文化的にも近しいカナダでさえも、アメリカの慈善活動には及ばない。さらに驚いたことには、アメリカの慈善事業への寄付の81％は個人からの寄付が占めており、財団（14％）や企業（わずか5％）よりもはるかに多い[11]。

この点から言えば、パンデミックで目の当たりにした卑劣で利己的な行動と並んで、非常に思いやりあふれる行為が見られたことは、とくに驚くようなことではない。2020年3月に行われ、1万1000人以上から回答を得た調査では、46％の人が、新型コロナウイルス感染症がアメリカ人の最高の部分を引き出していると認めており、アメリカ人の最悪の部分を引き出していると考える人とほぼ同程度であった[12]。また、ほとんどのアメリカ人、正確には61％の人が、同胞市民の善意と利他主義に大きな信頼を寄せているとされ、この割合は2018年と変わっていない[13]。

とはいえ、親切を施すこと自体が身体的健康を危険にさらすかもしれないというのに、エピデミックの最中に目にする親切心には尋常ではないところがある。ハリケーンの被災者に義援金を送ったり、時間を割いてボランティアに参加したり、献血に協力したりすることと、自分が感染するリスクがあるというのに、外出できない隣人に食料品を届けることは、まったく別のことだ。感染症が蔓延しているときの利他主義には、自分よりも他人――大概は見知らぬ人――のニーズを優先させることが求められる。この種の無私無欲は、とくに医師や看護師、消防士、教師など、弱い立場にある人のニーズを優先するように訓練された人々の間で見られる。

作家のアーネスト・ヘミングウェイは、第一次世界大戦中にこれを目の当たりにした。19歳のヘミングウェイが救急車の運転中に負った傷から回復しつつあったときのことだ。愛する看護師のアグネス・フォン・クロウスキーが、スペイン風邪で瀕死の若い兵士の看病をしていた。自分の痰で溺れているかのような青年を見て、ヘミングウェイはひどく動揺したようだ。そのときのことを綴った手紙（そのなかで彼女はヘミングウェイを「子ども」と呼んでいた）で、彼女の腕の中で死んだ、この「優しくて」「素敵でにこやかな」男性の死に、フォン・クロウスキーは深い悲しみを表した。後日彼女は、「訓練を受けた看護師は、他人の健康を懸命に維持しようとするが、自分自身の健康は気にかけないことでよく知られている」と説明した。

ヘミングウェイは彼女の無私の勇気に打たれ、この出来事に基づく短編小説を著した。そのなかで語り手がこう述べる。

インフルエンザで亡くなる人を見たのは初めてで、怖かった。看護師2人が彼の体をきれいにした。わたしは部屋に戻り、手と顔を洗ってうがいをし、再びベッドにもぐりこんだ。遺体の清拭を手伝おうと申し出たのだが、看護師から不要だと言われた。部屋で1人になったとき、コナーの死に様がとても恐ろしくなり、眠れなくなった。わたしは恐怖のあまりパニックに陥った。しばらくすると、わたしが恋に落ちた看護師が部屋にやって来て、ベッド脇に来た。(14)

だが、語り手は、目の前にいる恋人から感染するのではないかと恐れており、「あなたは怖くてキスできないのね」と彼女に言われると、それを認める。しばらく口をつぐんでから、その献身的な看護師は、「少しでも役に立つならば、チューブで［患者の粘液を］すべて吸い出した」だろうと、きっぱり言った。

マスク着用は利他主義の反映

「普通の」人々も、危険を冒して社会に貢献することをいとわない。たとえば、新型コロナウイルス感染症から回復した人たちの多くは、抗体治療の役に立つならと献血のために再び病院を訪れた（のちほど詳しく説明する）。メイヨー・クリニックの研究者によると、新型コロナウイルス感染症でとくに大きな打撃を受けたブルックリンのユダヤ教ハシディーム派の人々は、この目的に甚大な貢献をしているという。「圧倒的大多数が、ニューヨーク市のハシディーム派の人々だ」という。ニューヨークの血液バンクに十分な血液が保存されると、この閉鎖的なコミュニティの人々は、必要とあらば安息日に移動してもよいという許可をラビからもらい、自分たちの血を寄付するために、夜間に車を運転して今度はペンシルベニア州やデラウェア州まで行った。「わたしたちはそれを回復した贈り物だとみなしている」と、1人の献血者は説明した。「ここにいる誰もが、抗体という贈り物をもっており、ほかの人を救うためにそれを使いたいと思っている」[15]

マスクをつけることは1つには親切心からの行為であり、その思いやりが必ず報われるという保証はない。そのうえ、国内の一部の地域では、マスク着用は被害妄想や自由に反対する反米的態度を示すという誤った考えにより、店舗やレストランから入店を拒否されることもある。「［客には］ビクビクしてほしくない」と、ある酒場の店主は言った。[16] しかし、第3章で述べたように、マスク着用者がマスクで自分の身を守ることには（ほとんどの場合）限界があるため、マスクの着用は利他主義を反映した行為なのだ。

こうした親切、結束、協力といった行為は、新型コロナウイルス感染症のパンデミックに特有のものではない。人類の歴史で感染症が流行したときには、ほぼ必ずと言っていいほど、こうした行為が見られた。ポリオの生存者であるアン・フィンガーは、1954年に入院したとき、地域の人たちから受けた並々ならぬ思いやりについて語った。「首まで砂に埋まった」みたいに、山ほどのプレゼントを受け取ったという。彼女の父親が車にガソリンを入れに行こうとしたとき、「もう満タンだよ」と言われた。[17]

戦争や飢饉、またはハリケーンや地震のような自然災害の場合に人は結集できるが、エピデミックは自然災害とは異なり、それぞれが個別に経験する全体的な大災害である。目に見えない力が人々の間の距離を押し広げる。過去の疫病の時代には、人々は隣人や友人を避けて家に避難し、ひとりぼっちで死んでいった。また、エピデミックがいかに悲観的傾向を煽り、恐怖や怒り、非難を助長するかをわたしたちは目の当たりにしてきた。しかし、エピデミックは一方でわたしたちに団結する機会を、むしろその必要性を与える。わたしたちが共有する脆弱性と共通の人間性を浮き彫りにする。その他の集団的脅威と同様に、エピデミックは結束を求める。幸いなことに、人類は愛、協力、教えという、それに役立つ特徴を進化させてきた。

パンデミックが結婚と出生を増加させる

愛とつながりがあれば、苦しみは耐えやすくなる。実験によれば、人は痛み（人差し指に圧力をかけるなど）やストレス（足を10センチの深さの冷水に浸すなど）を余儀なくされる場合、配偶者がいるほうが苦痛に耐えられることがわかっている。パートナーや配偶者のことを考えるだけで、鎮痛効果やストレス解消効果が発揮されることもある。[18] 危機にさらされている時期に恋愛関係を続けることには、計り知れない効果がある。歴史家のミリアム・スレーターは、子どもの頃に聞いた、第二次世界大戦中に強制収容所で出会い恋に落ちた夫婦の話を鮮明に覚えている。「2人は強制収容所で離ればなれになっていた。彼はこっそり抜け出してフェンスまで行き……彼女もフェンスのところまで来て、フェンス越しに見つめ合っていたと、彼は話してくれた。『どうしてそんなことができたの？　とても危険でしょ』とわたしが言うと、彼はこう答えた。『ナチスに見つかったらきっとひどい目に遭わされるけど、彼女にはそれだけの価値があるんだ』と」[19]

災害心理学の研究によると、自然災害や人災がパートナーシップに与える影響は、背景にかなり左右されるという。場合によっては、失業や鬱病などの経済的・精神的問題が生じて、夫婦関係の不安定さがそのまま助長されることもある。一方で、危機的な時期に配偶者の支えを頼りにする人もいる。死ぬかもしれないという思いが強くなると、認知的または物理的にも死への恐怖を和らげようとして、愛する人とさらに緊密になるのはごく自然なことである。たとえば、ある実験で学部生に、自分の死を意識させるような質問をしたところ（「自分が死ぬと考えたときにあなたのなかに湧き上がる感情を簡潔に述べてください」、「肉体的に死を迎えたとき、また肉体的に死んだあとで、あなたに何が起こると思いますか？」）、気持ちを動揺させないような質問や身体的苦痛に焦点を当てた質問をされたグループと比べて、恋人への思いを訴えた人が多かったと報告された。[20]

危険にさらされている最中に結婚への衝動に駆られるのは、親密感の高まりだけではなく、現実的な懸念が原動力となることもある。2020年3月、世界的に移動が停止される直前、コロンビア大学で宇宙工学を学ぶナタリー・ヘイガー・ミハイル・カラセフは熱愛中で、離ればなれになることに耐えられなかった。ドイツ国籍をもつヘイガーは故郷のベルリンに向かうところだったが、ロシア国籍のカラセフは欧州連合（EU）への入国ができなかった。2人は当初、何とか解決策を見つけようとしたが、結局、すぐに市役所で結婚することにした。カラセフはその後（数々の障害を乗り越えて）ドイツの居住許可を獲得し、一緒にベルリンに行くことができた。21歳のカラセフは、結婚を早めることをリスクとは思わなかったと話した。「これからの人生を彼女と一緒に過ごしたいと心から思っている。確かに早急だったかもしれないが、これが一緒にいられる唯一の方法だった」[21]

過去の災害でも、その直後に婚姻率が急増している。災害が恋愛感情を増幅させるのは、ある程度までは、感情的な刺激や身体的危機を恋愛感情の高まりと混同する「覚醒の誤帰属」と呼ばれる現象のためだ。[22] たとえば、１９８９年にハリケーン・ヒューゴがサウスカロライナ州を襲った。このカテゴリー4のハリケーンは60億ドル以上の物的損害をもたらし、全住宅の40％に影響を与えた。この年、州全体の婚姻率は大幅に上昇し（人口１０００人当たり平均０・７０件。ごくわずかに見えるかもしれないが、そんなことはない）、被災前の20年間減少する一方だった婚姻率が一時的に増加に転じた。出生率も１９９０年には人口10万人当たり41人の純増加となり、被災地と宣言された24郡ではとくに顕著な出生率の上昇が見られた。[23] 婚姻は第一次、第二次世界大戦の初期にも増加し、戦後に急増した。アメリカが第二次世界大戦に参戦した直後の１９４２年は、それまでで過去最高の婚姻率を記録し（人口１０００人当たり13・1件）、戦後の１９４６年にピークに達した（人口１０００人当たり16・4件）。平均初婚年齢よりも若い結婚と、平均初婚年齢よりも高い年齢での結婚も、第二次大戦中に増加した。[24]

ところが、サウスカロライナ州では、離婚率もハリケーン・ヒューゴのあとに大幅に上昇し、被災地宣言を受けた24郡でその上昇率が最も高かった。[25] また、戦争も離婚に影響を与えたことがわかっている。離婚率は、第二次世界大戦終了後の１９４６年にピークに達し（人口１０００人当たり4・3件で、離婚と婚姻無効宣言の合計は61万件）、１９４８年には2・8件まで減少した。離婚率は、ベトナム戦争（１９６５－７３年）中と終戦直後にも上昇した。[26] こうした情報は、危機が「関係の促進剤」だとする心理療法士エステル・ペレルの主張に信憑性を与える。危機は、幸せなカップルには関係を強めるように急き立て、不幸なカップルに別々の道を行くように押しやる傾向がある。[27]

大災害と恋愛行動の関連性の複雑さを考えると、新型コロナウイルス感染症が、人々の恋愛と親密な関係の進行にどのような影響を与えるかは、今のところまだわからない。たとえば、２０２０年の春に自宅待機命令が出されているとき、ドメスティック・バイオレンス（ＤＶ）が急増したようだ。犯罪全体では25％減少したとも見られているが、全米の大都市のうち5都市では、ＤＶの発生率が少なくとも５％上昇した[28]。シカゴでは、２０１９年の同時期と比較すると、市の在宅避難令の期間中に警察に寄せられたＤＶの通報件数は７％増加している[29]。しかし、警察へのＤＶの通報が前年比15％減少したニューヨーク市では、外出禁止令のような大規模な規制のなかで、多くの被害者が虐待を通報するプライバシーや自由を欠いている可能性があると、ＤＶ被害者擁護団体は警鐘を鳴らした。ニューヨーク市警察のダーモット・シェイ本部長は、「発生しているのに通報されていない」事態を懸念していると述べた[30]。

パンデミックは別の形でも恋愛行動に影響を与えた。新型コロナウイルス感染症が昔の恋人との仲を再燃させているという話が、パンデミック初期から巷でよく言われている。アメリカ人はパンデミックの間、普段よりも孤独を感じており、そのせいもあってか、自宅で独りぼっちでいる人たちが、テキストやソーシャルメディアのダイレクトメッセージを用いて元恋人に連絡をとることが増えている[31]。ソーシャルメディア・コンテンツの制作と消費の増加、物理的な距離をとることで制限されたロマンティックなつながりへの欲求不満、ストレスの多い時期に自分の生活を見つめ直していることなどが、元恋人が「突然現れる」一因となっているのかもしれない[32]。

恋愛・結婚サービスサイトのマッチ・ドットコムの６００４人の会員を対象に２０２０年４月に行われた調査によると、パンデミックの前にビデオチャットでデートしたことがある独身者はわずか６％だったが、パンデミック後は69％がパートナーとの出会いを求めてビデオチャットを利用していると回答した。パンデミックの影響でデートのプロセスが長くなっていることから、以前よりも「ゆっくりと」信頼できる愛を育む時間がもてるようになるので、もしかするとパンデミック収束後の結婚生活は長続きするようになるかもしれない。[33] 生物人類学者のヘレン・フィッシャーによると、「このパンデミックの間、シングルの人は恐怖と希望という、大いに意味のある考えを共有するだろう――そのため、パートナー候補について重要なことを早く知るようになる」という。このように相手の内面を知り、無防備さを伝えることは、親密さ、愛情、責任を育む。

一方で、単に性的関係を求めている人のために、ニューヨーク市保健局は何点か独創的な忠告をしていた。新型コロナウイルスが世界的に大流行している間の安全なセックスについて驚くほど率直で楽観的な概況報告書のなかで、同市保健局はニューヨーカーに対し、グループセックスには「広く、開放的で、風通しの良い空間を選ぶように」とし、2人の人間が行為に及ぶ際には「性交の体位を工夫したり壁のような物理的障壁を利用するように」と勧めたのだ。[34]

大災害時に生まれる思いやり

パンデミックが起こったとき、人類が生来備えるつながりと協力の能力は、人々が一丸となって実行したソーシャルディスタンス対策によって試された。緊密な接触を避けることは人間の本質的性質に反するが、直面する脅威に対して一致団結して協調的な対応をとれたという事実は、また別の深遠な進化能力を反映している。ひとりひとりが物理的に離れているにもかかわらず、パンデミックに対処するために、象徴的で効果的な方法で個々人が一丸となった例が数多く現れた。わたしが気に入っている事例の1つは、2020年の3月下旬と4月上旬に、オーケストラの団員全員が、交響曲の自分のパートをそれぞれの自宅で演奏して録画し、各団員の素晴らしい演奏をまとめて一本の動画に編集したことだ。ニューヨーク・フィルハーモニックによるラヴェルの「ボレロ」の演奏に、多くの人が涙を流した。わたしたち社会的な種が、離れていても協力できることを完璧に示す好例だった。世界中で普通の人々が大勢同じことをしていた。ベランダで、路上で、それぞれが離れたところで一緒に音楽を奏でていた。このような自然発生的な意志表示は、わたしたちが生まれながらにしてもつ協力という能力をさらに効果的に示す良い例だった。

物理的な距離を置くこと、および家にいることについて重要なポイントとなるのは、人は自分自身を助けるためではなく、むしろ互いを助けるためにそうしているということだ。これが腑に落ちるまでにしばらく時間がかかった。パンデミックの初期には、普段通り自分の仕事をして、ウイルスを恐れていないと示すことが勇気ある利他的な行為だと、多くの人が考えていたようだ。

一部の政治家もこのようなアプローチをとった。2020年3月下旬にパンデミックがテキサス州に到達するようになり、7月に同州を席巻する前に、ダン・パトリック副知事はいかにもテキサス人らしい男気のある態度で、地域社会の経済的困難を防ぐためなら、高齢者は死の危険を冒すことをいとわないだろうと発言した。「わたしのところに来てこう言う人はいなかった。『あなたは高齢の市民として、自分の子どもや孫のために、愛するアメリカを維持することと引き換えに、自分の生存を賭けるつもりがあるか？』。それが交換条件ならば、わたしは当然賭けてもいい」と副知事は言った。「だからといって、わたしが高潔だとか、勇敢だということではない。この国にはわたしと同じような祖父母がたくさんいるはずだ……何よりも気遣うもの、何よりも愛するものが、子どもたちだという人たちが」。彼はさらに続けた。「それに、わたしは賢く生きて、これを乗り切りたいと思うが、国全体が犠牲になるのは見たくない。そういうことだ[35]」

多くの人が犠牲をいとわず、死の危険を冒してもいいと考えていることは承知しているが、それは優先順位が逆だろうと思う。いずれにしても、高齢者が自分の家族のためにリスクをとろうと決めることと、政府が彼らのためにリスクをとると決定することとは違う。

パトリック副知事がこのような発言をした頃、わたしはニューハンプシャー州の米国聖公会の聖職者のグループに招かれ、説教や礼拝など教会を治める聖職者の役務や今後も教会を開くべきかどうかについて話し合った。聖職者として自然と備わる内なる衝動から、病人を含む「すべての人をイエスが歓迎されたように」、彼らも務めを果たしたいと語った。動機は異なるが、目的は同じだった。だが、新型コロナウイルスのパンデミックの場合、思いやりのある対応とは病気の拡散を助長するような行動を避けることだと、わたしは指摘した。本当に隣人を助けたいのであれば、家にこもるしかなかった。接触を減らすことは、決して身勝手なことではないし、臆病なことでもない。もっとも、ソファに座っていることが思いやりのある行為だと、世間の人を説得するのは奇妙なものだ。

ただし、それがひとえに他人を助けるためだと理解すれば、人は物理的な距離をとることに関して、ルールに従うことが多かった[36]。つまるところ、人間は利己心を超越できる道徳的な行為者なのだ。ある研究では、公衆衛生のメッセージをどうすれば効果的に伝えられるか評価した。「コロナウイルスに感染しないようにするにはこの手順に従ってください」と伝えるのと、「コロナウイルスを広めないようにするにはこの手順に従ってください」と伝えるのとでは、どちらのほうが効果的だろうか？　コロナウイルスの公共への脅威を強調することは、少なくとも個人への脅威を強調することと同じくらい、ときにはそれ以上に効果があることが判明している。これは、予防接種を受ける動機が、利己心だけでなく、公共の利益への配慮からであることを示すその他の研究とも一致している。[37]

ホスピス医としてのキャリアの初期に、死を間近に控えた患者を足しげく往診し、人生の終わりに直面している患者の希望や不安を聞く機会があった。患者が何度も口にするのは、自分の死が家族にどのような影響を与えるかという懸念だった。余命が数週間や数ヵ月しかない重篤な患者は、自分の病気が家族の負担にならないようにと、化学療法を制限するか中止することを選択する傾向が見られた。自分の放射線治療のために愛する人が毎日車で送迎しなくてはならないことを心配していた。また、自分自身の痛みを避けるためではなく愛する人が痛みを覚えないように、つらい副作用のある薬をやめたいと思っていた。死を目前にしていた人たちは、迫りくる死についてではなく、パートナーが悲しむことを心配していた。

社会評論家のレベッカ・ソルニットが述べているように、地震やハリケーン、爆破などの大災害のあと、人は利他的に行動し、家族や友人だけでなく、隣人や見ず知らずの人たちの世話に努める。利己的で暴力的で野蛮な社会、歯と爪を血で赤く染めた社会というイメージどころか、人はしばしば（あるいは、たいてい）災害時に団結して共通の課題に立ち向かう。ソルニットは、2003年にカナダのノバスコシア州ハリファックスをハリケーンが襲ったあと、ある男性からこんな話を聞いた。「翌朝目を覚ましたとき、辺りは一変していた。……電気はなく、店は全部閉まっていて、誰も情報を得られなかった。そのため、話をする人たちで通りはあふれていた。……知り合いでもないのに、そういう人たちを見てうれしくなった」[38]。彼らは協力して間に合わせの材料で共同の炊事場を作ったり、高齢者のようすを確認したりして、それをきっかけにして新たな社会的関係を築いた。

もちろん、利己主義や暴力もある。自分たちの目的を果たすために、鬱憤を晴らすために、手に入れられるものは何でも手に入れようとして、この混乱を利用する人もいる。ソルニットはハリケーン・カトリーナのときにそのような話を聞いた。また、何世紀にもわたる疫病の時代の記録は、人間の本性のこうした側面について証言する――友人を見捨てたり、部外者を非難して火あぶりにしたり、弱った病人がいるのに家の中のものを略奪したりすることがあった。しかし、無政府状態と利己主義は一般的ではなく、むしろ例外であることが多い。その証拠に、スタンフォード大学の心理学者ジャミル・ザキが「大災害時の思いやり」と呼ぶ現象では、生存者は通常、相互扶助のコミュニティを形成し、一層結束を固める[39]。このような連帯感と善いことをしたいという気持ちから、被災地以外の人たちが義援金を持参して現地に駆けつけたり、ボランティアとして支援に参加したりするのだ。

大惨事を経験している人たちの間では、アイデンティティの共有という感覚が高まることがよくあり、これが協動と善意の大きな源となる。どのように起こるかというと、まず、広く共有された危機がそれまでの境界線をなくし、多数の人々を「わたしたち」というカテゴリーに引き込む。誰もが問題に直面している集団の一員となる。そして、共有された逆境は、おそらく考えられるなかでも最も重要な境界線を生み出す。それは、自分が直面している脅威と同じ脅威に直面している人と、そうでない人である。自分の属する集団のメンバーを思いやりの目で見るという先天的な傾向を活性化させ、彼らに良くしてあげたいという気持ちが自然に湧き上がる。

この集団内のアイデンティティは、パンデミック時によく見られるある行為によってさらに強化される。個人が共有した不運な経験について、恐怖や否定的感情、傷ついた気持ちなどを含めて、人は互いに話し合う傾向があるのだ。普通は、他人に気持ちを押しつけることを恐れ、また自分が不利な評価を受けたり、汚名を着せられることを恐れたりして、よく知らない人に心情を吐露するようなことはしない。けれども、誰もが同じ船に乗り、同じ恐怖に直面していることが明白なとき、自己開示はそれほど難しくなくなる。これにより信頼が育まれ、結束力が生まれ、こうした深いつながりによって相互扶助が容易になる。

パンデミックは、竜巻のような集中的な災害とは異なり、個人や集団からほかの人への波及効果が大きい。ウイルスは境界線を守らない。よって、一部の人の無謀なマスク不着用は、ルールを守る市民に深刻な影響を与えるおそれがある。隣接するニューヨーク州からマスクを着けていないライダーの大集団がバーモント州の小さな町に押し寄せてきたとき、普段なら歓迎する地元の人たちは激怒した。このように、ある州知事が物理的距離を置くルールを緩和すれば、わたしたち全員が影響を受けることになる。２２００万人の携帯電話のユーザーを分析した結果、ある郡当局が可決した自宅待機の規則は、その郡と社会的結びつきが強いか地理的に近接するその他の郡の人々を家に閉じ込めるには、非常に効果的だとわかった[40]。

この種の波及効果は、協力の精神があってこそ効果的に管理できる。しかし、連邦政府の指導力が限られており、州の間でウイルス制御対策の足並みが不ぞろいになりがちなアメリカのような大国では、そのような協力は困難であったし現在も困難である。ある人がオンラインで端的に指摘したように、協調しないのであれば、プールの片端のレーンを排尿用に指定しながら、最善を期待するようなものだ。

利他的な行動は通常、慈善活動を行う人の主観的な幸福感の向上と全般的な精神的健康（必要以上に負担に感じない限り）と関連する。ボランティア活動は、鬱病や不安を軽減させる傾向がある[41]。ウイルスに対する恐怖からであれ、社会的孤立からであれ、精神的健康そのものが懸念される新型コロナウイルス感染症の時代には、利他主義と人間の心理学とのこうした関連性はとくに重要になる[42]。よって、利他主義と協力は、第4章で述べた数々の否定的な感情にとって解毒剤の役割を果たす。

医療従事者のリスク

パンデミック時に注目された利他主義の1つに、医療従事者（それに、食料品店の店員やバスの運転手など、あまり華やかでない職業の人たち）が現実に負った個人的リスクがあった。これまで述べてきたように、この現象は何千年もの間感染症の流行と同時に見られた。アテネのペストが流行した紀元前430年に、トゥキディデスは次のように述べた。

医者は当初何もわからず治療しており、効果を上げられなかったが、数多くの病人を診ていたため、彼ら自身も次々と命を落とした。[43]

14世紀に黒死病が流行したとき、修道士で歴史家のジャン・ドゥ・ヴェネットが語った内容は、ヘミングウェイの看護師の恋人を彷彿とさせる。

多くのところで、20人のうち2人と生き残った者はいなかった。死亡率は非常に高く、かなりの期間、1日に500人以上の遺体が、パリのオテル＝デューから手押し車に乗せられて、聖イノセント墓地に埋葬するために運ばれた。オテル＝デューの聖女たちは死を恐れず、この世での尊厳を捨てて、優しくとても謙虚に働いた。大勢のシスターは天に召され、今やキリストとともに安らかにいると信じられている。[44]

医療従事者自身は、感染症のアウトブレイクの際に自分たちの置かれる状況をはっきり認識している。SARSからMERS、エボラ出血熱、インフルエンザ、新型コロナウイルス感染症に至るまで、あらゆるエピデミックに対処している医師や看護師を対象にした、59件の調査結果をまとめた研究がある。[45]感染の可能性のある患者と接触したスタッフは、心理的苦痛と心的外傷後ストレス障害のレベルが高いことが報告された。有害な心理的転帰の危険因子としては、年齢が若いこと、小さな子どもがいること、病院から実用的支援がないことなどが挙げられた。防護具の欠如はとくにストレスとなっていた。有害な心理的転帰は、自発的参加ではなく職務の遂行を余儀なくされた場合に、やはり多く見られた（前述した、２００３年に香港のプリンス・オブ・ウェールズ病院で集団発生したＳＡＲＳ－１や、イタリアで集団発生したＳＡＲＳ－２の例など）。さらに、わたしは経験から知っているが、死を頻繁に間近で見ることは、やはり非常に大変なことだ。[46]

予想された通り、２０２０年３月中旬には、医療従事者が職務遂行中にコロナウイルスにかかり死亡するという報告が聞かれるようになった。[47]アメリカでは２０２０年６月までにおよそ６００人もの医療従事者が新型コロナウイルス感染症で死亡した。[48]中国、イタリア、ブラジルなどのほかの国でも、医療体制が逼迫するにつれ、多くの看護師や医師が死亡した。[49]国際的なウェブサイトがこのような死亡者の追跡を開始した。２０２０年５月１日時点で、64ヵ国１０００人以上の名前が記録されており、そこには若い医学生から定年後に現役復帰を強いられた医師まで、20歳から99歳までの医療従事者が含まれている。[50]読む人の胸に強く訴えかけるリストだ。その一部を紹介しよう。イツァーク・アバディ84歳、医学博士、内科とリウマチ学の教授、カラカス大学病院（ベネズエラ・カラカス）。ルイジ・アブロンディ66歳、疫学者（イタリア・クレモナ）。マムーナ・ラナ48歳、医師、ノースイースト・ロンドン財団信託（イギリス・ロンドン）。アルビン・〝ビッグ・アル〟・サンダース74歳、プラントオペレーション、メンテナンスメカニック、チュレーン病院（ルイジアナ州ニューオーリンズ）。エルリン・シュライナー68歳、正看護師、クロスロード・ホスピス（オハイオ州デイトン）。スーザン・シスグンド50歳、正看護師、新生児ＩＣＵ、ベルビュー病院（ニューヨーク市）。アーサー・トゥレツキー、肺疾患・救急救命治療医師、ブリッジポート病院（コネティカット州ブリッジポート）。イーシャン・ヴァファハーフ38歳、麻酔科医（イラン・

トルバテ・ヘイダリーイェ）。梁武東62歳、耳鼻咽喉科医、湖北省新華病院（中国武漢市）。そして、その他何百人もの人々。そのなかには名前と病院名だけで追悼されている人もいる。

医療従事者の感染や死亡の多くは、個人用防護具（ＰＰＥ）がなく、無防備な状態で仕事をしなければならなかったことが直接の原因だった。１９９０年代にＨＩＶが流行していた頃、ＨＩＶ陽性患者の採血や世話をする医療従事者たちはリスクを冒していた。血液や体液が飛び散ることもあるので、やはり感染が心配された。ＨＩＶに医療現場で感染する可能性はＳＡＲＳ-２ほどではなかったが、当時は死に至る危険があった。とはいえ、このようなリスクは常に医療の仕事の一部である。患者の治療は使命であり、単なる仕事ではない。ただし、重要な違いは、当時の医療従事者にはリスクを軽減する適切な装備があったことだ！

だが、新型コロナウイルス感染症のパンデミック初期には、アメリカの医師や看護師、救急救命士は、自分の身を守る適切な装備なしでこうしたリスクを負うことが求められた。あまりにも過酷な状況だったので、全米のソフトウェア・エンジニアと医師の共同グループが協力してウェブサイト（www.GetUsPPE.org）を作成し、ＰＰＥの要請と資金や物資援助者を調整した。２０２０年5月2日の時点で、全50州から６１６９件の要請があり、その大半を病院、外来患者用施設、高齢者施設が占めた。施設と個人の医療従事者はとりわけN95マスクを切望しており、要請内容の74％を占めていた。[51]

エピデミックの第1波に見舞われたとき、医療従事者は労働安全衛生局（ＯＳＨＡ）に４１００件の苦情を提出した。ＰＰＥ不足に関連した「死亡調査」が少なくとも２７５件あり、6月30日の時点で、ＯＳＨＡが職場の安全性に関する苦情を受けてから少なくとも35人の医療従事者が死亡していた。[52] たとえば、65歳のバーバラ・バーチェノーは、ニュージャージー州のクララ・マース医療センターで看護師として働いていた。3月25日、彼女は娘に「ICUの看護師はゴミ袋でガウンを作っている。パパが念のため大きなゴミ袋を買いに行ってくれる」とメールを送った。同日、彼女は再びメールで、咳と頭痛があること、新型コロナウイルスの陽性反応が出た6人の患者を世話したことを伝えた。「どうかすべての医療従事者のために祈って、備品がもう底をつきそう」と娘にメールした。4月15日を迎える頃、彼女はこの病気で亡くなった。イェール・ニューヘブン・システムやダートマス＝ヒッチコック医療センターのような大病院の要請には、ひどく驚いた。家にしまってあり、使っていないPPEがあったら寄付してほしいと、地域の住民に呼びかけたのだ。「どんなに少なくてもかまいません」とダートマス＝ヒッチコック医療センターは訴えた。

日本の「津波石」が語り続けること

寛大さという責務は、わたしたちに本来備わっている。実際、人類の生存は、利他主義者とただ乗りする者との間の絶妙なバランスに、他者の命を救うために燃え盛る建物に駆け込む人と他人を利用する人との間のバランスにかかっていた。時とともに、人間は社会的に生きるように進化し、協力的な衝動が勝るようになった。しかし、進化論的に言えば、全体に対する脅威への対応については、協調性よりもさらに根本的なことが続いている。パンデミックに襲われたときに何をすべきか知っていたという事実は、ある意味、人類のもう1つの並外れた能力を示している。それは、教育と学習の能力だ。

ほとんどの動物は環境について学ぶことができる。海の中の魚は、光に向かって泳いでいけば、そこで食べ物が見つかることを学ぶ。これは「自立学習」または「個別学習」と呼ばれる。少数の動物種（類人猿、イルカ、ゾウなど）は互いを見て、真似をしたり観察したりすることで、学ぶことができる。これを「社会的学習」という。人は火の中に手を突っ込んで、手がやけどすることを独力で学ぶ。あるいは、他人が火に手を突っ込むのを見て、火に手を突っ込んではいけないことを社会的に学べる。その人とほぼ同じ知識を得られるが、自分はその代償を支払う必要はない。ほかの人が森の中で赤い実を食べて死んでしまうという顛末を見ていれば、自分その実を食べないだろう。このような社会的学習はことのほか効率的である。

だが、人は単に真似をして学び合うよりも、さらに効果的なことを行っている。積極的に、意識的に物事を教え合うのだ。わたしたちは人から人へ情報を伝えようとする。教えることは、文化的能力の根底にあり、有用な知識を蓄積する能力やそれを広く共有する能力、過去から学ぶ能力の根底にある。このような教え方は動物界ではきわめて珍しい。だが、人間にはほぼ例外なく見られる。

アザラシを狩る北極のツンドラ地帯から井戸を掘るアフリカの砂漠地帯まで、人間は多様な生息地で生き延びてきた。だが、たとえば極北に住む人は多くの脂肪を蓄え、熱を保つために背が低くなるなどして適応したが、生き延びるためにそうした生理学的適応性に頼った部分は、わずかしか見られなかった。それよりもはるかに重要なのは、人間の文化的能力であり、人間の柔らかい体だけでは不向きな厳しい環境下での生存は、その能力にかかっている。それは、わたしたちのなかに生来備わり、カヤックやパーカのような素晴らしい発明を可能にするものだ。文化的伝統を創造し保存する能力に、これほど依存する種はほかにない。

この能力を示す例としてわたしが最も気に入っているものは、人間の寿命よりもはるかに長い周期で発生する大規模な天災について、神話や碑文で警告を伝える方法だ。日本の東北地方沿岸には、津波石と呼ばれるものが点在する。高さ3メートルもの大きく平たい岩には、何万人もの命を奪うおそれがある津波を避けるためにどこに村をつくればよいか、津波が来たらどこに逃げればよいかなどの警告が刻まれている。岩手県の姉吉《あねよし》地区では、「此処より下に家を建てるな」と書かれた石碑が100年近く前に建てられた。人はなぜ遠い子孫や未来の見知らぬ人たちのために、わざわざ時間と労力を割いて警告するのだろうか？ そして、なぜ未来の人たちは過去の警告に耳を傾けるのだろうか？

2011年、東日本大震災による津波がその地方を襲い、全国で2万人以上［訳注：2019年時点で死者1万5899人、行方不明2529人・警察庁発表］の命を奪い、すべてを飲み込んで破壊したとき、津波の水は石碑の100メートル手前あたりで止まった。この石碑より上の地区に建てられた11軒の家の人々は生き残った。「昔の人は津波の恐ろしさを知っていたからこそ、あの石碑を建てて警告してくれたのです」と、木村民茂は昔の村の住人について語った。石に刻まれていない言葉が、古来の知恵を伝えることもある。たとえば、〝波の境目〟を意味する、浪分《なみわけ》という名の神社がある。それは海岸から約6キロ離れた場所にあり、1611年の津波の被害の大きさを示している。(53)

また、これとつながりのある現象として、ヨーロッパの河川では水位の低い場所に印をつけることがある。チェコ共和国のエルベ川には、歴史的な干ばつを記念した「飢餓の岩」が点在する。それには「わたしを見たら泣きなさい、500年前を思って」のような碑文が刻まれている。(54)

同様に、インド洋のアンダマン・ニコバル諸島のアボリジニ族は、地面が揺れて海水が沖に引いたら、すぐに森の中の高台の特定の場所に逃げるようにと、何千年にもわたり口伝を受けてきた。2005年に発生した大津波で、彼らはみな生き延びたが、彼らよりも技術的に進歩した社会では、何千人もの住民が命を落とした[55]。

進化する文化

文化とは、「個人の行動に影響を与えることができる情報であり、その情報は、教示や模倣、社会的伝達のその他の形態により、同じ種のほかの構成員から獲得した」という定義は的を射ている[56]。この定義のカギとなる部分は、人間関係の質である。つまり、文化は個人のものではなく集団のものである、というところだ。道具や美術品、薬などの物質的な人工物を重視する科学者もいるが、言うまでもなく、文化的な知識がやはりそのような人工物の創造の前提となる。

文化は時間の経過とともに進化すると言える。人間の遺伝子の突然変異が病気に対する抵抗力の向上につながることがあるように、偶然の出来事が優れたアイデアや道具につながることがある。たとえば青銅器時代の剣のような優れた発明は、石器時代の斧のような前時代的な発明をしのぐ。また、人口が多ければ、発見したものを維持することが容易になる。個人が火をおこしたり、水を見つけたり、動物を追跡したり、ワクチンを作ったりする画期的方法を見つけた場合に、それを観察し、模倣し、覚えている人が必ず周りにいるはずだ。よって、大規模な集団は社会的学習と、価値あるイノベーションの機会を最大化するのに適している。さらに、教師と学習者は、協力して複雑な伝統を維持しなくてはならない。集団が大きくなるということは、優秀な人材から学ぶ生徒が増えるということであり、ときには教師を超える生徒が現れるということだ。

文化は進化するので、あなたが高校生のときに微積分を習ったなら、数学の知識がある（あるいは、かつてはあった）だろうから、もし５００年前にタイムスリップしたら、世界で最も知識の豊富な数学者になるだろう。20世紀や21世紀に生まれただけで、あなたは、先人たちが築き、多様な方法で記録した（民間伝承、書籍、オンラインで）科学、芸術、発明をすべて学べる。（世界のほぼどの地域にいても）宇宙について深い理解を得られる。栽培植物や食用の家畜について、電気や現代医学について、高速道路と地図、青銅や鉄、鋼、ガラスとプラスチックについて理解を得られる。

これが累積文化である。人類は、人類の所有物である蓄積された豊かな知識に際限なく貢献しており、各世代は大概、そのような豊かな知識のあるところに生まれている（もちろん、知識が失われるという逆転現象も断続的に起こる。たとえばローマ帝国の崩壊後、ヨーロッパの人々は、自分たちには建築のノウハウがないコンクリートの住居に７００年の間住んでいた）。少数の動物種には、限られた文化の形態がある。しかし、わたしたちが育んできたような、世代を超えて精巧な形で蓄積された文化は、ほかに類を見ない。[57]

パンデミックが最初に発生したときに、どのように対処したらいいか互いに教え合うことができたのは、この累積文化のおかげだった。人々が何をすべきかを忘れているか、あるいは知らなかったとしても、その知識は入手可能であり、すぐに活用できた。しかも、大学や本、チャットルームなど、知識を共有する仕組みも構築されていた。ウイルスの特性について、その制御方法や犠牲者のケアなどについての情報が、世界中に瞬時に広まった。中国の科学者たちは、すでに1月の段階で数十件の研究をオンライン公開していた。こうした知識に加えて、わたしたちの祖先がかつて壊滅的な疫病にいかに対処したかについて書かれた本も読めるのだ。

ワクチン開発のスピード

文化を育むわたしたちの能力こそが科学を可能にするものであり、それによって、わたしたちは医薬品的介入を開発して、人類史で早くから行われていた非医薬品介入（ＮＰＩ）を補えるようになる。実際、曲線の平坦化に多くの労力が注がれたわけだが、その重要な目的はまさに、患者の死を防ぐ新しい治療法やワクチンを発明するための時間を生み出すことだった。

新型コロナウイルス感染症のパンデミックで最も際立つ特徴の1つは、先人たちがまったく利用できなかった方法で対応することを可能にする、人体と薬剤に関する知識——何世紀もかけて苦労して蓄積され、とくに過去200年の間にそのペースが速まった——を所有する世紀に、疫病がわたしたちを襲っているということだ。このウイルスを標的とする薬剤やワクチンを、わたしたちは先を争って開発しようとしており、過去何世紀にもわたって唯一の手段であった非医薬品介入に、医薬品介入を加えることができるのだ。第3章で説明したように、過去のエピデミックでは医薬品による介入は非医薬品による介入と比べると重要ではなかったが、新型コロナウイルス感染症との闘いではそうはならない可能性がある。

このウイルスが人類の体内に入り込んでから実質的に数週間もしないうちに、科学者は医薬品対策の構築に着手した。２０２０年５月には、世界中の大学研究室や製薬会社、政府の支援を受けて、何と１００種類以上のワクチンの開発が進んでいた。[58] その多くは、人間に対する臨床試験がすでに始まっていた。[59] しかし、客観的に考えると、最短の開発期間で２０１９年に承認されたエボラウイルスのワクチンでも、５年はかかった。[60] 通常は10年近い期間を要する。[61]

歴史的に見てもワクチン開発には長い時間が必要だったというのに、ＳＡＲＳ－２の場合は急速な進展が可能だとする楽観的な見方が多い。その理由の１つは、コロナウイルスの生物学的性質が、従来の季節性インフルエンザウイルスなどその他ウイルスと比べて、それほど手強くないからだ。もう１つの理由は、ワクチン開発の進め方にある。広範かつ迅速に、多くの角度から一斉に問題に取り組むことで、速やかな成功の確率を高めている。

スピードが重要になる。一般にワクチンはいつ接種しても効果があるのだが、パンデミックの進行に大きな影響を与えるためには、世界の人口が集団免疫に達するまでにかかる時間よりも大幅に短い時間で開発し、承認される必要があるからだ。集団免疫獲得は、おそらくパンデミックの第２波か３波のあとで、およそ２～３年後になるだろうから、ワクチンが事態を大きく変化させるタイミングに間に合うかどうかは、２０２０年の夏現在、わたしにははっきりとわからない。仮に記録的なスピードで達成できたとしても、すでに多くの人が感染していることだろう。多くの科学者が安全で効果的なワクチンの迅速な開発は可能だと主張する一方で、懐疑的な科学者もいるだろうから、楽観論と悲観論の間で揺れ動かずにはいられないだろう。両者の主張はもっともであり、わたし自身も、そのときどきでどちらかの意見に傾く。

だが、ワクチン開発の見通しは、そのスピードにかかわらず、何十年にもおよぶ労を惜しまぬ研究、専門知識の蓄積、世界中の科学者の協力、そしてこれまで治験に志願した数え切れないほどの患者の利他的な犠牲のうえに成り立っているのだ。何世代にもわたる患者や科学者、医師たちは、今わたしたちが恩恵を受けている知識を蓄積し、保存するために奮闘した。

ワクチンが開発されていない疾病は数多い。人間の体は非常に複雑であり、特定の個人がどのように反応するか予測することはもちろん、人類としてワクチンに対しどのように反応するか予測することは困難である。たとえば、両者とも需要はきわめて大きいものの、40年たってもＨＩＶに対する有効なワクチンはまだ開発されておらず、普通の風邪の原因となる多くのウイルスに対するワクチンもない。そうは言うものの、ＳＡＲＳ－２のワクチン開発には多様なアプローチがあるので、成功の可能性と人間の創造力が感じられる。

❖そもそもワクチンとは何を目的とするのか？

ワクチンの第一歩は、新型コロナウイルス感染症から回復する過程で患者が抗体を作ることに、医師が気づいたことだった。これにより、特定の種類の有効な免疫反応を引き出すことが可能だと確認された。さらに、新型コロナウイルス感染症の生存者がいることから、１９１８年のスペイン風邪のパンデミックで成功した１００年前の技術、すなわち回復した患者（ブルックリンのユダヤ教ハシディーム派の人々のように）から採取した回復期血清（血液の液体部分）を患者に注射するという技術を、すぐに導入できた。新型コロナウイルスを生き延びた患者は、ウイルスに対して抗体を作る。この抗体は彼らの血液中を循環しているので、その抗体を採取して重症患者に投与すれば、ウイルスの増殖の抑制に役立つ。初期の報告では、この方法のＳＡＲＳ－２に対する有効性が確認されているが、より大規模で正式な臨床試験が必要である。[62]いずれにせよ、ドナーからの供給は限られており、それに回復期血清が病気を予防するわけではない。

ワクチンは、長期的に人を保護する自然免疫反応を引き出すことを目的としている――だが、実際に病気を発症させるリスクはない。[63]人体には、循環する抗体や、細菌を攻撃する特殊な細胞など、複数の構成要素から成る免疫システムがある。こうした連動システムは、侵入してきた異物と戦い、以前遭遇した侵入者を記憶している。

ワクチン開発を理解するためには、ワクチンが正確には何を撃退しようとしているのかを理解することが役に立つ。コロナウイルスは、表面のスパイクタンパク質を使って、ＡＣＥ２受容体として知られるヒトの細胞の表面のタンパク質と結合することで、細胞に感染する。とくに気道の細胞に感染しやすいが、第１章で示したように、その他の組織にも感染する。一連の段階を踏んでウイルスは細胞内に入り、そこで細胞機構を乗っ取り、自己複製を行い、体内により多くのウイルスを放出し、その人間に害を与えたり、ほかの人に感染したりする。

通常、体が侵入者を撃退しようとすると、マクロファージがウイルスを飲み込み、ヘルパーＴ細胞にそのウイルスの一部を示す。子どもが口の中の食べ物を見せて、子どもが何を食べているのか親が判断するようなものだ。これは、その後いわゆるB細胞がウイルスに対する抗体を作ったり、体の防御を開始したりするために役立つ。新型コロナウイルスの場合、ほとんどの患者は数日以内に十分な抗体を作り出して感染を取り除く。これと並行して、異なる種類のT細胞（細胞傷害性T細胞として知られている）が、ウイルスに感染しているヒト細胞を識別して、破壊するようになる。重要な点としては、こうした免疫防御のなかには、侵入者の性質を記録しているものもあり、この情報は急性感染後も長期間にわたり免疫システム内に残る。このような「記録」は総称して「免疫記憶」と呼ばれる。

２０２０年、科学者たちはこの自然のシステムを活性化させようとして、いくつかの手法を用いた。最も古い方法は〝弱毒化された生きたウイルス〟を投与することだった。これは古い技術だ。

牛痘は、通常は牛に感染する病気だが、人間にも感染することがあり、天然痘に似た軽い症状が出る（ただし、天然痘のほうがはるかに致死性が高い）。１７９６年5月14日、イギリスの医師エドワード・ジェンナーは、農場で乳搾りの仕事をする女性は天然痘に免疫があるという民間の言い伝えに着目し、実験を行った。彼は、サラ・ネルメスという名の搾乳婦の手にできた牛痘による水疱から膿を取り出し、それを庭師の8歳の息子ジェームズ・フィップスに注射したのだ（ジェンナーは自分の子どもにこの方法を試してみるという選択肢を、都合よく見過ごした）。

ジェンナーがフィップスの両腕に注射したあと、フィップスは発熱し具合が悪くなった。その2ヵ月後、ジェンナーは――大きな意味はあるのだが信じられないことに――ほかの人間から採取した天然痘の水疱の膿を、2回にわたりフィップスに注射した。結果として、フィップスは天然痘を発症しなかった。ジェンナーがやってのけた人類に対する貢献は、牛痘を人に感染させようとしたことではなく、それに続く挑戦によって、被験者がその後、天然痘に本当に免疫ができたことを証明しようと考えたことだった。(64) ジェンナーは、ラテン語で「牛」を意味する「vacca」にちなんで、この方法を「vaccination」(予防接種)と呼ぶことにした。

今日《こんにち》でも、わたしたちはこの種の発想を用いて、本来は致命的なウイルスの軽度な変異体を人工的に開発しようとしている。弱体化したウイルスは、人間に病気を引き起こしにくい突然変異ができるまで、ウイルスが成長して動物や人間の細胞に感染するという過程を何百世代にもわたって繰り返すことで作られる。ウイルスが人を病気にさせないようにしながらも、優れた免疫記憶反応を引き出すように適切に行うことが大切だ。天然痘、水疱瘡、ロタウイルス、麻疹、おたふくかぜのワクチンは、すべてこの方法で効果を発揮する。実際、このアプローチだと自然感染にきわめて近いことから、弱毒化された生きたウイルスのワクチンは、既知のワクチン接種方法のなかで最も効果的なものの1つであり、非常に優れた長期的な免疫を付与する。さまざまな種類のコロナウイルスに対して獣医学で用いられるワクチン(豚、牛、猫などに投与される)のなかでまずまずの成功を収めているのが、弱毒化された生きたウイルスであり、人間でも同様の成功が期待されている。(65)

このアプローチと密接に関連しているのが、不活化ウイルスの使用である。この場合、新たに突然変異株を作るのではなく、免疫原性を維持しながらも感染を起こさないようにするために、研究者はウイルスを化学薬品や熱などで処理する。この種のワクチンは、ブースター(追加免疫)効果を目的に複数回の接種が必要になるものが多い。A型肝炎や季節性インフルエンザのワクチンも、この部類に入る。

2020年4月までに、シノバック・バイオテック(Sinovac Biotech)という会社の中国人科学者たちが、この種のワクチンの治験をすでに開始していた。[66] エピデミック発生直後にはサルを使った試験が完了し、同じ月に上海市北部の江蘇省で人間を対象にした第1相試験が開始された。[67]

さらなるアプローチとして、ウイルスの一部、具体的にはタンパク質の断片を用いて、免疫反応を誘発する方法がある。タンパク質だけではそのウイルスが人間に感染することはないが、抗体産生を誘発することはできる。ここで難しいのは、実際にウイルスを撃退するほど強い反応を誘発することだ。帯状疱疹、ヒトパピローマウイルス（HPV）、B型肝炎、髄膜炎菌などの安全で有効なワクチンの多くが、この部類に当てはまる。

また別の方法として、これまで成功したことはないのだが、タンパク質の代わりにウイルスの核酸を利用する方法もある。つまり、ウイルスの遺伝情報に似たDNAやRNAの断片を用いるのである。DNAを用いる場合、あたかもウイルスに感染したかのように、自分の細胞内にウイルスタンパク質を作るよう体に指示し、それによって通常の免疫反応を誘発させるという考え方である。このアプローチの変形例としては、ウイルスの遺伝子と一致するDNAを、ウイルスの遺伝子とまったく異なる種で、毒性の少ない別のウイルスに加えるという方法がある。[68] この改変したウイルスを体内に注入すると、再び免疫反応が起こる。

RNAを用いる方法は前述した方法と似ているが、さらにいくつかの利点がある。コロナウイルスの場合には、人間の体はRNA自体を異物として認識するようになり、将来の感染防止に役立つ形で、RNAを直接攻撃するようになる可能性があるのだ。細胞に取り込んでウイルスタンパク質を作るために人にDNAやRNAを注射すると聞くと、恐ろしく感じるかもしれないが、実際には、ウイルスが何らかの形で人体に与える影響のなかでは毒性の少ないやり方である。人体に注入される分子は、実際のウイルスとはかけ離れたものだ。

アメリカで開発された最初の新型コロナウイルスワクチンは、前述したRNA型のワクチンで、2020年2月24日、中国でウイルスの遺伝子配列が発表されてからわずか42日後に、モデルナ社(Moderna Therapeutics)によって製造された。[69] この薬剤の臨床試験の第1相試験の参加者は、3月16日にワクチンを投与された。[70] これは驚くべきスピードである。その日の時点では、アメリカで確認された新型コロナウイルス感染症の症例数はわずか4609件で、死亡者数はわずか95人だった。2020年5月19日までに、科学者たちは試験の予備段階の結果を報告し、ワクチンが有望であることを示した。[71]

知識と研究の蓄積

ワクチンを作るためのアプローチは、ここで紹介した以外にもまだある。こうしたアプローチに含まれるその他専門的知識は、過去に全住民の命を奪った病気を人類が生き延びられるように、互いに学び協力し合い、何十年もかけて労を惜しまずに蓄積してきたものだ。

時代を超えて文化的知識が蓄積されてきた(そして、わたしたちのような未来の人間に受け継がれた!)さらに素晴らしい例が、ワクチンの成分としてよく使われるアジュバント[訳注:抗原性補強剤。薬物による効果を高めたり補助したりする目的で併用される物質のこと]の開発に見られる。1920年代、フランスの獣医ガストン・ラモンは、病原体が作り出す致命的な毒素を不活性化するためにホルムアルデヒドを用いる方法を開発し、それを基にしたジフテリアと破傷風（当時、主要な死因だった）のワクチン開発に、大きな貢献を果たした[72]。この化学的処理により、毒素を無効にし発症しなくなったが、防御的な免疫反応は引き起こすことができた。今日《こんにち》製造されているこれらの病気のワクチンにも、これと非常に似たプロセスが用いられている。ラモンはノーベル賞の候補者に少なくとも１５５回は選ばれており、最終的に受賞に至らなかった候補者のなかでこれは最も多い選出回数である（わたしとしては、彼の貢献は多くのノーベル賞受賞者に匹敵するものだったと思う[73]）。

しかし、ラモンはこの実験の過程で、ジフテリアを注入された馬の注射部位に炎症が見られると、免疫反応が強くなる（つまり、血中の抗体濃度が高い）ことに気がついた。馬を意図的に感染させていたのは、科学者たちがその抗体を採取し、ジフテリア患者の治療に利用するためだった（この治療法の功績により、１９０１年にエミール・フォン・ベーリングがノーベル賞を受賞している）。馬の体は大きく少量の毒なら命が危険にさらされることはまずないので、現在は似たようなプロセスでヘビ毒に対する血清が作られている。これもまた、先に述べた新型コロナウイルスの回復期血清療法に似ている。

ラモンは、注射する物質に刺激性の化学物質を加えることで、このような炎症を意図的に助長し、それによって何とかして馬の免疫反応を高めることができないだろうかと考えるようになった。彼はタピオカでん粉とアルミニウム塩で実験した。これは現在でも人用のワクチンに使用されている物質だ。同じ頃、イギリスの免疫学者アレクサンダー・グレニーは独自に、アルミニウム塩を加えたジフテリアワクチンを人に投与すると強い免疫力が得られるようだと、偶然にも似たようなことに気づいた[74]。

長年にわたり、研究者たちは、海藻タンパク質やパン粉などをはじめ、あらゆる種類の刺激物の添加を試みてきた。[75] 科学者たちはこれらの生物学的性質の探究を続け、製薬会社はさらに効果的な刺激剤を開発してきた。たとえば、帯状疱疹の原因となるウイルスに対するワクチンには、チリのシャボンノキの抽出成分に加えて、サルモネラから抽出した脂肪とタンパク質を混ぜ合わせた特別な混合物が使われている。この物質は帯状疱疹の原因となるウイルスとは何の関係もないが、それでもワクチンの効果を高める役目を果たす。わたしたちは一歩一歩協力しながら、時間をかけて知識を蓄積し広く共有している。

活性薬剤の免疫原性を高め、アジュバントはワクチン投与量を減らし、多くの人が低いリスクでワクチンを接種できるようになる。そのため、現在開発中のSARS-2ワクチンの多くには、このようなアジュバントを慎重に利用する高度な計画が含まれている。また、グラクソ・スミスクラインなど、この種の高度な技術をもつ企業は、その他のグループが開発した新型コロナウイルスのワクチンに使用できるように、実証済みのアジュバント物質を提供することを約束している。[76]

さらなる点においても、パンデミック対策に役立つ独創的技術の活用は目を見張るようなものだった。そうした貢献の一環として、ヒトのACE2タンパク質（コロナウイルスが結合するタンパク質）を発現する遺伝子組み換え動物を作ろうとした科学者もいた。これにより、開発中のワクチンの有効性をほかの科学者が迅速に評価できるようになるからだ。長年の科学研究を基に築かれた独自の技術ツールが、このウイルス対策のツール開発のためだけに投入された。発泡スチロールのカップを作るために開発された技術と、コーヒーを収穫して淹れるためのまったく別の技術を融合させたようなものだ。

驚くべき量の知識と研究が集結している。それは素晴らしいことであり、圧倒されるほどだ。この新しいコロナウイルスに人類が対処するために、科学者、医師、エンジニアなどが協力することで――大概は知識の共有による――何年分の労力が結集されたのか、見積もることとさえ難しい。

しかし、ウイルス研究がどのように発展していくのかについては、未知の要素が多々ある。ワクチン開発の最初の段階では、ＳＡＲＳ-２に対する免疫力の強さと免疫が持続する期間が大きな課題となる（免疫をもたらすものが自然感染であれ、ワクチン接種であれ）。そのような知識は一足飛びに獲得できるものではない。ただ時間が過ぎるのを待つしかない。以前行われた、普通の風邪の原因となるコロナウイルスとＳＡＲＳ-１を用いた研究から、初期の抗体反応は１年ほど持続するが時間の経過とともに弱まり、それでも人は強力な免疫記憶（記憶Ｔ細胞に基づく）を保持することが示された[77]。

もう１つの重要な要素は安全性である。承認されているヒト用ワクチンの重篤な合併症発生率は、通常はワクチン接種者１００万人に１人程度である。季節性インフルエンザのワクチンの場合、接種者の１０００万人に１人が死亡するかもしれないが、ワクチンによって毎年何千人もの命が救われることで、この数字は明らかに埋め合わせされている。しかし、ワクチンによってどれだけ多くの命が救われたとしても、安全性は重大な問題である。とくに、感染や死亡のリスクが比較的低い集団（子どもなど）では、重大な問題だろう。

ほかのコロナウイルスに対するワクチン候補のなかには、動物実験で感染症が悪化したものもあるが、これは動物の体が感染症を撃退しようとする自然な反応が原因の１つである[78]。もう１つのリスクは、間違った種類の免疫反応が誘発されると、自己免疫反応を起こして、自らの体を攻撃する可能性があるということだ。これは１９７６年のインフルエンザ・ワクチンによって起こり、多くの患者がギラン・バレー症候群という一種の麻痺を発症した（ほとんどの人がその後回復した[79]）。

ワクチンの市場投入を急げば、製造においてまた別の安全性の問題を引き起こしかねない。この事例としては、１９５５年、ポリオワクチン発売初期に起きたカッター事件が悪名高い。ポリオワクチンが使用可能になると、地域社会で集団予防接種の日が設定された。数日のうちに、12万人以上の子どもが、生きたウイルスの不活性化プロセスが不完全なワクチンを接種した。数日のうちに、子どもが麻痺を発症したと報告され、集団予防接種は1ヵ月もしないうちに中止された。調査の結果、カッター社の研究所が製造した2回分のワクチンに生きたウイルスが含まれていたことが判明し、これにより接種者の4万人に症状が現れ、51人が生涯にわたり麻痺が残り、5人が死亡した――しかも、この人数には、接種者からウイルスが広まり感染した症例は含まれない[80]。この事件は、会社のいい加減な慣行と強欲、連邦政府の杜撰な監督が招いた最悪の事態と言われており、被害者に悲劇をもたらした。

スピードと慎重さを両立させながら物事を進めることは難しい。２０２０年5月の調査では、アメリカ人の73％がワクチンの開発を確信していることが明らかになった。ただし、64％は、科学者と企業は医薬品の安全性を確立するために必要な時間をかけるべきだと答えた[81]。しかし、新型コロナウイルスのワクチン開発が急がれるなかで、一部の製薬会社が動物実験などの重要な段階を飛ばしたり、行うべき少人数での準備作業を怠ったりしている。それでは完成したワクチンの安全性に悪影響が出るかもしれない。試験では安全だと思われたワクチンが、何百万人もの人に投与されたときに実は問題があることが明らかになるのではないかと、わたしは懸念している。少しでも有害反応が発生すれば、マスコミの報道が間違いなく過熱し、ワクチン接種が最も必要とされているときに、一般の人々のワクチンに対する関心が薄れてしまう。

また、ワクチンの有効性が証明されるか承認される前に製造施設が建設されていることも、ワクチンの供給スピードを上げるための異例の措置である。慈善家のビル・ゲイツは、どのワクチンが効果を発揮するか判明する前に、それぞれ異なる製造方法を用いる７つの工場の建設に莫大な資金援助を行うと述べた。[82] 同様に製薬会社も、候補のワクチンが有効かどうかわかる前から、生産能力を増強していると表明した。

新型コロナウイルスのワクチン開発については懸念される事項が多い。このウイルスは、新しいワクチン開発法が試みられている新しいウイルスで、新しい製造工程も必要とされている。最終的には複数の種類のワクチンが完成する可能性もあり、そのなかには、子どもや高齢者、免疫不全疾患をもつ人などの特定の集団に多少適したワクチンもあるかもしれない。安全で有効なワクチンがいつ登場するにしても、新型コロナウイルスによる死亡を防げるようになるだろう。

時間稼ぎの治療法とは？

新型コロナウイルスの治療薬を見つける取り組みは、ワクチンと同じくらいの国際協力、スピード、創意工夫をもって進められている。エピデミックが発生してから数ヵ月のうちに、数十種類の化学物質が手を加えて利用されたり、ウイルスの治療薬として提案されたりした。臨床試験はすでに始まっており、製薬会社や大学、政府、さらにはＷＨＯなどの国際機関との間に連携をもたらした。たとえば、２

020年3月、WHOは10ヵ国で連帯試験と呼ばれる試験を開始し、SARS-2に感染した数千人の患者を登録して、これまで別のウイルスに使用されていた4種類の既存抗ウイルス薬の潜在的有用性を探った。

研究された薬品の種類は多岐にわたる。たとえば、第4章で述べたヒドロキシクロロキンから、RNA合成を阻害するレムデシビルという抗ウイルス薬、生化学的に巧妙な形で作用する薬品（ファビピラビルやロピナビルなど）、さまざまなヒトモノクローナル抗体、ステロイド、その他多くの医薬品やアプローチにまで及んだ。

2020年5月にレムデシビルに関する重要な臨床試験の結果が発表され、この薬によって患者が集中治療室で過ごす時間を数日間短縮できることが証明された。[83]誤解なきように言えば、これはささやかな結果であり、薬は重症患者にしか適用されなかった。研究者たちは、この薬が（入院期間には影響を与えたとはいえ）患者の死亡を防ぐと示すことはできなかった。また、感染していても発症していない大人数の集団で、この薬が重症化への進行を阻む可能性があることを示そうとしたわけでもなかった。とはいえ、その他の有益な効果が証明されなかったとしても、この薬は社会に利益をもたらすだろう。ICUの患者が一般病棟に移ることでICUの収容能力を高めることは、きわめて重要な目標である。

2020年6月16日、デキサメタゾンというステロイド剤が、入院患者の死亡率を減らす可能性があると発表された。これはオックスフォード大学のプレスリリースで発表され（数週間後に科学論文が発表された）、この情報を迅速に公に共有することが重要だと、研究者たちが切実に感じていたことがうかがえる。[84]デキサメタゾンは非常に安価で幅広く入手できる。1957年にフィリップ・ショワルター・ヘンチが関節リウマチ治療の一環として見つけた。

　ステロイド系（とくにデキサメタゾン）は免疫系を抑制するので、新型コロナウイルス重症化の後期に起きることがある過剰な免疫反応により、肺がひどく損なわれた患者の症状を緩和するように見えた。しかし、ウイルスを撃退するためには、患者の免疫系は機能する必要がある。そのバランスを図ることが難しい。この薬品を使用する適切な時期は、各患者の病状の経過次第だろう。試験では、２１０４人の患者に無作為にデキサメタゾンを10日間投与し、通常の治療を受けた４３２１人の患者と比較した。全体として、デキサメタゾンは28日間の死亡率を17％減少させた。この死亡率の大幅な減少は歓迎すべき知らせだった。ただ、この薬は挿管が必要な重症患者に最大の効果があることがわかった。人工呼吸器を必要としない患者にこの薬を投与したならば、むしろわずかに悪化したのではないか（おそらくはウイルスを追い払う免疫系の能力を妨害することによって）ということが、この調査結果から感じ取れた。薬を開発し、試験を行い、実際に有効活用する過程は容易ではない。

　それでも、レムデシビルやデキサメタゾンなどの薬品の登場や、今後現れるだろうその他の薬品は、曲線を平坦にするために非医薬品介入を展開するという戦略全体の正当性を証明した。時間を稼ぐことで、わたしたちは自分たちの生存性を高めるために、教育と学習の能力を用いる機会を自らに与えたのだ。

❖「人体の臨床試験」に志願する若者

1990年に発表された、コロナウイルス（風邪の原因となる229E株を含む）の免疫と症状に関する代表的研究の1つには、奇妙な展開があった。[85] 15人の志願者を意図的にウイルスに感染させたところ、全員が風邪の症状を呈し、血中を循環する抗体の量を1年間定期的に観察すると、非常に低い値が観察された。彼らの免疫力はすっかり衰えてしまったのだろうか、それともいくらか免疫記憶があったのだろうか？　それを確かめる方法は1つしかなかった。15人のうち9人は、「チャレンジ試験」に同意した。つまり、彼らは再び研究室に行き、ウイルスに意図的に再感染させられたのだ。そのときの彼らの抗体価は非常に低いか検出不能だったが、9人のうち6人だけがウイルスに再感染し症状が出なかったので、彼らにはまだ免疫があったのである。

ワクチンや医薬品の開発は、一般に非常に労力を要する作業である。開始から完了まで約10億ドルの費用がかかり、たいてい10年は費やされる。薬品開発の後期の段階であっても、人間での臨床試験がすでに始まり、評価している薬の将来性に誰もが興奮しているときに、有害な副反応が現れ、その薬の開発が中止されることも珍しくない。プロセスの後半であっても、50％もの割合で開発が打ち切られる。化学薬品が新たに開発された場合（デキサメタゾンのように、単に新しい用途のために評価されている既存の薬品ではなく）、その安全性や有毒性、薬物動態［訳注：薬物が体内に投与され、吸収され、体内に分布し、代謝され、排出されるまでの過程のこと］についてはほとんど知られていない。この過程は非常に入り組んでいるので、そうしたパラメーターを把握するために、ヒト細胞を用いた生体外での試験や動物を用いた試験が行われるのだ。

ここで人間の利他主義や協調性の性向が実に役立つ。薬剤の治験には、まだよく把握されていない新しい医薬品を服用し、何らかのリスクを負うことをいとわない志願者が必ず必要になる。結局のところ、第1相試験として知られる、「最初のヒト」または「ヒトへの最初の投与」の試験を行わなくてはならない。この試験のあとには第2相試験が行われる。この段階では被験者の数をやや増やして、薬品の安全性をより深く調査し、さらには、薬品の有効性の最初の感触を得ることに努める。この試験が有望であれば、実際の有効性を定量化するために、無作為化比較試験で多くの人を対象とした、第3相試験が行われる。製造承認の成否を握る第3相試験では、被験者への処置を無作為に割り付け、評価している薬品を投与するグループと、対照群としてプラセボまたは現在使われている標準的な薬のいずれかを投与するグループに分ける。第1相や第2相の小規模な試験では観察されなかったような、まれな有毒性が出現する可能性についても評価される。最後に、医薬品が発売されたあとも、それを服用したより広範で典型的な人々のサンプルで医薬品が効果を発揮するかどうか、まれな毒性がないかどうかを確認するために、継続的な監視が必要になる（これは第4相として知られている）。

第3相試験では、検討対象の結果（病気、死亡、毒性など）の割合を観察し、2つのグループ（治療群と対照群）を比較する。ワクチンの治験の場合、患者が自然に病気に曝露して、ことによると感染するのを待つ間に、1年もの時間がかかることがある。ワクチンを投与されたグループが、ワクチンを投与されなかったグループと比べて、罹患者が少なければ、ワクチンが感染防止に効果があるという、肝心な証拠が得られることになる。

だが、新型コロナウイルスのワクチンの臨床試験が始まると、問題が浮上した。中国をはじめ世界の多くの国々で、マスク着用や休業などの非医薬品介入によって、病気にかかっている人の数が減った。するとワクチンの臨床試験を効率的に実施するために必要な数に足りなくなったのだ！　ワクチンの有効性は、ワクチン接種者の新型コロナウイルス感染者数と、未接種者のなかの感染者数を比較して評価されるため、新型コロナウイルスの発生率が低いということは、非常に多くの被験者の登録が必要になるということだ。自然にウイルスにさらされる人が誰もいなければ、ワクチンをテストする方法がない。皮肉なことに、病気の制御のために展開された非医薬品介入の成功により、医薬品介入の有効性の評価が困難になってしまった。

そこで、ワクチン臨床試験の第3相を加速させるために、一部の科学者たちは、新型コロナウイルスに自然に罹患するのを待つことに代わる手段を提案した。ジェンナーや229Eコロナウイルス研究が行ったこと、つまりワクチンを接種した人に意図的にSARS‐2を感染させて、積極的に「ヒトでのチャレンジ試験」を行うというものだ[86]。もちろん、治験参加者に生きたSARS‐2ウイルスを投与することは、参加者に障害を残したり、死なせたりする危険がある。しかし、ワクチンの開発期間を短縮させれば、人口全体の死亡や病気をかなり減らせる。また、治験参加者のリスクは、参加者が若く健康で、安全で管理された環境下で十分なケアを受けているか、さもなければすでに感染のリスクが高い(つまり、参加することで得るものがあり、失うものが少ない)場合には、最小限に抑えられる。たとえば、このような実験に適した候補者は、医療従事者、または慢性疾患の親族の介護をしているため、その大切な人に感染させることを恐れて、新型コロナウイルスへの感染を避けたいと思っている人、ということになるだろう。

このときも、人類の利他主義から、志願者が現れた。ニューヨークのブルックリン在住のジョシュ・モリソンは、腎臓提供の促進を目的とした非営利団体を率いている。2011年、彼は見ず知らずの人の命を救うために、わずかに死の危険があることを承知で、自分の腎臓を提供した。同じようなリスクを冒して新型コロナウイルスのワクチン開発の加速化に協力すれば、何千人もの命を救うことができるとモリソンは考えた。チャレンジ試験が行われるという話を聞いて、彼はCOVIDチャレンジという、「安全で迅速なワクチン開発に志願し提唱するためのハブ」を設立した。2020年4月までに1550人以上がこれに申し込んだ。[87] ジャーナリストのコナー・フリーダースドルフは、そのうちの何人かにインタビューした。

その1人が、コロラド大学ボルダー校で機械工学を専攻する23歳のガブリエル・クラインワクスだった。ユダヤ人である彼女は、タルムードの「命を救う者は世界全体を救う」という言葉に感銘を受けていた。彼女はこう語った。「わたしは健康であることをはじめとして……多くの点で恵まれているし……年も若い。病気にあまりかからない。これは、その幸運の一部を共有できる方法のように思えた。ほかの人たちの気持ちがわかる。大切な人を失う痛みは、誰でも同じだから。その痛みを少しでも和らげるために、わたしは何かをしなくてはと思っている」。彼女はさらに続けた。「人体の臨床試験にはリスクもあるが、ただ歩いているだけでもリスクはある。ウイルスが怖くないわけではない。ウイルスは怖い。でも、治験に参加したからといって、さらに大きなリスクがあるとは思えなかった」。

また、フィラデルフィアのテンプル大学の歴史学者で、35歳のメイベル・ローゼンヘックという志願者は、動機を次のように説明した。「医師や看護師、食料品店の店員、毎日外に出ている人たちなど、ほかの人たちが背負っているリスクは、はるかに大きい。わたしがこの治験で背負うリスクは、それに匹敵するものかもしれないが、優れた医療体制下で最初からずっと見守ってもらえるのだから、それほど危険ではない」

医薬品介入の開発と試験に必要となるものを超えて、さらなる協力が求められる。自分自身やほかの人々の利益のために、やはり一般の人たちがワクチンを接種する必要がある。2020年5月には、ワクチンが開発されたらおそらく受けると答えた人の割合が、当時の病原体に対する恐怖心の低下と並行して減少しているという傾向が、顕著に現れるようになった。[88] ワクチンのリスクに関する誤った情報や、根底にある反ワクチン運動、そしておそらく何よりも特筆すべきは、新型コロナウイルスのパンデミックに対する集合的反応の多くの側面を残念ながら特徴づけるようになった、政治的分極化——そうしたことを考えると、誰もがワクチンを接種するように説得するには多大な労力が必要になるだろう。

ワクチンが集団レベルで効果を発揮し、集団免疫を付与するためには、人々が再び協力しなくてはならない。前に述べたように、SARS-2のR0を考えると、人口の約67%が免疫を獲得する必要がある。5月上旬に行われたある世論調査では、アメリカ人の72%がワクチンが開発されたら接種すると回答した。[89] ワクチン接種への意欲は人種によって異なっていた。ワクチン接種を希望していたのは、白人の74%に対し、病気になった場合の負担が大きいにもかかわらず、黒人は54%だった。これは、医療機関に対する疑念をアフリカ系アメリカ人のなかに残した、人種差別的な医学実験という我が国の恥ずべき遺産を反映しているのかもしれない。また、所属政党も影響を与えているらしく、ワクチン接種に積極的姿勢を示したのは、民主党員が79％だったのに対し、共和党員は65％だった。しかし、同時期に実施された別の全国世論調査では、ワクチンが接種可能になったら受けるつもりだという人たちは、93％が自分の身を守るためにワクチンを打つと答えた。ほぼ同じ割合に当たる88％の人が、家族を守るためにワクチンを打つと答えた。また、78％の人が「自分の地域社会を守りたい」からワクチンを打つと答えた。[90] このような向社会的な動機は常に存在する。

利己的な遺伝子をもつ「ヒト」はなぜ助け合うのか？

第4章で述べたように、エピデミックは恐怖と不安を助長する。このような心理状態は、病原体と同じように人から人へと広がる。一方で、好ましい考えも人から人へと広がる。病原体は、集団で集まるという、人類が進化させたきわめて自然な傾向を利用している。しかし、わたしたちが進化させた社交性には、病原体が変えることがない部分がある。人類は進化生物学の大いなる謎の1つを進化させた——互いのために犠牲を払い、協力し合い、教え合う能力である。なぜそのような能力が生じるのか、ダーウィン自身は進化論的観点から当惑していた。利己的な生き物が、どうして他人を助けるために犠牲を払うのか？　しかも人間はしょっちゅうそうしている。利他主義、協力、教育といった人間にとっていたって基本的な能力は、ウイルスが破壊しないものだ。そして、こうした能力のおかげで、わたしたちはウイルスに立ち向かうことができる。たとえ物理的に距離を置いていても、一致団結してウイルスと闘うことができる。

HIVが世界的に大流行していた1990年代、わたしが働いていたシカゴのホスピス患者の約3分の1が、エイズで容赦なく死を迎えることになった。さらに3分の1は癌で死亡し、もう3分の1はその他さまざまな症状で亡くなっていた。エイズ患者のほとんどは若い男性だった。彼らの死を目の当たりにするのは耐え難かった。エイズに対して初めて有効とされたアジドチミジン（AZT）という薬剤が1987年に発売されていたとはいえ、一般的にはまだ、この病気を診断されたら死の宣告を受けたも同然だった。ACT UP（AIDS Coalition to Unleash Power）を設立し、2020年5月27日に84歳で亡くなったアメリカの劇作家、ラリー・クレイマーのようなエイズ活動家たちは、さらに多くのことを実行するように、さらに多くの研究を支援するように、もっと真剣にこの病気に取り組むように、政府に対して精力的に圧力をかけた。クレイマーの標的のなかには、当時すでに米国立アレルギー・感染症研究所（NIAID）を率いていたアンソニー・ファウチも含まれており、彼はクレイマーからことあるごとに不満をぶつけられていた。ファウチはこの活動家の死に際して、「33年に及ぶ常ならぬ関係だった。互いに大切な存在だった」と述べたと伝えられている。[91]

有名な話だが、ACT UPは国立衛生研究所（NIH）襲撃活動の一環として、1990年5月21日にメリーランド州ベセスダに拠点を置くNIHに向けて、数百人の抗議者によるデモ行進を企画した。彼らは、「お役所仕事《レッドテープ》はわたしたちを殺す」という看板を掲げ、のどかなNIHの敷地を目指して、「NIH、隠れることはできない、大量虐殺で告発する」とシュプレヒコールを上げながら進み、馬に乗った200人の機動隊員に出迎えられた。[92] やがて彼らはアジェンダを、抗議活動から医薬品開発へと変えることに成功した。

　1995年、治療薬開発に心血が注がれた末に、プロテアーゼ阻害剤であるサキナビルが発見された。この薬に、ジデオキシシチジン（ddC）、AZTを加えた、3剤併用療法が試みられるようになり、高活性抗レトロウイルス療法（HAART）と呼ばれるようになった。1996年には、総勢1200人以上の志願者が参加した大規模な2つの無作為化比較試験が、NIAIDの支援を得て行われ、HAARTがきわめて有効であることが証明された。[93]さまざまな副作用が見られ、日々の投与計画は非常に複雑だったが、この治療薬によりHIV患者の命を救えるようになった。HAARTによって、血液中のHIVのウイルス量が検出不能になるところを多くの患者が目の当たりにした。1997年に入ってわずか数ヵ月間で、わたしたちのホスピスプログラムは事実上、HIV患者の世話をする必要がなくなった。あっという間のことだった。HAARTは致命的だった病気を、ほかの慢性疾患とほぼ同じように、非常に長期間の管理が可能な病気に変えたのだ。信じられないことだった。HAARTの成功に続いて、2003年にジョージ・W・ブッシュ大統領は、史上最大の国際的な単一疾患のためのイニシアチブである、大統領エイズ救済緊急計画（PEPFAR）を開始した。これは、主にサハラ以南のアフリカで、何百万人もの命を救ったとされている。[94]

　以上はすべて、協力と教育が成し遂げたことだ。こうして、わたしたちは最終的にこのウイルスに打ち勝つのだ。結びつきを作り、自ら進んで引き受け、学習することで、わたしたちは積極的に協力してこの攻撃を生き延び、このような小さな大敵による被害を阻むことができる。

第7章 深遠かつ永続的な変化

モンツァで、開いている店の前をたまたま通りかかると、パンが店頭に並んでいた。彼は、あとで何かあったときに、食べるものがなくてひもじい思いをしないようにと思い、パンを2つ注文した。パン屋は入ってくるなと身振りで伝え、水と酢を入れた小皿を鋤の刃の上に乗せて差し出し、そこに金を入れるように言った。それから、火ばしでつまんで、1つずつレンツォに渡した。

――アレッサンドロ・マンゾーニ『いいなづけ』（1827年）

2020年3月、ヨーロッパでロックダウンが発出されようとしていたとき、ベルギー王立天文台の地震学者トーマス・ルコックは不意に、地球が静止していることに気づいた[1]。わたしたち人間は日々、工場を稼働させ、車を運転し、道を歩くだけでも、地球を振動させている。信じられないことに、この振動は、まるで微小な地震のように検知されるのだ。ところが、それが止まっていた。

ルコックが最初に観測してから、世界中の地震学者がデータを共有し始めた。人類の活動に起因する揺れが鎮まると、遠く離れた川の流れさえも検知することができた。この予期せぬ静けさによって、遠洋の波の衝突のような自然発生の暗振動を利用して、地球の石質の地殻の変形をより理解できるようになった。コロナウイルスが地球の動きを変えたのだ。

ほかにも世界の変化を指し示す兆候があった。2020年の春には、都市部に現れるようになった野生動物を撮影した動画がネットに数多く上がった。野生のヤギ、ワニ、ヒョウ、象の群れが、人も車も消えた通りをさまよっていた。地球上空の人工衛星が、製造業の停止に伴う汚染の消失をとらえていた。大気汚染により毎年120万人以上が亡くなるインドの都市ジャランダルから、200キロ近く離れたヒマラヤ山脈のダウラダール山脈が見えた。年配の住民は、信じられないほど澄んだ青空の下で、驚くほどくっきりとそびえ立つ山脈を、幼い子どもの頃に見て以来久しぶりに目にした。[2]

パンデミック期・余波期・ポストパンデミック期

自然界が癒されるようになる一方で、人間は苦しみ続けた。ウイルスの広がりを遅らせるために、わたしたちは生活様式を再構築した。非医薬品介入はパンデミックを先延ばしにし、軽減することができたが、当然ながら、止めることはできなかった。ウイルスがひとたび人類の間に定着してしまったなら、何をしようとも、パンデミックの発生は避けられなかった。多くの死者が出ることになる。疫学――R0が約3・0、CFRが0・5から1・2％――がそれを十分に決定づけていた。

2020年の夏の間、わたしはこうした考えを心の中から追い出そうとしていた。しかし、楽観主義を正当化する妥当な理由が思い浮かばなかった。6月末にアリゾナ州、テキサス州、フロリダ州、カリフォルニア州などで症例数が急増したことを示すグラフを検討し、トランプ大統領とペンス副大統領がこの新型コロナウイルスの急増は検査が「多すぎる」影響にすぎないと主張するのを聞きながら、わたしは絶望感を覚えた。[3] 疫学を専門とする同僚と話しているときに、彼らも同じように暗澹とした思いを抱いていることに気づいた。ファウチは、ワクチンの迅速な開発に「控えめな楽観主義」を表明していたが、公の場での発表では明らかに陰鬱な雰囲気を漂わせていた。

ほかにも気になる兆候がこの夏の間に現れた。理由は不明だが、インドの若年層は、SARS－2による死亡率が他国と比べて高いことがわかった。[4] インドはこの病気で大きな打撃を被り、鉄道車両を利用して、首都に新型コロナウイルス患者用の8000人分の病床を設けたほどだった。[5] 同じ頃、中国や韓国など、それまで制圧に成功していた人口の多い国でウイルスが再発した。ブラジルでは、ジャイール・ボルソナーロ大統領が新型コロナウイルスを「軽いインフルエンザ」と軽視し、連邦判事が大統領にマスクの着用を命じるほどだったため、ウイルスが野放しになった。結局、ボルソナーロ大統領本人も、イギリスのボリス・ジョンソン大統領と同様に、感染してしまったのである。[6] また、世界中の遺伝学研究所はかなり前から、このウイルスには人間にさらに悪影響を与える、つまりさらに致死性が高いか感染力の強い、あるいはその両方を備えた変異株が存在するかもしれないと、その兆候を指摘していた。[7] そして、時間の経過とともに、このウイルスに関連した長期の有病率についての情報が蓄積されるようになった。患者のなかには、病気治癒後も体が弱ったままの状態が数ヵ月間続く者もいた。[8]

言い換えれば、パンデミックの初期段階でウイルスについて学んではいるが、今後数年の間にウイルスが社会の形を一体どのように変えていくのかについては、まだ大きな不確実性があるということだ。とはいえ、ウイルスがすでにわたしたちの世界を変えてしまったことは明らかであり、今後しばらくの間もそのような変化が続くことは、やはり確実だと言える。

まず、タイムフレームを設定することにしよう。安全で効果的なワクチンを開発製造し、それを迅速かつ広範囲に配布して多くの人が接種できれば、パンデミックの期間を短縮できるかもしれない。ただし、そのような展開を迎えるまでの困難をすべて乗り越えられたとしても、集団免疫を達成する前にワクチンはまだ登場しないかもしれない。つまり、何をしたところで２０２２年までに発病率が約40から50％に達する可能性が高いため、２０２１年初頭にワクチンが広く普及しない限り（そうなれば、これまで開発されたワクチンのなかで最も速いペースとなる）、パンデミックの全体的な経過に大きな変化をもたらすことはないはずだ（それでも、感染していない人々を守るために、ワクチンはやはりきわめて有益だと言えるだろう）。

いずれにしても、２０２２年までは、わたしたちはこれまでと比べて大きく変化した世界で生活することになる――たとえば、マスクを着けるようになり、人ごみを避けるようになるだろう。わたしはこれを「パンデミック期」と呼ぶことにする。

わたしたちが集団免疫に達してから、あるいはワクチンが広く普及してからの数年間、おそらく２０２４年までは、パンデミックの臨床的、心理的、社会的、経済的衝撃とそれに必要な調整から、まだ回復の途上にあるだろう。わたしはこれを「パンデミック余波期」と呼ぶことにする。その後徐々に、いくらか永続的に変化したところのある世界ではあるが、物事は〝正常〞に戻るだろう。２０２４年頃には、おそらく「ポストパンデミック期」が始まるはずだ。

どのように生活が変化するのかすべてを予測することはできないし、50年後には、パンデミックがどのような変化を引き起こしたのかも覚えていないかもしれない。たとえば、痰壷や、公共の場で唾を吐く行為は、20世紀の初めまでアメリカで広く行われていた。[9] しかし、1918年のインフルエンザのパンデミック時に、当然だが不衛生とみなされたこともあり、痰壺は使われなくなり、唾吐きも行われなくなった。最近の例を挙げれば、わたしが成人した頃にはもう、飛行機に搭乗中や病院で処置を待つ間の喫煙は適切ではないということが、世間に十分知られるようになっていた。今にして思えば、こうした迷惑な行為は馬鹿げているように思える。レストランに入って、なぜ痰壺が置かれていないのか疑問には思わないし、飛行機の禁煙標識は単なる形式であり機内での禁煙は当然のことだと感じる。世界がかつてどうだったのか、わたしたちは忘れてしまっているのだ。

「自分でやる」――新しい自律と自主の誕生

パンデミックのせいで、家庭でも職場でも、個人の行動傾向や習慣は変化せざるをえなくなった。野放しにされた命取りのウイルス、孤立、経済の減速などが一緒くたになって、自立性が養われるようになった。いくつかの非医薬品介入に対する個人的責任については、本書ですでに取り上げた。しかし、料理から散髪、自宅のちょっとした修理に至るまで、その他多くの活動でもさらなる自主性が求められた。配管工がウイルスに感染しているかもしれないのに、なぜ危険を冒してまで家に来てもらう必要があるのか？　仕事がないのになぜお金を使うのか？　また、医療に以前よりも自己責任をとるようになり、医療施設に行くリスクを考慮に入れて、専門的治療を受けるべきかどうか、以前にもまして慎重に判断を迫られるようになった。[10]

自主性が求められるようになったことで最も恩恵を受けたのは、子どもたちかもしれない。多くの若者の自律性を妨げていたパンデミック前の過干渉な子育て文化とは対照的に、多くの親たちは自宅学習が始まって数週間後に白旗を上げたようで、大人が何もかもコントロールすると言い張ることをやめた。ティーンエイジャーはバンパイアみたいな生活を送るようになった。家族との夕食を避け、昼間にぐっすり眠り、深夜になってから冷凍ブリトーで胃袋を満たした。ある父親は、毎朝犯罪捜査官になった気分だと漏らした。「［息子が］食べたスナック菓子の袋があったり、台所のシンクに息子が食べたあとの食器が置いてあることもある。ときには、テレビがつけっぱなしになっていることもある。夜になると家の中をのし歩くアライグマがいるようなものだ[11]」

奇妙な食事パターンはさておき、多くの子どもや親は、子どもたちが家族と今までよりも有意義な時間を過ごすようになり、屋外で遊ぶ時間や親に監視されない時間も増えていると報告した。子どもの自主性を提唱するレノア・スケナジは、２０２０年の春に「自分の力で挑戦する」という作文コンテストを実施した。その応募作文のなかには、親の厳しい監視下でなくても子どもたちが成長する姿が描かれているものもあった。ある8歳の女の子は、許可されているよりも遠くまで、そして速いスピードで自転車に乗ったことを活き活きと伝え、10歳の女の子は、自分の衣服を自分で洗濯するようになったことを書いていた。以前はガスレンジを怖がっていた7歳児は自分で卵料理を作るようになった。その新米シェフの作文には誇らしげにこう書かれていた。「1人で料理をしている。オムレツを作ることができる。野菜オムレツも、プレーンオムレツも。一番難しいのは、フライパンの上で卵を割ること。最初に割るときにやけどすることもある[12]」

出費を減らし、不必要な買い物に行かなくてもすむように、生地からパン作りをしたり、自家栽培を始めたりする人が全米各地で増えた。わたしの住む地域の86歳の女性は、生まれて初めてガーデニングに取り組んだ。彼女は、バケツ1個に土を入れては苗床まで運ぶという作業を、何度も繰り返した。「わたしは庭を作っているだけじゃないの。自分の体も作っているのよ」。ウイルスに感染して病気になる可能性に備えていたのだ。[13] 家庭菜園をホームスクールの一環として行っていた家庭もあれば、自分たちが育てた食材を地元の食料配給所や近所の人たちに寄付する家庭もあった――これには、先に述べたような、隣人への協力姿勢がはっきりと表れている。

家庭と都市部の変容

もう一つの変化は、家で過ごす時間が増えたことだ。何百万人もの人々が、生活リズムや場所の割り当てを調整しながら、自宅で仕事を始めた。その他何百万人もの人々も、仕事を失ったために家にいた。さらに、パンデミックは家をもたない人たちの課題も大きく増幅させた。都市生活の利点のいくつか――たとえば、文化施設やワークスペース、カフェ、公共交通機関などが綿密に相互連結していること――が負債のように見え始めた。人々は公共空間からいなくなった。そして、前述したように、大都市から周辺の郊外や農村部へと脱出する人たちもいた。

こうした新しい生活様式は、いくつかの点で過去の時代を思わせる。何世紀もの間、大部分の人間は都市の中ではなく都市の外に住んでいた。1950年の時点で、都市人口の割合は世界人口の29・5%

で、先進国でも55・５％だった。ところが２０１８年には、この数字はそれぞれ60・４％と81・４％となった。[14] 何千年もの間、ほとんどの人々は農場に住み、自分のことは自分で、独力でこなしていた。２０２０年、多くの世帯がこの様式のいくつかの特徴に戻り、自分の家で自分の家族の世話をするようになった。異性間の関係においては、自宅学習に関しては主に女性に任されていたが、その他の家庭の義務は男女間で公平に分担されるようになったことがわかった。男性が育児と家事を負担する割合が平均して増えた。[15] また、新しい生活様式では、見知らぬ人や近くの友人と過ごすよりも、親族と過ごすほうがはるかに多くなった。もちろん、この２０２０年に、我が国が完全に19世紀の生活様式に戻ったわけではない。しかし、このような局地的で家族的な生活様式は、人類にとってそれほど珍しいものではなかった。

もちろん、人間が今よりも農耕的な暮らしをしていたときでさえ、現代の都市よりもはるかに条件が悪く密集した都市のあおりを食って、疫病が発生していた。それに、農村生活だけでは人間を疫病から守ることはできない。農業革命以降の暮らし方にかかわらず、人間の生活の特徴を利用するのにウイルスが非常に長けていることを、ある意味で再認識させられる。農村と都市は、人間の進化のなかでおよそ１万年前の遠い過去には存在しなかった。農村も都市も、人類が狩猟採集型の生活を放棄して生まれた形態だった。狩猟採集型生活では、人間の集団ははるかに小さく、人間同士の交流も限られていたので、爆発的なパンデミックが起こりにくかった。

しかしながら、この考え方にはちょっとした矛盾があり、現代の大都市に希望を与える。地球上で最も人口密度の高い場所であるアジアの都市の一部では、今までのところ、新型コロナウイルスのパンデミックを抑えることに大きな成功を収めているのだ。前に述べたように、このパラドックスは、人間が進化の過程で得たもう1つ重要な特徴の例証となる。つまり、文化的な革新と学習という人間の能力のことだ。現代の生活環境は、多くの病原体を培養するかもしれないが、それと闘う数々の方法を生み出すこともできる。

生活習慣の再構築

きれいな水がふんだんに供給されているにもかかわらず、アメリカ人は驚くほど不潔な人々だ。8ヵ国の衛生習慣を調査したある商業調査では、手洗いの習慣に関してアメリカ人よりも身についていないのはドイツ人だけだった。おそらく、インドのような国の被験者なら、感染症が与える壊滅的な被害についてよく承知しているだろう。だが、知識の欠如が主な問題ではない。アメリカ微生物学会のために実施された別の調査では、アメリカ人の手洗い習慣には、公言と観察結果に大きな食い違いがあることがわかった（研究者たちは実際に公衆トイレでの行動を監視した）[16]。言い換えるなら、アメリカ人は手を洗うべきだと知っているが、その知識を行動に移していないのだ。これはとくに男性に当てはまる。85件の科学研究の定量的評価では、男性に比べて女性のほうがきちんと手を洗っていることが明らかになった（女性は、マスク着用を含むすべての点でＮＰＩを実施する傾向が50％高かった）[17]。

手洗いに特別に関心を抱くのは、主に欧米の社会的習慣である握手が、病気の蔓延に一役買ってしまうからだ。パンデミックによるライフスタイルの変化のなかには、多くのアメリカ人にとって取り入れることが難しいものもあったが、人の手に自分の手を伸ばすという長年の習慣は、パンデミックの初期に、人との間に約2メートルの距離をとるようになる前から、一夜にして消えてしまった。当局は握手をしないことの重要性を直ちに認めた。ファウチは、パンデミック後のアメリカは「強迫的な手洗い」と「握手の終わり」を伴うことになるだろうと断言した。メイヨー・クリニック・ワクチン研究グループのディレクターであるグレゴリー・ポーランド医師は、握手を「時代遅れの習慣」と呼び、「多くの文化では、互いに触れなくても挨拶ができることを学んできた」と指摘した。[18]

握手の起源は定かではないが、この挨拶は何千年も前から行われてきた。何も持たない――よって武器を持っていない――右手を握ることで、当初は平和的意図を表したり、神聖な誓いを象徴したりしていたという説や、手を振るという動作で双方が袖に武器を隠し持っていないことを確認したという説もある。起源が何であれ、この慣習は古代から存在する。握手が描かれた最古の記録としては、紀元前9世紀の石のレリーフに、アッシリア王シャルマネセル3世がバビロニアの支配者と手の平を合わせている姿がある。握手について取り上げたものは、ホメロスの叙事詩からローマ帝国のコインに刻まれたモチーフまで、古代の芸術や文学の随所に見られる。[19]

この伝統は人類の進化にも根ざし、社会的化学シグナルの役割を果たしている可能性がある。「人間が見知らぬ人を公然と嗅覚的にサンプリングし調査することは、ほとんどタブーとされている」と、ある研究者が指摘している。要するに、知らない人にあからさまに近づいて匂いを嗅いだりしないということだ。もっとも、握手は他人の匂いをサンプリングする方法なのかもしれない。この可能性は、同性と握手をしたあとで、その人を評価するかのように右手の匂いを嗅ぐという実験結果からも裏づけられている。[20] また、チンパンジーは、毛づくろいをする相手と手をつなぎ（グループのメンバーによっては、手の平や手首をつかんで）、その手を上に挙げて、空いているほうの手で毛づくろいすることもある。チンパンジーの集団特有の握手は、母から子へと世代を超えて受け継がれており、もしかすると文化的学習の１つの形態なのかもしれない。[21]

手をもたない動物も、友好的な挨拶をするように進化してきた。攻撃的な犬は真っ直ぐな姿勢で、尻尾はピンと立ち、筋肉を収縮させ、頭は前を向いているが、友好的な犬は姿勢を低くして、身をかがめ、上を向いて尻尾を振っている。チャールズ・ダーウィンはこれを、彼が「反対の原理」と呼ぶ原理によって説明した。別の目的に役立つように進化した、反対の状況は反対の表情を起こすという感情の表現について言及したものだ。人間でも、友好的態度を示すときと攻撃的態度を示すときの表現は反対になる。拳を固く握るのではなく手の平を広げたり、警戒して人との距離を置くのではなく、人に近寄ったりする。また、顔など体の傷つきやすい部分を露出する。もちろん、具体的にどんな方法をとるのかは文化によって異なるが、どのような挨拶が友好的で、どのような挨拶が威嚇的なのかに関して、あらゆる文化に慣習が存在する。

ありがたいことに、握手を多用する文化は、比較的簡単に捨てることができた。それというのも、人間は知的な種であり、新たな進化的圧力――つまりこの場合は感染症流行時の生存――がそれを必要とするならば、素早く学習できるからだ。パンデミックの影響で、世界中の人々が親密な挨拶――握手、キス、ハグ、マオリ族のホンギ（鼻を押し当てる伝統的な挨拶）など――を避けざるをえなくなったが、世界には、非接触型の挨拶を長年実践してきた文化も多い。[22] たとえば、手の平を合わせて親指を胸に当てるアンジャリムドラーという合掌の形を伴う、ナマステという挨拶は、数千年前から行われている。これはヒンドゥー教の根本的な聖典である『リグ・ヴェーダ』にも書かれている。タイでは、頭を下げて胸の前で合掌するワイが広く行われている。ザンビアでは、手を叩きながら「ムリブワンジ」（「こんにちは」）と言うのは、一般的な挨拶だ。日本の挨拶としてのお辞儀は、7世紀に中国を経由して伝わった。お辞儀は当初貴族の習慣だったが、12世紀に武士の間に広まり、その５００年後の江戸時代になってから庶民の間に広まった。アメリカでは、植民地時代にピューリタンのコミュニティで行われていたので、アメリカでもお辞儀が広まる機会はあった。一般には従順を示す姿勢として、下位の者が上位の者に対し、男性が女性に対してお辞儀をした。しかし、独立戦争の時代に、お辞儀を非民主的と見なす人が現れ、握手の人気が高まった。同様に、17世紀から18世紀にかけて、階層的な挨拶と置き換えようとしたクエーカー教徒によって握手は普及した。

　医療専門家が握手を勧めなかったのは、新型コロナウイルスのパンデミックが初めてではない。１９２９年に、看護師のレイラ・ギブンが「手は病原体の感染の原因になる」と気づき、アメリカ人は握手に代わる挨拶を取り入れるべきだと提案した[23]。それよりもさらに前に、１７９３年にフィラデルフィアで黄熱病が流行したことを受けて、「握手という従来の習慣が一般的に用いられなくなったため、多くの人は手を差し出すだけで、たじろぎ慄いた[24]」。アメリカでこの習慣が消滅したことは決してないが、現在では、握手は一般に広く避けられるようになり、感染管理の適切な手段として有効だと、当局が大々的に説明している。その他多くの個人的な行動と同様に、挨拶はわたしたちの生物学、歴史、文化を反映している。しかし、致命的なパンデミックはそれを再構築しうるのだ。

遠いのに「見えすぎる」プライバシー問題

パンデミック発生に伴う皮肉な現象は、人々のプライバシーの過多と過小だった。自宅で家族と一緒に過ごしているためにいくつかの点では親密さが増したが、別の点では親密さが減った。それは、挨拶のときに体の接触を避けたからというだけではなかった。たとえば、マスクの着用は匿名性を高めることになる。また、多くのアメリカ人が、愛する人から遠く離れて、見知らぬ人たちの間で死を迎えるようになった。このようなプライバシーの変化は、過去の疫病の生存者にはよく知られていることだが、新型コロナウイルスのパンデミックは、21世紀のテクノロジーの発展と絡み合うプライバシーの規範について、根本的な懸念を浮き彫りにした。

大規模な監視技術はすでに高度に発展し、どこにでも存在するようになっていたが、2020年の春には、100万人以上の学生を試験中に監視するという新たな展開が見られた。3月初旬、何百万人もの大学生が突然帰宅を命じられ、大学側は迅速にオンライン学習へ切り替えた。シアトルのワシントン大学では、3月6日金曜日の午後に、次の月曜までにすべての授業(4万人以上の学生)をオンラインに移行すると学生たちに伝えた[25]。自宅に戻りオンライン授業で学業を続けていた全米の学生は、民間の試験監督会社の従業員に遠隔で監視されながら、試験を受けなければならなかった。その見ず知らずの従業員は、学生の一挙手一投足を観察し、彼らの顔を監視し、彼らの家での会話を聞き、不適切なことが何もないことを確認するために、学生にカメラの向きを変えるように要求した。一方で、学生たちはその試験監督官の顔を見ることはできなかった。

そのため、試験中に気まずい状況に陥ることもあった。一例を挙げると、フロリダ大学2年生のシャイアン・キーティングは、ベッドルームで試験を受けているときに吐き気を催したが、トイレ休憩は認められていなかった。[26]彼女はパソコンのカメラを覗き込んで、自分の机で吐いてもいいかと試験監督官に尋ねた。監督官の許可を得ると、彼女は近くにあった籐の籠に吐いてから、手の届くところにある毛布を使ってできる限り後始末をした。

自動化されたコンピューターによる手法が不正行為の予測に使われるようになった。学生が1分間に2回以上、画面以外のところを4秒以上見ていた場合は、疑わしいと判断された。学生が替え玉で試験を受けることを阻止するために、ソフトウェアにはIDカードと連動した顔認識機能が用いられた。学生のタイピングの速さやリズムも監視し、個人のそれぞれの特徴を織り込んだ基準値と比較することができた。試験監督会社は、撮影した音声や映像、学生のその他個人情報などの権利を保持しており、教授のなかには、このような方法は大学を監視の道具に変えようとしていると非難する者もいる。

オンライン授業に関連するプライバシーの喪失はほかにも見られる。学校とビデオ通話をしていた5年生の男子の例では、背後の壁に掛けられているBB銃に教師が気づき、スクリーンショットを撮って警察に通報した。その後、家族は警察官の予期せぬ訪問を受けて驚いた。警察官は家族が法律に違反していないと判断し、20分後に立ち去った。[27]校長は、たとえBB銃でも、仮想の教室に銃があることは、現実の教室に銃を持ち込むことと同じだと述べた。

学校卒業後長い時間がたった者でも、見知らぬ人に部屋の中をじろじろと覗き見される。全米各地にいる専門家が自宅でインタビューを受けたり、テレビ会議を介してオンラインで仕事のグループが集まったりすると、視聴者は他人の生活を覗き見する珍しい機会を得ることになった。2020年3月、わたしは自宅のオフィスで、アマンプール・アンド・カンパニーのテレビインタビューを受けた。その後、ある記者から、アーティストであるわたしの娘が描いたある絵に興味を覚えたとの連絡があった。その記者は、『ロサンゼルス・タイムズ』紙の記事で、わたしのオフィスのようすや、その他多くの専門家（そのなかには、台所の冷蔵庫の前でインタビューを受けた上院議員もいた）の住居環境を紹介していた。嬉しいという気持ちもあったが、わたしのなかでは心地悪さのほうが勝った。結局、背景として使うために、イェール大学のロゴが刺繍された大きな布を買ってきた。

増加する監視社会の恐怖

遠隔監視は、さらに大きな舞台でも展開された。ビッグデータやインターネット追跡技術の多くの形態が、自主隔離しているかどうか確認するために、感染の危険がある交流を検出するために、そして集団全体の反応を追跡するために、人々を監視する目的で使用された。

第3章で述べたように、SARS-2は広く流行し、急速に広がったので、人の手による接触者追跡では封じ込めがほとんど不可能であることが判明した。しかし、このプロセスを一層速く広く効率的にする接触者追跡アプリ——感染者の近くにいた人全員を自動的に追跡し、陽性の結果が出た人がいればすぐに連絡先に通知する——があれば、伝染病の制御に役立つと考えられた。テクノロジーの専門家は、携帯電話の個人的な位置情報にアクセスできる接触者追跡アプリは、無症状感染もあるＳＡＲＳ－２の場合、政府にとってとくに役立つと指摘している。ただし、それは十分な人数がアプリを利用した場合に限られる。そのためには、人口の大多数に対して、政府が携帯電話の記録にアクセスすることを許可するように説得するか、命令する必要があるだろう。(28) このような広範な自動化システムの導入を支持する人たちは、一層多くの自由を得るために、多くの人々がプライバシーの一部を進んで明け渡すかもしれないと指摘した。市民は政府から自宅待機を命じられるよりも、外出時に政府に追跡されるほうを好むかもしれないと、彼らは主張した。

中国、シンガポール、イスラエルなどの世界中の政府は、ヨーロッパのさまざまなＮＧＯと企業のコンソーシアムと同様に、このようなデータを活用するためにさまざまな技術を実行に移した。アップルとグーグルは、携帯電話での接触者追跡を可能にする技術（オプトインで）を開発しようと協力したが、その解決策はいくつかの州から反対にあっている。(29) ロシアと中国では、封じ込め作業にも使われた顔認識ソフトウェアが搭載された、広範に張り巡らされたカメラ網で、このような技術を補った。韓国では、調査官が複数の情報源、たとえばスマートフォンの位置情報、防犯カメラの映像、クレジットカード会社の財務記録（いつどこで何をしていたかを示す）などを組み合わせて、接触者の追跡を行った。多くのアメリカ人も、このようなプライバシーの犠牲をいとわないようだ。なかには、ブルートゥースやＧＰＳ信号などのスマートフォンのデータを政府が監視することを認めるべきだと主張する者もいた。(30) こうして、新型コロナウイルスのパンデミックは、９・11の同時多発テロ後に生じたプライバシーと市民の自由のバランスについての議論を再燃させた。

だが、実際には、こうしたアプリは、プライバシーとの交換を正当化するほど十分な疫学的利益をもたらさない。GPS信号は、人が互いに約2メートル以内にいたかどうかを示すほど精度が高くないので、携帯電話ベースの接触者追跡アプリは、それほど効果的ではないかもしれないのだ。ブルートゥースの信号は壁を通り抜けるので、実際には相手が壁の向こうにいるときでも近くにいたと誤って表示される可能性がある。膨大な時間が誤った手がかりに無駄づかいされるおそれがある。

だが、たとえアプリが機能したとしても、問題はあるかもしれない。ベンジャミン・フランクリンの、「少しばかりの一時的な安全を得るために、肝心要の自由を放棄する者は、そのどちらも得るに値しない」という格言（フランクリンは、これとは異なる文脈で発言した）が頭に浮かんだ。自由の衰退は民主主義を弱体化させるのだ。

こうした懸念に取り組むために、ヒューマンネイチャー・ラボのわたしのチームは、2020年5月下旬にHunalaというアプリをリリースした。このアプリはユーザーのプライバシーを尊重し、任意であり、人々のリスク管理に役立つツールを提供する。感染した人と接触したかどうかをユーザーに示す、ほとんどの遡及的《レトロスペクティブ》な接触者追跡アプリとは異なり、わたしたちのアプリは、ウイルスを保有する人と接触するユーザーのリスクを予測する、先を見越す《プロスペクティブ》アプリだ。渋滞について多くの人からデータを収集し、それをまとめて近くにいる別のユーザーに匿名化された情報として提供する、交通アプリのように機能する。

わたしたちのアプリは、提供された情報に基づいて個人のソーシャルネットワークをマッピングし、何度でも望むだけ自分の症状を報告するように勧める。次に、計算アルゴリズムを用いて、たとえば、20日前に、その人の友人の友人の友人――彼らにとっては見知らぬ人――が発熱したとの報告があったことから、その人が呼吸器系疾患に感染するリスクが高まっていると判断し、通知する。つながりのネットワークを用いれば、一連の接触を通してウイルスがその人に伝播する可能性を予測することは可能である。[31]特定の個人に関する情報が共有されることはない（幹線道路で誰が警察に止められたのか、交通アプリが知らせることがないように）。だが、リスクが高まっていることが個人に通知されるので、自宅で待機するなど、事前に措置をとれるようになる。ちょうど、数キロ先で大渋滞が起きていることがわかれば、ドライバーはハイウェイを降りることができるように。

さらにパンデミックによる変化を挙げれば、人間の死の必然性に思いを巡らせたからなのか、あるいは自宅に閉じこもりきりで孤独に突き動かされたのか、信仰の有無にかかわらず、多くの人は自分の人生に意味を与えたものは何か、内省するようになった。この自己省察の機会が、2020年6月に起きた社会正義を求める大規模な抗議活動のもう1つの要因として重要な役割を担ったと、わたしは考えている。

また、パンデミックは自らの社会的交流を見直すきっかけとなり、多くの場合は他者への共感と認識をさらに育むきっかけとなった。たとえば、ひどい別れ方をした元配偶者の間で、自分たちの子どもの世話を調整する際に、思いやりをもって、さらにはいたわりを込めて、コミュニケーションをとる方法を見つけたという話が聞かれた。[32]第6章で述べたように、災害は人間の最悪の部分と最高の部分を引き出し、共通の敵に対して団結させる。自分の価値観を考察するために立ち止まり、この世での限られた時間をどのように過ごすかこれまで以上に綿密に検討するときの道徳心の高まりが、人々の生活を活気づけていることに、わたしは気づいた。

オンライン診察が「当たり前」になる日

新型コロナウイルスは、今回のパンデミック時に長年の医療行為の形態の変化を促したが、こうした変化の多くはパンデミック後にも継続する可能性が高い。これまで述べてきたように、臨床疾患のある人のケアは、終末期のケアを含めた治療に影響を与えた。また、新型コロナウイルスの患者の多くは、肺障害、腎障害、心臓障害、神経障害などの長期的影響を受けることになる。[33] これは、ポリオや1918年のインフルエンザ（これについては後述する）のパンデミック後と同じように、今後数年間は障害の急増につながるはずだ。そのため、病院の体制は、新たに設立されたポスト新型コロナウイルス用の診療所で、大量の患者をケアする準備をしている。

だが、通常の医療ビジネスの多くは、パンデミックの間に中断されてもとくに悪影響はなかった。なぜそのやり方で仕事をしていたのかと思うようになるはずだ。たとえば、第6章では、新型コロナウイルスのために加速されたワクチンの開発方法について、いくつか説明した（企業の早期試験の迅速な実施や、幅広く共有された遺伝子配列情報の利用）。だが、それ以外にもある。わたしはもう患者を診察していないが、コネティカット州とマサチューセッツ州のそれぞれの医師免許を、何年間も保有している。今回のパンデミックで医師が緊急に必要とされたため、州をまたぐ医師免許交付に関する規則が緩和され、医師免許を取得した州がどこであれ、コネティカット州でもマサチューセッツ州でも開業できるようになった。医師免許に関して州法の間で不必要に統一がとれていない状態は、パンデミック収束後に変更される可能性がある。これは、医療訓練が標準化されておらず、一部の州で偽医者を注意深く管理していなかった時代の歴史的遺物である。(34)

その他の規則や手続きは、メディケア〔訳注：65歳以上の高齢者や身体障害者を対象とした公的医療保険制度〕、メディケイド〔訳注：低所得者向け医療費補助制度〕、民間保険会社によって急速に変更されたが、激変したのは、対面診療の診療報酬に関することだ。政策立案者や専門家は、電話やインターネットを利用した医療の提供を認めるべきだと長年主張してきたが、突然それが許可されただけではなく、積極的に奨励されるようになったのだ。医療の大部分が、医療施設の混雑を緩和するために、オンラインに移行した。産科医は、とくに問題のない妊婦の定期検診を電話で行った。皮膚科医は患者にビデオや写真を見せて簡単な皮膚のトラブルを診断した。カリフォルニア大学サンフランシスコ校の教授であり内分泌外科医であるわたしの兄弟のクアン＝ヤン・ドゥー医師は、手術前に患者と直接会うことには今なおこだわっているが、手術後の経過観察の予約のほとんどは、ビデオで簡単に受け付けられることに気づいた。心理療法士はオンラインに移行したが、その成果はまちまちだった。内科医は、オンラインのビデオ会議で患者の病歴を尋ね、助言をしたり、薬局に電話で処方を知らせたりすることで、多くの問題に対処した。プライマリ・ケアの医師が扱っていた専門科への紹介状の多くも、遠隔で管理できるようになった。イェール大学の同僚のパトリック・オコナー医師は、遠隔医療に関しては「最近の2週間で達成したことのほうが、過去5年間で達成したことよりも多かった」と話してくれた。

別の同僚のマイケル・バーネット医師は、患者が医師の診察を受けに来る主な理由は、優れた医療や臨床的なニーズとは無関係であると指摘し、多くの対面診療の無駄の核心を突いた。こうした予約の多くは、パターン化した事柄（処方箋を出してもらうためなど）に訪問を義務づける保険の規制を満たすためであり、これは遠隔で簡単に処理できる。実際、プライマリ・ケアの内科医の仕事の多くは診察室に縛られることなく行えるので、遠隔医療への移行により、患者の病歴を丁寧に聞き取るという、良い医療の特徴の1つが復活した。

多くの医師はこの点が裏づけられたことに喜んだ。ボストンのブリガム・アンド・ウィメンズ病院の外来診療では、2020年の春にほとんどオンライン診療に移行したところ、対面診療が必要な患者はわずか5％にとどまることがわかった。[35] 2020年5月、パンデミックの第1波のピークが過ぎた頃、イェール・ニューヘブン病院は「この分野で拡大するための戦略的機会」を活かす計画があり、2020年7月までに「外来受診の少なくとも3分の1を遠隔医療化する［ことになる］」という目標を設定したと発表した。

医療の多くは患者が自宅にいながら提供できることを、パンデミックは浮き彫りにした。家庭用血圧計、血糖値モニター、オキシメーターなど、基本的な情報を収集するための器具と組み合わせた場合には、とくに提供しやすくなる。この種のケアを可能にするために、危機がピークに達した時期に導入された変更点は、パンデミックが沈静化しても取り消される可能性は低い。さまざまなサービスを提供する場所や提供者の種類は、おそらく時間とともに変化していくだろう。また、現在は薬局でインフルエンザ予防接種が行われているのと同じように、経口避妊薬や海外渡航前の予防接種などの特定の薬剤は、いずれ医師の診察なしで利用可能になるかもしれない。

❖病院に行かないほうが健康になる？

パンデミックはまた、医療の過程で発生した医原性（医師の診断・治療が原因）の病気や怪我という、長年の問題を浮き彫りにした。いくつかの指標によると、この問題は社会で人の命を奪う主な要因となっており、病院の内外で毎年５万人から10万人もの死者を出しているという。医療過誤は、外科的ミス（患者の腹部にスポンジを残したままにする）から投薬ミス（たとえばロセックの代わりにラシックスを処方するなど。前者は胃酸を抑制し、後者は利尿剤）まで、多岐にわたる。医療過誤というと、外科医が誤って違うほうの腎臓を摘出するといったことを連想するが、たとえば尿路感染症、手術部位感染、肺感染症、血流感染症などのように、病院での感染（院内感染）は、それよりもはるかに頻発している。都合の悪い真実としては、こうした感染症のほとんどは、予防可能である消毒手順の失敗に起因している――要するに、衛生状態が悪いということだ。全体として、アメリカでは入院患者の１％にもあたる患者が医療ミスで死亡している可能性があるのだ[36]！　医師はこのことを知っている。１９８９年にフィラデルフィアのペンシルベニア大学医療センターで研修をしていたとき、患者を入院させる前に慎重に考えるようにと、ある先輩医師が新人研修医たちにアドバイスしていた。「入院は安全な処置ではない」と、医師は注意を促した。

アメリカ人は、医療に関することは多ければ多いほどよいと考えがちだが、多くのデータは別の事実を示している。医療が致命的影響を与える可能性を評価する方法として、医師がストライキをしたときに何が起こるか調べてみるといい。めったに起きないことだが、１９７６年から２００３年の間に、世界で医師が起こした9日間から17週間の5回のストライキを分析したところ、全体として、死亡率はストライキ中も変わらなかったか、低下したことが判明した。[37] 死亡率低下の理由として考えられるのは、選択的手術の遅れ（およびそれに付随するリスク）と、医療過誤や負傷の減少である。

医師が患者の治療にあたることができない、それ以外の期間についてはどうだろうか？ 年に2回の全国心臓病学会が開催されている間に（治療にあたる心臓病専門医の数が普段よりも少ない時期）、心臓発作や心不全を起こして入院したアメリカ人高齢者の死亡率を、10年間にわたり調査した研究がある。この研究によると、会議期間中に入院した（心臓病専門医ではない医師が治療を行った）数万人の心不全患者のうち、17・5％が死亡し、会議期間以外の時期に入院した（心臓病専門医が治療にあたった）数万人の心不全患者のうち、24・8％が死亡していることがわかった。そう、心臓病専門医が治療にあたっていないときのほうが、心臓病患者の死亡率は低かったのだ。心臓病患者の死亡率は、腫瘍内科や消化器内科、整形外科の学会開催中に、つまりその他の専門医はいなかったが心臓病専門医が在院していた期間に入院した患者には左右されなかった。最後に、この研究の論文執筆者は、消化管出血と股関節骨折の死亡率を如才なく調べており、この疾患の患者は心臓病学会の開催中に入院しても、影響を受けないことがわかった。[38] まさに、心臓病専門医とその介入が、一部の心臓病患者の死亡率を高めているように思われた。医師として、この発見には落胆せざるをえない。

２０２０年の春の間、患者を感染曝露から保護するために、また急増する新型コロナウイルス患者を収容するために、病院は全疾患の選択的手術および急を要しない外来診療を延期した。さらに、患者自身も、軽症ならば（あるいは重症であっても）受診しないことを選択したのである。その結果、医療過誤や過剰な治療による死亡は減少したと思われる。わたしの同僚であるＨ・ギルバート・ウェルチ医師は、患者のニーズよりも病院や専門医の財政逼迫という事情により、患者はリスクの高い処置を受けることが多いので、マンモグラフィで見られた不規則性の分布（自然に消えるかもしれない）から軽度の心臓発作（治療を受けるよりも受けないほうが良い結果になることが多い）まで、医師はこれまであまりに多くの深刻でない症状の治療にあたっていたのではないかと主張している。[39]パンデミックの影響で、病院は新型コロナウイルス患者を収容する病床を確保するために、患者を入院させる基準を上げざるをえなくなった。同様に、医師は毎年何十億ドルもの不必要な検査や外科手術を発注してきたが、コロナウイルスの世界的大流行は、それが不要であったことを教えてくれた。

つまり、パンデミックは、交通量の少ない世界をわたしたちに垣間見せたように、医療事故の少ない世界も垣間見せたのだ。医療従事者は当然人々に危害を加えたくはないのだから、医療システムはこの教訓を取り入れる可能性が高い。新型コロナウイルスがもたらした広大な自然実験の詳細な研究をパンデミック後に分析したならば、多数の疾患の治療基準が再考されるだろう。

医原性疾患は現実に起きているが、想像を絶する激務と多大な献身によってパンデミックの間に数え切れないほどの患者の命を救った医療従事者を、非難するつもりはない。医学は専門職であり、単なる職業ではない。しかし、スタッフがＰＰＥの不足を口止めされた事例のように、医療提供者はますます巨大な官僚機構の歯車として見られる傾向がある。

だが、医師や看護師は基本的に患者のニーズを自分のニーズよりも優先する。自分のシフトが終わっても、患者の具合が悪く自分が必要とされているならば、帰宅せず病人に付き添うだろう。これまで述べてきたように、感染症の場合でも、医師や看護師は感染のリスクを冒して看護するはずである。したがって、パンデミックが医療をどう変えるかについて最後に挙げられる点は、今回の危機のさなかに研修を受けている医師の世代は、恐怖と対峙し、自分の義務についてこれまでとは異なる考え方をせざるをえなくなるということだ。パンデミック中の研修は、彼らの使命感を高めることになると思う。研修医の専門分野の選択にも影響を与えることは間違いない。感染症予防や公衆衛生に魅力を感じる研修生も、なかにはいるだろう。人間の死の必然性に触れたならば、ほかの誰もがそうであるように、意味の探究へと医師たちを駆り立てるものだ。

最も重要だと思われる点は、大規模で致命的な感染症のアウトブレイクが発生しているときの研修は、研修生全体の成熟度に影響を与え、その目的意識と責任感を高めることではないだろうか。多くのスタッフをすぐに現場に配置できるように、２０２０年春に卒業を早めた医学部や看護学校もある[40]。わたしが１９８９年に新人研修医《インターン》となり、医師としてのアイデンティティを見出そうと悩んでいたとき、前世代に研修を受けた産婦人科医の義父ジェームズ・Ｅ・ザッカーマンが、１９６１年に自身が研修医だったときの話をしてくれた。それは今でもわたしの心に残っている。初当直の晩、義父を監督していた年長の脳神経外科研修医《レジデント》に脇に連れて行かれ、その夜に直面するだろう過酷な要求について指導を受けた（義父がいたシカゴのクック郡病院は、当時おそらく世界最大の病院で、警察管区があるほど巨大だった）。夜間に自分では対処できないと思うような困難に直面した場合について、そのレジデントは「ジミー、今夜は医者を呼んでもいいし、きみが医者になることもできる」とアドバイスした。

消費と製造が足並みをそろえ始める

パンデミックは、短期的にも中期的にもアメリカの経済をさまざまな形で再構築し、史上最大級の世界的景気後退を引き起こした。[41] ２０２０年3月27日、議会はＣＡＲＥＳ法（新型コロナウイルス救済・支援・経済安全保障法）を可決した。１兆ドルにものぼる想像を絶するほどの大型救済パッケージだ（火星のコロニー建設費用でもここまでかからないだろう）。商務省が同年7月30日に第２四半期のアメリカ経済報告書を発表する頃には、パンデミックがもたらした惨状は明らかになっていた。アメリカのＧＤＰは９・５％減少し、年率で32・９％の減少となる。アメリカ史上に例がないほどの急激な落ち込みだった。19週連続で１００万件を超える失業給付の新規申請があったにもかかわらず、この時点で３０００万人のアメリカ人がまだ失業給付を受けていた。ＣＡＲＥＳ法やその他の措置がなければ、失業給付金請求額はさらに増えていただろう。５年近く続いたアメリカ経済の成長は、わずか数ヵ月でウイルスにより一掃されてしまった。[42] ２０２０年の冬に再び大量の死者が出るようになり、非医薬品介入を継続しなくてはならない場合、新型コロナウイルスのパンデミックが経済に与える全般的影響は、世界大恐慌を上回るのではないかと、多くの人が恐れていた。ウイルスが人命に重大な脅威を与える限り、多くの人は通常の活動（外食など）を完全に再開しようとしたり、パンデミック前の購買行動に戻ろうとは思わないだろう。こうした需要の減少により、アメリカはパンデミック余波期でも不況から抜け出せないはずだ。

景気は全体的に減速したが、ウイルスの影響によりフル回転に追い込まれた業界もあった。病院や医療施設が今回そのような事態に見事に対処したようすを、わたしたちは目の当たりにしてきた。ところが、遺体安置所、葬儀場、火葬場、墓地も、突然の死者の急増に対処しなければならなかった。ブルックリンの葬儀場では、大量の遺体のために火葬炉が故障した。ブルックリンにある別の葬儀場のオーナーで、43年間営業を続けてきたジョー・シャーマンは、このパンデミックは「わたしたちが想像しなかったほど多くの死者」をもたらしたと述べている。[43]

また、このウイルスは検査機器、手指消毒剤、医薬品やワクチン、人工呼吸器、PPEなど、特定の品目の需要を増やした。２０２０年3月、ペンシルベニア州マーカスフックにある、石油化学会社ブラスケムの工場に勤務する43人の男性は、PPEの製造に必要な原材料を大量に生産するために、自ら志願して28日間無休で働いた。エアマットレスや髭剃り道具を工場に持ち込み、オフィスのキッチンを食堂に改造した。昼夜を問わず、12時間交代で1日も休まずに働き、その間は家に帰らず、誰も中に入れないようにした。彼らは1万８１４０トンのポリプロピレンを生産した。N95マスクが5億個は製造できるほどの量だ。企業の本部も彼らに毎日24時間分の給料を出し、援助した。男たちは新たな目的意識をもって働いた。勤続27年のベテランでリーダーの1人であるジョー・ボイスは、1ヵ月後にようやく工場から帰宅するときに、こう言った。「ソーシャルメディアで、看護師や医師、救急隊員からメッセージをもらっていた。わたしたちに感謝を伝えるメッセージだ。しかし、わたしたちは彼らがしてくれたこと、そして今もしてくれていることに感謝したい。彼らがそうした仕事をしていると思うからこそ、彼らの支援をするためにわたしたちも懸命に働き、この１ヵ月はあっという間だった」[44]

その他多くの企業が、生産をシフトして対応した。酒類の蒸留所では手指消毒剤の製造を開始し、一部の企業は支援のためにそれを無料で提供した。[45] スポーツウエアメーカーは製造をＴシャツからマスクに切り替えた。[46] フォード・モーター・カンパニーは、ＧＥや３Ｍと協力して、ファンやバッテリーなどの自動車部品を転用し、簡易人工呼吸器を製造した。[47] ウイルスと闘うための製品を提供する産業の多くは、第１波のときほどではないにせよ、パンデミック期間中は需要の高まりが続くだろう。

蒸留酒製造所は飲料の製造に戻り、フォードは自動車製造に戻るだろうが、経済におけるその他の構造的変化は今後も長く続く可能性がある。グローバルなサプライチェーンが縮小し、特定の業界の製造施設、たとえば製薬産業やハイテク機械などは、海外から完全に撤退するかもしれない。[48] パンデミックが発生する前は、製造工程で必要になるタイミングで部品を調達するジャスト・イン・タイム生産が重視されていた。山積みの在庫の維持にはコストがかかり、非効率的だった。だが、ポストパンデミック期には、ある程度ジャスト・イン・ケースのサプライチェーンが重視されるようになるだろう。パンデミックが加速させる可能性のあるモデルの１つは、必要とされる消費に近い仕様で商品を製造できる、柔軟性のある自動化された小ロット生産の工場だ。これはコスト削減にもなる。

商品とサービスが変化する

人々がソーシャルディスタンスをとり、在宅避難令に備えるなか、経済はウイルスの間接的な影響にも対応しなくてはならなかった。当初は生活必需品の買い占めが起きたが、これは事態をコントロールしたいと思った人たちによって引き起こされた面がある。缶詰や小麦粉、洗剤、電池などでカートを一杯にすると、自分の身に起こることをコントロールできると多くの人が感じたのだ。また、第5章で述べたように、恐怖感や不安感に反応して銃を購入した人もいた。必要不可欠ではない買い物を先延ばしにしたため、個人が思いのままに買っていた品目の消費は減少した。実際に、ウイルスに感染した人や死亡した人との社会的接触が増えるほど、必要のないものの消費は減少した。たとえば、ある個人の属する社会集団で新型コロナウイルス患者数が10％増加すると、その人の衣類や化粧品の購入量は2％減少した(49)。

ビールやワイン、その他酒類は、前例がないほど需要が急増したため、2020年3月に歴史的な売上高を記録した(50)。その多くは、バーやレストランが閉店したために、消費者が自ら購入したものだ。同じようなことが、パンデミック初期の数ヵ月間に起こった、不可解なトイレットペーパー不足にもあてはまる。買いだめが原因だったが、それだけではトイレットペーパー不足の完全な説明にはならなかった。また、手指の消毒剤や洗剤とは異なり、ウイルスのせいでたくさんのトイレットペーパーが必要になったわけでもなかった。むしろ、1日の半分を職場で過ごすことがなくなったため、家庭でのトイレ休憩が多くなったのである。しかし、産業用の紙製品を、トイレットペーパーへと簡単に転用することはできなかった。意外と知られていないが、アメリカではトイレットペーパーと産業用の紙製品とでは、製造と流通が分かれている。オフィスや工場向けの紙製品は、家庭用の紙製品とはまったく異なるサプライチェーンを形成しているために、多くのスーパーで何ヵ月もトイレットペーパーが不足する事態になったのだ。[51]

当初、宅配便は3月上旬に落ち込んだが、4月以降、UPSやフェデックスのような企業は、クリスマスの時期と同程度にまで需要が増大し、宅配会社は配達に追加料金を課さざるをえなくなった。[52]アマゾンは、自宅にこもる人たちの注文に応えるために、倉庫作業員をさらに10万人雇い、従業員に昇給を与えなくてはならなかった。[53]食料品やテイクアウト、その他のデリバリー・サービスもにわかに景気が良くなった。

配達商品が高価になる一方で、需要の少ない商品やサービスの価格は値下がりした。石油価格は驚くほど下落し、ガソリン価格に影響を与えた。２０２０年4月の短期間、石油価格はゼロを下回るまでになったが、これはつまり、石油精製業者は顧客に金を払い石油を引き取ってもらわなくてはならないということだ。[54]衣料品、自動車、航空券の価格も、需要が枯渇するにつれて値下がりした。[55]新車の販売は40％落ち込み、ゼネラル・モーターズとフォードは工場を閉鎖した。[56]一方で、卵や肉は品薄になり、値上がりした。

国民の連帯感の高まりと適切なマーケティングの判断により、多くの企業、とくに限界費用が低い企業は無料でサービスを提供した。ファイル転送やテレビ会議のように、接続を維持するオンラインツールを提供する企業は、在宅勤務が円滑にできるように製品を無料で提供した。コムキャストやベライゾンなどのケーブル会社のコンソーシアムは、2020年3月に連邦通信委員会（FCC）との間で「アメリカ人の接続を維持する」ことを目的とした誓約書に署名し、顧客が請求書の支払いをできなくてもインターネットサービスを解約しないことを誓約した。(57) 設備レンタル会社のU-ホールは、大学が閉鎖される3月中旬に、学生がこの事態に対処する一助になればと、30日間無料で倉庫を貸し出した。(58)

経済はその他の形でも変化した。2020年の夏にRV車の需要が急増したのは、これならば空港やホテルで人と接触するリスクがなく、他人と離れて、家族と一緒に休暇を楽しめると考えた人が多かったからだ。(59) RVは有望な解決策に思われたが、CDCは次のように国民に注意を喚起し、これに水を差した。「RV車で旅行する場合は、通常RVパークで車中泊し、その他の公共の場所でガソリンや必需品を調達することになる。このような場所に立ち寄る際に、あなたやRV車の同乗者は、他人と濃厚接触する可能性がある(60)」

レストランやスポーツ競技場のように集客に頼るビジネスは、パンデミックの初期に大きな影響を受けており、これはパンデミック余波期まで続くだろう。2020年3月末までに、飲食店の3%が店をたたみ、11%が4月まで店がもたないと不安を抱いていた。(61) 一部のレストランは再開したが――多くの場所では2020年の晩春に――入店人数を定員の半分に制限しての営業しか認められなかった。レストランには、ウェイターや料理人など約1500万人が雇用されており、その半数の仕事がなくなった。ホテル業界も同様に壊滅的な打撃を受けた。宿泊予約はまったく入らなくなった。エンターテインメント業界でも同じことが起こった。カンファレンス業界でも、レンタカー業界でも、航空業界でも同じことが起こった。全米の中小企業6万社をサンプルとした、取引で利用されたクレジットカードの分析によると、どん底だった２０２０年4月には、中小企業の30％が事業を休止しており、5月下旬の時点では19％が休止したままで、経営者は再開するかどうかわからないということだ[62]。これは衝撃的なことだ。

リスクに対する意識が変化したことで、「サービスとしての安全性」や「価値提案としての安全性」を提供する企業が現れるようになった。ホテル、航空会社、レストラン、サロン、ジムなどでは、「価格と安全性のトレードオフならば、安全性のほうが選ばれるだろう」と、タタ・グループ会長のＮ・チャンドラセカランは述べている[63]。実際に、ホテルはこのような方針に沿って顧客にアピールするようになった。「当ホテルは、安全で清潔で快適な滞在を保証するために最大限の注意を払っています」と、ニューヨークのワーウィック・ホテルは、配布した小冊子でそう謳った。立地、感動、食事に重点は置かれていなかった。その代わり、「清掃と衛生に関する最新のガイダンスに準拠した、強化された予防措置」と記されていた。

経済全体へのこうした波及効果は絶大であり、これまで目にしてきたものはほんの始まりに過ぎない。中期的には、多くの小規模小売企業が廃業し、資本力のある大規模チェーン店だけが都市の景観を埋め尽くし、都市は活気を失うだろう。在宅勤務への移行が続き、雇用主はオフィスのスペースは必要ないことに気づくかもしれない。そうなれば、守衛、ビル管理者、賃貸業者なども減少することになる。人によっては、ベッドルームが2つしかない都市のマンションに4人家族で暮らしながら自宅待機命令に従うのはもうごめんだと思い、都市部以外の場所で住宅探しをしようと思うようになるだろう。すると、巨大な不動産業界における需要が変化する。しかし、都市でさえ、在り方を変更する術をパンデミック時に見つけている。2020年5月に、ニューヨーク市はソーシャルディスタンスを確保しつつ屋外でのレクリエーションができるようにと、通りを60キロ以上封鎖して車の通行を禁止し、全米各地の都市では、駐車場をヨーロッパでよく見られるような屋外レストランに変更した。[64] こうした変化の多くは、パンデミック期を超えて続くはずである。

働き方の変化はこのまま定着

複数の業界で新たなチャンスが生まれている。家に閉じこもらざるをえないので、発明家が創造的な時間をもてるようになり、特許出願のペースが上がっているという指摘もある。[65] パンデミックによって、自律型ロボット工学の向上が加速するかもしれない。[66] 新型コロナウイルスの患者の病室や治療場所に出入りする最前線のスタッフや病院職員を保護するために、化学薬品を使って（あるいは、さらに効率的に紫外線を使って）物の表面を清掃するロボットが、多数配置されている。ほかにも、レストランから食べ物を配達するロボットも全米各地で使われている。[67] 非接触型の支払い方法はすでに普及しているが、まるでウォークイン自動販売機のように、自動精算機を備えた、完全に自動化されたコンビニエンスストアが登場するかもしれない。

労働条件も変わるだろう。パンデミック以前は、アメリカのシフト労働者の約半数には有給の病気休暇が認められていなかったため、ほとんどの労働者は病気になっても出勤していた。[68] だが、感染症の力学からすれば、これがまずいことは火を見るよりも明らかである、そこで、アップルからピザの宅配会社に至るまで、多くの企業は初めて時間給労働者に有給の病気休暇を付与した。第５章で取り上げた食肉加工工場が犯した過ちを繰り返すまいと、労働者が新型コロナウイルスにかかった場合は家にいるように促すため、企業は手当を増やした。このような方針は、企業がその知恵を理解しているか、法律によって施行されるか、労働者が要求するかのいずれかの理由で、ウイルスが収束したあとも存続する可能性が高い。

在宅勤務への移行も残るだろう。ポストパンデミック期には、多くの従業員の勤務時間が短縮されたり、学校の日程と足並みをそろえたりするようになるだろう。すでにオフィスでの仕事を廃止している企業もあり、それに続く企業も現れるはずだ。タタ社のN・チャンドラセカランは、規模も業績も世界屈指の経営コンサルティング会社であるタタ・コンサルティング・サービシズの45万人の従業員のほとんどが、パンデミック後も在宅勤務を続けるだろうと予測している。パンデミック以前は、同社の従業員（インド、アメリカ、イギリスなどの）のおよそ５分の１が在宅勤務をしていたが、パンデミック後は４分の３が在宅勤務となると同氏は述べている。「デジタル・ディスラプションは想像もつかないほど大きい」とチャンドラセカランは語る。「パンデミックはデジタル・トレンドを加速させたが、それはパンデミックが去ったあとにも残るだろう[69]」。ツイッター、スクエア、フェイスブックなどのテクノロジー企業は、パンデミック後も従業員の在宅勤務を恒久的な選択肢にすると発表した。クアルトリクス（Qualtrics）のＣＥＯであるライアン・スミスは、「わたしたちは一方通行のドアを通り抜けた。一部の組織がリモートワークを恒久的にすると示していることもあり、もう後戻りはできない」と述べた[70]。

確かに、早い段階で行われた複数の研究で、この移行は予想外に円滑だったことが明らかになった。

ある研究によると、アメリカではロックダウン開始後の最初の2週間は、オフィスワーカーの仕事の満足度とエンゲージメントが著しく低下したが、8週間が経過して環境に適応するようになると、仕事の満足度は急速に回復したという。ある従業員は次のように語った。「何もかもが普通になり、奇妙な感じがする――バーチャル会議、電子メール、みんなのだらしない格好」。また、この経験は、『1時間の会議に出るために飛行機で全国を飛び回る』ことが当然だという意識に、永遠に終止符を打った」と、あるCEOは感じているという。[71]

こうした経験に対して肯定的な声が聞かれるので、変化の多くはおそらく恒久的なものになるだろう。アメリカ経済に強いられた在宅勤務の全国的実験は、生産性の低下や労働者の疎外感の増加が見られた、企業が以前実施した独自の取り組みよりも好ましい成果をもたらした可能性がある。それはなぜなのだろうか？　2つの大きな要因があると思われる。第1に、今回の実験では、ほかの従業員から異常だとレッテルを貼られるような少数のグループだけでなく、組織の全員が在宅勤務をしており、取引相手も在宅勤務をしているということだ。第2に、団結してこの体験をさらに機能させようという意識が人々の間に働いていることだ。これまでは、在宅勤務の従業員は自分が取り残されているという感覚を普段抱いており、あまり組織に貢献できていなかった。

とはいえ、このような変化を恒久的なものにすると、別の問題が発生することになる。それは、新入社員を会社の一員として受け入れても会社の基準に適応させづらいといったことから、オフィスという物理的な空間での思いがけない（しかも往々にして革新的な）接触の機会が失われるといったことまで多岐にわたる。さらに、あまり歓迎できない変化に見舞われる可能性もある。企業によっては、前述した試験監督のような監視を在宅勤務者に試みるところもあるかもしれない（たとえば、キー入力の監視・記録システムを使って従業員が仕事をしているか確認したり、電子メールやカレンダーを厳密に追跡したりするなど）。

学校は「学習のハブ」に変わる

教育産業の経済学やモデルも、そして教育機関で訓練を受けた労働力も、複数のレベルで変化にさらされている。保育や学校改革については何世紀にもわたって議論されてきたが、持続的な変化の兆しが見えてくるかもしれない。保育の利用は、目下のパンデミック期からパンデミック余波期に至るまで、大きな問題となるだろう。保育費はアメリカの多くの家計を圧迫しているが、保育は非常に利益率の低い事業であり、パンデミックの影響で保育所と200万人の児童保育従事者（2017年の彼らの時給の中央値は10・72ドル）の財政がますます不安定になっている。[72] 全米乳幼児教育協会による2020年7月の調査では、新型コロナウイルスのパンデミックを受けて、40％の保育所（それに、マイノリティが経営する保育所の半数）が、多額の公共投資を受けることなく、恒久的に閉鎖されることになるとの結果が示された。[73] 調査時点で営業している保育所の90％近くが、PPE、感染対策で行っている清掃、感染予防に関連する費用増に直面するなか、登録者数が大幅に減少していることがわかった。ほぼ4分の3のプログラムが、現在または将来的な自宅待機、レイオフ、給与削減が見込まれると報告した。このような状況が継続すれば、仕事をもつ親とその子どもの世話をする人たちにとって慢性的なこの問題を解決するために、想像力に富んだ対策を示す議員がアメリカで選出されることが増えるだろう。

K‐12〔訳注：幼稚園から高等学校を卒業するまで〕教育に関しては、２０２０年の遠隔学習に対する反応の多くは否定的であったが、とくに高校生や、子どもを校舎に戻すことに抵抗のある家庭では、遠隔授業と対面授業のハイブリッド型が増加すると思われる。また、給料が低く報われることの少ない代理教師の仕事も、学校側が欠員を埋めることが難しく、危機を迎えるかもしれない。しかし、子どもたちのK‐12教育の平均６％は代理教師によって行われており、病気の教師の出勤を禁じる厳格な健康基準があるため（それに、病気の教師が学校にいることに対する恐怖や不安もある）、パンデミック期と余波期には教師の欠席が増え、それに対処するリソースも少なくなることが予想される。[74]

長期的には、そしてポストパンデミック期には、革新が切に必要とされた１００年前に成立したK‐12教育モデルを再活性化させる、真の機会がある。学校はこれまでずっと、子どもたちを教育すると同時に、親が働いている間に子どもたちをあずかるという、２つの役割を果たしてきた。しかし、この二重の役割は、特定の建物やスケジュールや日付に縛られた狭い学習観を助長している。子どもたちの発達過程で必要なものが、このスキーマでは無視されることが多い。たとえば、屋外スペースがない学校もあるのだ。21世紀のアメリカにふさわしい、包括的な学習観を広めるためには、子どもたちがどこでどのように学ぶのが最適かもっと想像力を巡らせて考え、親の労働時間を守りながら、そうした学習機会を可能にする方法を見つけるべきときがきているのかもしれない。

教育者はこのような懸念を何十年にもわたり指摘してきたが、パンデミック後の病気予防のプレッシャー、新たな経済の実態、21世紀の技術の進歩に後押しされて、学校制度はついに抜本的な革新を模索するようになるだろう。最終的には、家庭や図書館、博物館、コミュニティ・カレッジ、クラブ、強化学習プログラム、そして地域社会のその他の場を学習の「スポーク」として、少数の物理的な学校が、主要な学習ハブとして機能するようになるかもしれない。学校の統廃合や学校選択に関してすでに激しい議論が繰り広げられているが、公立学校が個別化された教育へのアプローチに適応し、大人（コーチ、カウンセラー、大学生、子どもにホームスクーリングをしている親、オンラインの専門家など）が子どもたちの学習に大きな責任を担うようになれば、議論が加速することが期待できる。

パンデミック期の大学生が企業を変える？

パンデミックがもたらした混乱は、高等教育でも再考のきっかけとなりそうだ。パンデミックに見舞われたとき、大学はすでにオンラインの教育を増やす方向に移行しようとしていた。新型コロナウイルス収束後も、大学は対面授業とオンライン授業を並行して行うことは間違いないだろう。

わたしはこれまで、教室での対面式授業とキャンパス内で生活することの有用性を提唱してきたが、オンラインで非同期的に授業ができれば、学生全員が同じ時間に同じ場所にいる必要がないので、それには利点もある。おそらくは、多くの教授がオンライン配信用の講義を録画し、授業に備えてその動画を見ておくように学生に指示することになるだろう。そうなれば、授業時間は直接の対話や質問、ディスカッションに用いられるようになる。わたしの同僚で、物理学者で教育改革推進者のエリック・マズールは、教師よりも学生のほうが多く話すこのような授業を、「反転授業」と呼んでいる。

だが、オンライン学習への移行は、多くの大学の価値提案を変えることになる。大規模な大学なら、低い限界費用でオンライン学習の代替手段を提供できるだろう。しかし、学生や家族がキャンパスでの実体験を伴わないオンライン教育を選べば、何百もの小規模大学が閉鎖に直面することになる。これまで検討してきたその他連鎖反応と同様に、これは教師や管理者、その他職員を失業に追い込み、さらには、数え切れないほどの全米の小さな学生街で、バーから書店まで、大学を支えるあらゆるビジネスに影響を与えることになる。

パンデミックが発生する前から、環境への配慮もあり、学会の（およびその他の）会議をオンラインで開催しようとする動きはすでに見られた。毎年780万人の研究者が会議のために交通機関で移動すると、小国の排出量に相当する二酸化炭素が排出されると見積もられている。[75]学会をオンライン化すれば、障害のある研究者や幼い子どものいる研究者、宗教関連の休日によって制約を受ける研究者にも歓迎されるだろう。

経済的影響を最も長く受けると懸念される人たちのなかに、不況下で大学を卒業する学生たちがいる。彼らがその経済的影響を取り戻す可能性は低い。少なくとも20年間は、比較的低賃金で我慢することになると予測されている。[76]だが、皮肉なことに、不況期に就職した学生は、職業や収入、業界を考慮に入れたとしても、15年後の仕事に対する満足度が高いという報告がある。不況の時期に仕事を始めると、そもそも仕事があることが幸運だと感じるようだ。[77]心理学者のアダム・グラントは、パンデミックの波及効果は大企業の倫理的リーダーシップの向上にまで及ぶと主張する。厳しい時代を生き抜き、失業率が高い時期にキャリアを開始すると、権利意識や自己陶酔的感情が、とくに男性の間で減退し、その後企業のリーダーになったときに別の目的意識をもつようになるのかもしれない。[78]

パンデミックの終わりはイノベーションの始まり

　パンデミック余波期の終了後の２０２４年頃、このウイルスによる規範的・社会的・技術的・経済的な後遺症と、ウイルスに対するわたしたちの反応はまだ残っているだろう。予測が難しいものもあるが、予測しやすい変化もある。歴史に照らして考えるならば、消費はすさまじい勢いで戻ってくると思われる。これまでも、疫病により耐乏を余儀なくされた期間のあとに、気前よく消費する期間が続く傾向が見られた。１３４８年の黒死病を記録した、靴職人で徴税人のアーニョロ・ディ・トゥーラは次のように書き残している。

その後、疫病が鎮まると、生き残った者はみな快楽に身を任せた。修道士、司祭、修道女、一般の人々まで誰もが楽しんでいた。出費や賭け事について思い悩む者はいなかった。疫病から逃げおおせて世界を取り戻したので、誰もが自分は豊かだと思い、何かをせずにはいられなかった。[79]

　１９１８年のパンデミックに続く狂騒の20年代に照らすならば、パンデミック期とパンデミック余波期の信仰心と内省の高まりは、ポストパンデミック期になると、リスクをいとわず、放縦に流れ、生きる喜びを味わうといった生活に取って代わる可能性がある。再び都市がきわめて魅力的に映るようになるだろう。スポーツ行事、コンサート、政治集会など、多様な人々と交わる大規模な社会交流の機会を、人は飽くことなく求めるようになる。

また、深刻な感染症が流行したあと、人々は新たな目的意識だけでなく、新たな可能性を感じることが多い。1920年代には、ラジオの普及、ジャズの流行、ハーレム・ルネサンスの出現、女性参政権の獲得などがあった。言うまでもなく、1918年のインフルエンザのパンデミックは第一次世界大戦に続いて起こり、今回の流行よりもさらに致死性が高かった。しかし、現在のパンデミックのあとにも、たとえば、在宅で働く人が激増したことによる波及効果を受けて、このときのように技術的、芸術的、さらには社会的なイノベーションが起こることが期待できる。

エッセンシャルワーカーの所得が上昇

新型コロナウイルスのパンデミックが与えた経済的な後遺症も、おそらく相当なものになるだろう。グローバリゼーション、移民、都市生活に対する中期的な反動の可能性についてはすでに検討したが、長期的傾向となる経済的利益は否定しがたいので、こうした変化については2024年以降も続くことはなさそうだ。一方、パンデミックによるその他の経済的余震は、さらに長く続くかもしれない。長引く不況は雪だるま式に悪化して真の恐慌へとつながり、その影響はより長く続くおそれがある。

ウイルス自体が経済に及ぼした悪影響と、導入された非医薬品介入による経済への悪影響を区別することは難しい場合がある。ウイルスは、人間を病気にし命を奪い、直接的に経済を悪化させることがある。また、それに対して行う予防措置、たとえば消費を控える、社会的交流を避けるといったことなども、やはり経済に悪影響を及ぼす。１９１８年にアメリカで起きたパンデミックについて、ウイルスが各地に到着した時期によるばらつきと、非医薬品介入の実施時期のばらつきを一種の自然実験として利用し、綿密に行われたある分析は、経済を落ち込ませたのは公衆衛生的対応ではなく、パンデミック自体だったと結論づけた。さらに、厳格な非医薬品介入を実施し、エピデミックの過程でその介入をより早く実施した都市のほうが、経済は悪化しなかった。しかも、パンデミック収束後、その都市の経済は急速に回復した。たとえば、パンデミックの到来に対し10日早く対応したところは、パンデミック後に製造業の雇用が５％増加した。[80]

パンデミックの経済への長期的影響に関するある分析では、黒死病が最初に襲った１３４０年代から、２００９年の軽度のH１N１型インフルエンザのパンデミックまで、ヨーロッパの12のパンデミックのデータを丹念に収集した。これには１８１６年のヨーロッパでのコレラ流行や、１９１８年、１９５７年、１９６８年のインフルエンザ大流行、その他さまざまな流行が含まれている。一般的に、このような致命的なパンデミックでは、労働年齢の成人が死亡するも、農地や建物、鉱山、金属などの資本資産が比較的無傷のまま残されたので、通常は実質賃金の上昇と金利の長期的な低下がもたらされた。

深刻なパンデミックで多くの人が死亡したあと、資本と比べて労働力は概して不足する（これは、一般に大きな戦争が人命に加えて資本の破壊をもたらすのとは対照的だ）。資本が過剰になれば、投資機会は減少する。そのうえ、パンデミックの余波で、大方の人々はさらに貯蓄するようになる。[81]そのため、自然利子率は40年近く全体的に低下するが、とくに最初の20年は実質金利が２％低下する。実質賃金は逆のパターンを示し、パンデミックで多くの労働年齢の成人が死亡したあとも数十年にわたり上昇したままで、賃金のピーク時には、パンデミックで多くの人が死亡しなかった場合よりも5％高い水準に達する。誤解なきように言うと、こうした効果は時間を超えて持続するのに対し、前述した、不況時に卒業した大学生のコホートへの影響は、パンデミックの衝撃に直面したその1つのコホートにもたらされる。

歴史的なパンデミックに耐えた人々は、こうした影響についていくらか認識していた。14世紀半ばにイギリスのロチェスターを襲った黒死病について、ウィリアム・デ・ラ・ディーンが書き残したとされる記述から、階級間の対立が生じつつあったことがわかる。

このような労働者不足が生じた結果、身分の低い者たちは仕事に就かなくなり、3倍の賃金を払わない限り、身分の高い者たちに仕えるようにと説き伏せることができなくなった。葬儀で配られた義援金のために、かつては働かねばならなかった人たちが、今では怠けたり、盗みをしたり、その他非道行為をするようになった。こうして、貧しくて卑しい人たちは豊かになり、金持ちは貧しくなった。その結果、聖職者や騎士、その他名士たちは、自分たちのパンを作るために脱穀し、土地を耕し、その他あらゆる不慣れな仕事をすることを余儀なくされた(82)。

だが、新型コロナウイルスのパンデミックでは、主に労働年齢層の重症化は免れているうえに、本質的に腺ペストや天然痘ほど命取りにはならないため、過去の疫病の流行後のように資本と労働のパワーバランスが大きく変わる可能性は非常に低い。それでも、政治的圧力によって賃金が上昇することは十分に考えられる。今回のパンデミックにより、アメリカが低賃金労働のエッセンシャルワーカーに依存していることが明らかにされたので、労働年齢層に大量の死亡者が出なくても、ポストパンデミック期のアメリカでは、労働者の保護がより明確に法制化される可能性が高い。すでに取り上げたように、改善される可能性のある分野としては、有給の病気休暇や家族休暇、柔軟な勤務スケジュール、そしておそらくは育児補助金などだろう。食料品店の店員、配送ドライバー、高齢者介護施設スタッフに対して当初大きく高まった思いやりの域を超えて、デモやボイコットなどの積極的行動をとり政治的・社会的変化を起こそうとする動向が持続すれば、これはとくに期待できる。このプロセスが円滑に進むとは考えにくいが、新型コロナウイルスのパンデミックは偶然にも、多くの市民がもう持ちこたえられないと思うほどに、アメリカの所得格差が1世紀にわたり高水準に達していた時期に発生した[83]。多くのアメリカ人も、生活を守るために必要不可欠だが魅力的ではない仕事を正当に評価するようになり、高い賃金を求めることに共感を示すようになるかもしれない。

他国と比較したときの回復のスピードによっては、アメリカの国際的な立場が変わる可能性がある。アメリカの指導者たちがパンデミックの第1波への対応でつまずいたときに、我が国の地位の低下がすでに垣間見られた。ロンドンを拠点とするジャーナリストのトム・マクテイグが指摘するように、「これはアメリカにとっては比類ないほど屈辱的な瞬間であるという感覚を抱かざるをえない。わたしたちはアメリカが創造した世界の市民として、アメリカを嫌悪し、アメリカを賞賛し、アメリカを恐れる人たちの話を聞くことに慣れている（同時にこのすべてを聞くときもある）。しかし、アメリカを気の毒に思うことがあっただろうか？　これは新しい感情だ[84]」。

アメリカの経済力の喪失とリーダーシップの欠如は、中国がさらなる影響力を行使する機会を、とりわけ発展途上国に一層感化を及ぼす機会を与えるだろう。発展途上国の多くの国はウイルス対応のための支援を切実に必要としており、世界的なパンデミックに対するアメリカの対応は以前の基準に達していない（ただし、中国はウイルスの発生国であり、同国の当初の透明性の欠如を考えると、中国に対する反発も起きるだろう）。安全で有効なワクチンや医薬品の開発に成功した国が、多大な力を手に入れることになる。

若者を待ち受ける2つの未来

アメリカの地位が低下する可能性は、逆説的ではあるが、アメリカの若者の未来を制約すると同時に解放するかもしれない。自分たちはグローバルなコミュニティとのつながりが強く、それに頼っていると考えるかもしれない。パンデミックの最中に成長する若者世代は、確かにほかの世代とは違った形で形成されるだろう。大学新卒者の所得予測が示すように、パンデミックは痕跡を残し、青年期の人生の軌跡を変える可能性がある。それよりも若い世代では、パンデミックは異なる影響を与えている。たとえば、わたしの10歳の息子は、自分の生活に生じたこの混乱に大概は無頓着で、屋外で過ごしたり、家で勉強したりしながら、学校に行かない時間を楽しんでいた。だが一方で、親のわたしたちが死んでしまうのではないかと心配だと、はっきり言っていた。また、学校に行けず友だちとも会えない孤立した時間は、息子にとっては非常につらいものだった。

恵まれない環境にいるアメリカの大勢の子どもたちにとって、パンデミックがもたらす課題ははるかに大きくなる。パンデミックをトラウマとなるような出来事——とくに親が職を失ったり、命を失ったりした場合——として経験した子どもはかなりの数にのぼるかもしれず、その記憶は尾を引くことになる。アメリカ人の45%に、幼少期の不利な経験（たとえば親の死や精神疾患）が少なくとも1つはあり、10%に3つ以上のそうした経験があることを考慮に入れると、パンデミックは、行動上の問題の増加や自殺率の上昇など、すでに懸念されている若者のメンタルヘルスの傾向を増幅させるおそれがある。[85] とくに親が自身の不安をコントロールできず、子どもたちの福利に必要な昔ながらのはけ口（スポーツや自由な遊びなど）が奪われた場合には、ポストパンデミック期に、子どもたちの成長に伴い心的外傷後ストレス障害が広く発生することになるかもしれない。学校はすでにギリギリまで簡素化した教育体験を提供しているというのに、このパンデミック期には、美術や音楽、体育、社会科などですでに決定されたカリキュラムの削減に拍車がかかるのではないかと、懸念する教育者もいる。これは何年にもわたり予期せぬ影響を及ぼす可能性がある。しかし、少数の子どもたちはレジリエンス（折れない心、回復力）を身に着けて学校に戻ってくるかもしれず、その子たちは長期的にも良い方向に進むかもしれない。

パンデミックは、子どもの人生のさらに早い段階にも影響を及ぼす可能性がある。胎内または出生直後など、スペイン風邪への早期の曝露は、人生のその後における罹患率、死亡率、社会経済的地位に永続的な影響を与えた。たとえば、1919年に生まれた台湾の子どもは、出生時期が隣接するコホートの子どもと比較して、身長が低く、成長期が遅かった。[86] 1915年から1923年の間に生まれたアメリカの子どもの場合、スペイン風邪への出生前曝露は、出生前の曝露がほとんど、またはまったくない子どもと比較して、60歳以降の虚血性心疾患の発症率が20%以上増加する事実と関連があった。[87] また、スペイン風邪への出生前曝露は、低学歴（感染した母親から生まれた子どもの学歴は5ヵ月間少なく、高校卒業の可能性が4から5％低い）、低い年収（感染した母親から生まれた息子の年収は2500ドル少ない）、身体障害の割合が高い（就労に支障を来たす障害のある可能性が8％高い）という事実とも関連があった。[88] スペイン風邪の胎内曝露による同様の悪影響は、ブラジルとスウェーデンのサンプルでも見られた。[89]

最後に、わたしたちの芸術や文学は、パンデミックに関連した象徴性を帯びることになるだろう。すでに2020年の夏頃には、アーティストのインスタグラムでマスクをモチーフとした静物や、病気の引喩などを見かけるようになった。過去に深刻なエピデミックを経験したあと、芸術は新しい方向に進んできた。たとえば、1918年以降、アーティストやファッションデザイナー、建築家が、世紀の変わり目の過剰さを「脱却」しようとしたことで、ロマン主義は衰退し古典主義が復活した。1918年以降の10年間というのは、芸術家たちに「結局のところ、わたしたちは古代人にはかなわなかった」と言わしめた時代だった。[90] わたしたちは古代人と同じように破局と死に陥りやすかった。ヴァージニア・ウルフは『病むことについて』（原題"On Being Ill"みすず書房、川本静子訳）というエッセイで、文化は明らかなインスピレーションの源をないがしろにしていると不満を漏らした。「小説はインフルエンザを、叙事詩はチフスを、頌歌は肺炎をテーマにできたのではないか、と思われただろう……しかし、そうではない」。[91] 1918年のパンデミックは、確かに文学に何らかの痕跡を残した。たとえば、第6章で紹介したように、ヘミングウェイの作品にスペイン風邪が登場する。

腺ペストは西洋美術にさらに劇的な影響を与え、細部まで衝撃的なまでに生々しく描かれ、人間の死、痛み、罪への執着を際立たせた。1562年に描かれたピーテル・ブリューゲル（父）の『死の勝利』は、身体的機能不全の地獄絵図だ——骸骨が、頭蓋骨の積まれた荷車に乗っていたり、不幸な犠牲者の首をはねたり、首を吊るし上げたり、溺れさせたりしている傍らで、犬が死体をつついている光景が描かれている。１９１９年に制作されたエドヴァルド・ムンクの『スペイン風邪をひいた自画像』は、パンデミックが人体に与えた影響を驚くほど描き出し、その不安げな、口を開けた表情には、彼の有名な『叫び』という絵の名残が見られる。エイズにより31歳の若さで亡くなったアーティストのキース・へリングは、ＨＩＶの世界的流行についての無関心を警告するため、１９８９年に、「沈黙＝死」のキャプションとともに、「見ざる、言わざる、聞かざる」という３つの叡智を示す３匹の猿をモチーフにした、有名なポスターを描いた。[92]

サウンドバイト時代の科学の役割

近年の社会を悩ませてきたとわたしが考える、ある種の政治的・文化的傾向を、パンデミックはもしかすると逆転させるかもしれない。パンデミックの初期に、過去20年間にわたる知的生活の衰退が、ウイルス蔓延に対処する際の障壁になるのではないかと不安を抱いた。政治の硬直化や地理的に分離された生活パターンにより、世間の人々は対立する考えを受け入れなくなっており、気候変動から大量投獄に至るまで、さまざまな社会問題への対応に支障をきたしている。その他多くの扱いづらい収束的な特徴とともに、この知的衰退がパンデミックへの対応を困難にするのではないかと危惧した。

何よりも、科学の軽視がますます進んでいる。科学は政治的な目的に資するためにあると見なす人が増えた。事実の客観的評価が可能だという基本的な考えさえも、多くの人々は放棄していた。たとえば、右派の政治家は気候科学や銃・暴力研究から得られた知見を認めたがらず、左派の政治家は人間の行動における遺伝学の役割を否定したがる。客観的調査に全力を尽くして難問に正面から取り組むよりも、不都合な真実を無視し、その真実を明らかにしうる科学的調査を抑圧するほうが簡単だと、大勢が考えている。

一般の人々の科学的リテラシーも低い。アメリカ人の38%が、過去1万年の間に神が現在の姿の人間を創造したと信じている[93]。アメリカ人の25%以上が、太陽が地球の周りを回っていると信じている。61%の人は、宇宙がビッグバンから始まったことを正しく認識できない[94]。ワクチンの有効性を否定する人がかなりの割合を占め、また、政府が国民をコントロールするために飛行機の排出ガスを利用しているといった、荒唐無稽な陰謀論を信じている人もいる。

科学の重要性の否定とは別に、政治的信条の両極にいる過激主義者により、専門知識の軽視と反エリート主義の推進がわたしたちの社会で行われている。専門家は世事に疎いエリートとみなされ、専門知識は、大衆を犠牲にして特権階級のためにリソースを得ようとする一種の陰謀だとみなされている。だが、多くの人がさまざまな職に就き専門技能を磨くことに人生を捧げている。社会学者のエバレット・C・ヒューズが、1人の人間の緊急事態は別の人間の普段の仕事であると指摘したことは、よく知られている[95]。自宅の配管に大量の水漏れが発生したとき、あなたにとっては非日常的な出来事で緊急事態である。しかし、修理に来た配管工にとっては日常的な出来事だ。

人間が都市に居住するようになり、専門性を築き、物だけでなく知識も交換する方法を開発するようになった頃から、社会はこのように組織化されてきた。整備士や外科医を探すときには、その専門知識や能力を求めているのだ。

皮肉なことに、科学や専門知識を軽視するこうした傾向は、科学者に対する敬意と共存している。2020年4月末に実施されたある全国調査では、全米の人口の大多数が科学者や医師を信頼しているという結果になった。たとえば、88％のアメリカ人は、CDCをある程度、あるいはかなり信頼しており、96％が病院や医師に信頼を寄せており、93％が科学者や研究者を信頼していた。[96]

では、国のパンデミック対応の多くが論争の的になったという不可解な事実をどう考えればよいのだろうか？　わたしが思うに、人々は個人的・宗教的・倫理的価値観と矛盾するまでは科学を信頼している、ということではないだろうか。ほとんどのアメリカ人（73％）は、科学は社会に肯定的影響を与えるものだと信じている。また、科学者は公共の利益のために行動すると、86％のアメリカ人が「大いに」または「かなり」確信している。[97]だが一方で、多くのアメリカ人は、科学者には研究室の中に留まり、政策には影響を与えてほしくないと望んでいる。アメリカ人の60％は、科学者は「政策論争に積極的な役割を果たすべきだ」と答え、39％は、科学者は単に「健全な科学的事実の確立に専念すべきだ」と答えた。これは支持政党により意見が分かれており、科学者が積極的役割を果たすことを支持しているのは、民主党寄りの市民の73％に対し、共和党寄りの市民の43％となっている。しかし、核戦争から障害者の権利まで、科学者は重要な問題の最前線にいることが多い。

実際、科学の専門家がそれ以外の人よりも優れた政策決定をするかどうかについて、アメリカ人の間で意見は半々に分かれており、45％が「する」と答え、48％が「しない」と答えている（残りの7％は、専門家の決定はそれ以外の人の決定よりもたいてい劣ると答えている)。しかし、ここにも党派による違いが見られ、民主党員の54%が科学者の政策決定はたいてい優れていると答えたのに対し、そう思うと答えた共和党員は34%にすぎない。そして、科学に対する全般的信頼にもかかわらず、多くのアメリカ人は疑念も抱いている。63%が科学的方法は「通常正確な結論を出す」と答えているが、35%は「研究者が望む結論を出すために使われる可能性がある」と考えている。

アメリカ文化のこうした不幸な特徴は、夢想家、ペテン師、ヤブ医者を受け入れてきた何世紀にもわたる歴史と相まって、政治的にとくに分極化した2020年という年と交錯したことで、状況を一層悪化させた。[98] 2020年4月に実施したある全国調査は、専門家が推奨する公衆衛生行動における党派間格差を評価した。推奨されている行動を守っているかどうかという質問に対して、民主党員と共和党員ではそれに関与する程度が異なっていた。他人との接触を避けることについて、民主党員は75%、共和党員は67%、人ごみを避けることについては、79%と72%、外出時のマスク着用については、64%と50%だった。[99] 疫学的観点からは、以上の推奨行動にはどれも異論の余地はない。

いかなるときでも証拠をできる限り正確に理解することが、エピデミックの制御にあたっては非常に重要だった。ファウチ医師はインタビューのなかで、このような脅威との闘いにおける科学の重要性について、次のように説明しようとした。「遅かれ早かれ、本当に真実であることが、それこそ繰り返し確認されるだろう。真実だと真摯に思っていたことがそうではなかった場合、科学的プロセスを何度も何度も繰り返していると、突然、『あれは何かおかしい』と気づくことがある。自己修正を受け入れられるほど、科学が謙虚でオープンで透明性がある限り、それは美しいプロセスなのだ」[100]。だが、たとえばマスクやワクチンの有効性についてなど、科学的知見が政治的発言として解釈されると、科学は意図した通りに機能できない。

最後に、アメリカ社会では公共の言説における微妙な差異を受け入れる能力が失われている。諸問題や政策が、白か黒かはっきり区別されるものとして枠にはめられ、またそのように見なされる。グレーの濃淡や複雑さに対する許容度が低いのだ。そのため、このパンデミックで何が起こるか正確にはわからないが、多様な選択肢があり、それぞれが一定の確率で存在するので、状況に応じて行動すべきだと、科学者が伝えることが難しくなる。やみくもに信頼することも、完全なパニック状態に陥ることも正当化されない。サウンドバイト〔訳注：ニュースのために短く切りとられたり、一部が引用される専門家や政治家の発言〕の時代に、理解し始めたばかりの病原体の複雑さに科学者が対処することは、容易な仕事ではない。感染症のアウトブレイクは指数関数的に拡大するため、意思決定者が気づきにくく、結果として一般市民への対応が遅れることが多くなる。

これまで述べてきたように、複雑で不確実で危険な時代に簡素と確実性を求めれば、当然ながら、政治家や宣伝屋が嘘や誤った安心感を広めるようになるだろう。大統領とホワイトハウスの側近を含むアメリカの政治家たちは、明らかに科学的に間違った情報を当初から広めていた。無症状感染は実際にありえた。非医薬品介入は実際に何千人もの命を救った。新型コロナウイルスは実際にはインフルエンザよりもはるかに深刻だった。

大規模な脅威は常に国家を変えてきた

とはいえ、新型コロナウイルスのパンデミックによる予想外の影響の1つは、ウイルスの脅威に苦しめられている社会が、科学者だけではなく科学的情報を以前にも増して真剣に扱うようになってきていることではないかと思う。それは諸外国でも見られた。ファウチ医師に限らず、以前は無名だった博士や医師たちが、この感染症に関する情報を冷静に説明したことで一躍有名になった[101]。これは、新型コロナウイルスのパンデミックがもたらす永続的影響の1つかもしれない。つまり、科学者の提言や情報により避けたい行動をとることになった場合でも、科学と専門知識に対する敬意は高まるということだ。おそらく、パンデミック収束後、たとえば気候変動のように、科学的理解を必要とする別の脅威に人類が立ち向かわなくてはならないときには、専門家の声がこれまでよりも重視されるようになるだろう。

要するに、歴史的に見ても、大規模な脅威は科学的革新を促進しており、わたしたちはそれを再び目の当たりにしているということかもしれないのだ。1918年のスペイン風邪のパンデミックは、微生物学と公衆衛生学の発展を刺激した。第二次世界大戦中のマンハッタン計画は、物理学の驚異的な進歩に寄与した。1957年のソ連初の人工衛星スプートニクの打ち上げは、宇宙科学と工学への多額の投資をアメリカに促した。1971年に宣言された「癌との闘い」も同様の影響を与えた(癌を撲滅することはできなかったが、基礎医学を進歩させた)。おそらく、新型コロナウイルスのパンデミックがアメリカ経済に与えた数兆ドルの打撃は、ウイルス学から医学、疫学、データ科学までの科学への数十億ドルの投資に見合うだけの価値があると思わせることになるだろう。

また、政府や指導者に対する考え方に、疫病は長期的変化をもたらす可能性がある。中世ヨーロッパでは、支配者や聖職者、医師、その他権威ある立場にある者が疫病の進行を制御できないことが明らかになったため、各制度への信頼が完全に失われ、新たな権威が強く求められるようになった。疫病による大量死を止める術が聖職者にはないことが明らかになったため、これが資本主義の台頭、さらには宗教改革の土台となったと考える学者もいる。医師も有効な治療法がなく多くの患者を救えなかったことから、経験医学の発展に拍車がかかったのかもしれない。[102]

わたしたちの政治制度がこのウイルスと闘う能力がないことが、同様の意味合いをもつ可能性がある。先に述べたように、国家の集団的行動への関心は、パンデミック期からパンデミック余波期にかけて高まる可能性が高いが、その行動が無力であれば、政治制度への信頼は低下する。パンデミックに立ち向かう際のアメリカ政府の無能さ（とくに他国の対応と比較すると）が、疫病と闘うために求められる強力な集団行動の必要性と相まった結果、既存秩序を無効にするという政治的選択につながることも考えられる。

ウイルスの制御を成し遂げるためには強力でまとまった国家の行動が必要になることを考慮すると、パンデミック期からポストパンデミック期にかけて、政府の役割は増大するだろう。パンデミックが悪化すればするほど、人々は自分自身に、他人に、そして国家に、ますます多くを期待するようになる。

第8章 疫病はどのように収束するか

リウー医師は、この物語を綴ることを決意した……彼らが行った不正と非道の記憶を残すためにも。そして、疫病の時代に学んだことを、人間には軽蔑すべきものよりも、賞賛すべきものが多いということを書き残すために。
——アルベール・カミュ『ペスト』(1947年)

1902年のある日、ジョージ・マーシャルというアメリカ人の少尉は、フィリピンのミンドロ島の小さな川を渡り、地元の指導者とその若い娘3人のもとを訪ねた。魅力的な女の子たちがお目当てだったようだ。彼女たちは笑い、おしゃべりし、「楽しそうに」歌っていた。当時の社交目的の訪問は、酷暑を避けるために午前中に行われていた。やがてマーシャルは辞した。しかし、その日のうちに村に戻ることを余儀なくされた。数時間前に歓迎してくれた家族4人の葬儀に参列するためだった。彼らはコレラに急襲されて亡くなった。その後、村の住民1200人のうち500人がコレラで亡くなった。

それから46年後、当時の国務長官ジョージ・C・マーシャル(第二次世界大戦後、ヨーロッパを復興させた援助計画で名高い)は、ワシントンDCで開催された熱帯病専門家の国際会議の冒頭演説で、若き将校時代の悲惨な経験を感情を込めて振り返った。第二次世界大戦後、楽観的で勝ち誇った気分に浸っていた多くのアメリカ人と同様に、マーシャルは、ミンドロ島の死が歴史の遺物となる世界を思い描いていた。感染症の撲滅は、解決できない医学的課題ではなく、「国際的な問題であり、多くの国の才能と資源を結集することによって解決されるべきだ」と力説した。[1]

この楽観主義は、広く行き渡り持続した。戦時中にマラリア集団発生の処置を手伝った、古代の病の専門家であり、医師で人類学者のＴ・エイダン・コックバーンは、１９６３年に書いた文章で、「１００年などの測定可能な時間内に、主な感染症はすべて消滅するだろう」との予想を述べた。[2] 感染症の国際的指導者であるロバート・ピータースドルフ医師は、１９７８年に将来の感染症医に向けて、「わたし自身は感染症［という専門分野］に対し強い忠誠心を抱いているも、感染症の専門家が互いに時間をかけて切磋琢磨しない限り、３０９人もの感染症専門家が必要だとは考えられない」との見解を述べた。[3]

こうした主張は今では甘い考えに聞こえるが、それに至るまでの期間、また１９５０年代に至るまでには、この分野に驚くべき進歩が見られた。壊滅的被害を与えた感染症の多くは、富の増大、衛生状態の改善、食品調理の改善、そして決定打として抗生物質の発明（第２章で説明したように）などの要因が結びついて、コントロールされるようになり、次第に勢いを失っていった。１９２８年に発見されたペニシリンは奇跡的な薬であり、その後、あらゆる種類の細菌に対してそれぞれ有効な、さらに多くの抗生物質が登場した。百日咳（１９１４年）から破傷風（１９２４年）、ポリオ（１９５３年）、麻疹（１９６３年）に至るまで、広範な病気のワクチンが矢継ぎ早に開発された。マラリアなどの病気を媒介する蚊やその他昆虫を殺す殺虫剤が見つかったことも、期待を高めた（１９４８年、ＤＤＴの効果を発見した功績によりポール・ヘルマン・ミュラーがノーベル生理学・医学賞を受賞した)。

また、ジェンナーの牛痘の実験から150年後に天然痘を根絶する方法が発見され、1980年に天然痘根絶が宣言されてこの疾病に対して最終的勝利を収めたことも、こうした自信につながった。天然痘には動物宿主がないという顕著な利点があったので、一度人間からなくなれば、当然、永遠に消えることになった。今日《こんにち》のポリオについても同様の好機がある。長年にわたる国際的な協調的努力を経て、またビル&メリンダ・ゲイツ財団の支援を経て、2016年に、ポリオは世界で46例しか発症しなかった。

感染症を飼い慣らしてきた歴史

20世紀半ばに見られた病気撲滅に関する楽観主義は、かなり広範に及んでいた。しかし、天然痘とポリオは例外的な事例だった。しかも、1957年と1968年にインフルエンザのパンデミックが発生したというのに、相変わらず楽観視されていた。振り返ってみれば、これを見過ごしていたとは何とも理解しがたい。言うまでもなく、この勝ち誇った態度をとっていたのは、ほとんどが西側の豊かな国々だった。その他の国々では、当時の世界的な社会経済的不平等を反映して、大勢の人が感染症に苦しみ、命を落としていた。

いずれにしても、激しい進化の競争のなかで、人類が微生物に勝てるほど優勢であるべき理由は判然としなかった。微生物は人間よりもはるか昔から存在しており、人間よりも数が多く、死を気にせず、急速に変異して人間の防御を回避できる。では、わたしたちは実質的にどうすれば微生物を滅ぼすことができるのだろうか？　分子生物学者のジョシュア・レーダーバーグが述べたように、「微生物遺伝子に対抗するには、わたしたちは主として知恵を使う」。[4]これまで述べてきたように、多くの場合において、こうした知恵は高度な医薬品の開発にはあまり活用されていない。むしろ、敵と闘う最も単純な手段でありごく基本的なこと、すなわち約２メートル離れるといった行為の推進に使われている。特定のアウトブレイクを発生させる病原体に対してなら、おそらく知恵を働かせて勝てるかもしれないし、たまには天然痘のような病原体を完全に根絶できるかもしれないが、すべての病原体に対して勝てるかについては、きわめて疑問である。感染症のケアとコントロールが、撲滅よりも現実的な目標に思われる。

歴史家のフランク・スノーデンが指摘しているように、１９８０年代のＨＩＶの世界的大流行が、この楽観主義の終わりを告げた。[5]予想を再設定するにはしばらく時間がかかった。１９９２年、アメリカ政府が感染症監視対策に割り当てた額は、わずか７４００万ドルだった。[6]１９９４年、ＣＤＣは季刊誌『エマージング・インフェクシャス・ディジーズ』を新たに刊行した（２０２０年には、新型コロナウィルスに関する多くの優れた論文が誌上で矢継ぎ早に発表されることになる）。１９９６年、クリントン大統領は声明で、新興感染症は、「国際社会が直面している最も重要な健康および安全保障の課題の１つ」であると指摘したが、アメリカも当然それに直面していた。[7]１９９８年に国防総省は、「次の千年紀の歴史家たちは、20世紀の最大の誤謬は、感染症が根絶に近づいているという信念だったと気づくだろう。現状に甘んじた結果として、実質的に脅威を増大させたのである」と注意を促した。[8]２０００年には、ＣＩ

Ａが感染症を深刻な脅威に分類した。[9]アメリカに対する軍事的脅威が減少したと見られていた冷戦後の時代に、感染症が「非従来型の課題」とみなされたのだ。そして２００３年には、前述したように、ジョージ・Ｗ・ブッシュ大統領がＨＩＶとマラリアを対象とした２つのグローバル構想に乗り出した。このような観点からすれば、２０１９年のＳＡＲＳ－２の出現は驚くべきことではなかったはずである。感染症が終わりを告げるという噂は大きく誇張されていたと断言してもよいだろう。

グローバリゼーション、人口の大量移動、航空網の急速な発達、史上まれに見る人口の増加、巨大で密集した大都市への局地的人口集中も、致命的な感染症の存続の一因となっている。新病原体のアウトブレイクは、何よりも、人間の動物との接触の仕方の変化を反映している。さらに言えば、人間が直面している地球規模の最大の課題――異常気象（ハリケーンや旱魃など）と深刻な病気の断続的なアウトブレイク――は、気候変動と関連しているのかもしれない。天候の変化によって故郷を追われた人々や、新たに土地を開墾する人々が、動物（彼らもやはり棲み処を追われた）と接触することで、人類に新たな病原体がもたらされる可能性が高まるとも考えられる。２００８年の再調査では、40年前の期待とは裏腹に、１９４０年から２００４年の間に３３５の新しい感染症が発生し、世界規模の健康に対する脅威が増していると報告された。[10]

現代の疫病が、すべて野生動物からもたらされた人獣共通感染症であることは特筆に値する。その他の主な伝染性疾患（天然痘から結核、麻疹に至るまで）のほとんどは、1万年前に家畜化した動物からもたらされた。そのため、ある程度は共進化し、少なくとも遺伝的抵抗力を身につける時間が、人間にはあった。こうした疾患の病原体は、わたしたちが現在飼っている牛や豚、羊、鶏、ラクダの野生の祖先をかつて苦しめた病原体だった。たとえば、麻疹はかなり最近になって、正確には紀元前６世紀に、牛疫と呼ばれる病気を引き起こした畜牛の原種から、人類に入ってきたようだ。これは、人間が牛の近くで暮らしていた（何千年も前に家畜化されていた）ことだけではなく、大都市が築かれたこととも符合した。そうした環境が重要なのは、病原体が人間の集団に入り込み風土病となり定着するためには、「臨界共同体規模」以上の人口規模が必要になるからだ。[11] 宿主集団が少なすぎると、病原体は広まることができず、自動的に根絶する。病原体が継続的に感染を広げるには、十分な規模の人間の集団が必要になる。

こうした観察は、ヨーロッパ人がアメリカの先住民族と接触したとき、致命的な病原体の伝播が一方通行だったという不可解な事実を説明するのに役立つ（梅毒は例外の可能性がある）。[12] つまり、新世界には家畜化された動物が（ペルーのラマ以外は）いなかったので、動物由来の病気が人間の間で広まるよりも前に、そうした病気に対する人間の遺伝的抵抗力が進化する機会がなかったのだ。また、マヤ、インカ、アステカなどの偉大な文明圏でも人口規模は小さかった。したがって、ユーラシア大陸と比べると、主な風土病が存在しなかった新世界は、「微生物にとっての楽園」だった。[13]

動物の家畜化（と、その病原体を人間の身近で維持すること）は、ほかにもいくつかの不都合な結果をもたらした。まず、畜産と広範な農業によって食料が安定供給されるようになったことが、都市が築かれる一因となった。さらに、これによって遠隔地との交易路や高密度の居住地（これはよく劣悪な衛生環境と結びつけられる）が発展した。こうした発展が、ギリシャやローマなどの偉大な古代文明を苦しめるようになった感染症流行への道を開いた（２世紀には、古代ローマ市には何と１００万人以上の住民がいた！）。しかし、このような密集した人間の集団とその制度も、第６章で示した理由から、大規模なアウトブレイクも生き延びることができた。よって、全体像は複雑になる。壊滅的な感染症の流行は、社会を衰退させ、社会的変化を助長させたが、その後、共生し協力し合い、人類に生来備わる古い能力を用いて病気を撃退する方法を学ぶことによって、感染症は収束した。

過去数千年間こうして生きてきた人類の特徴は、やはり現代のわたしたちにもすべて備わっている。なぜ感染症が存在してはいけないというのだろう？　かつての深刻な疫病のように、新型コロナウイルスのパンデミックは歴史的に重要な分岐点となるはずだ。

脅威の測定基準は「失われた人生の年数」

ＳＡＲＳ－２を、過去１世紀の間にアメリカで発生した主要な致命的感染症と比較したらどうなるだろうか？　この新しい病原体が人類にもたらされただけで、わたしたちの平均寿命が短くなったことは明らかである。たとえば原発事故による広域汚染や、世界的な気温変化のように、外的な力が人間を取り巻く環境を悪化させ、わたしたちが生き延びることを難しくしている。その全体的な影響の定量化は一筋縄ではいかない。ただ、単純に死亡者数を数えることからなら着手できる。これは何度も繰り返し訴えるべきことだが、ＳＡＲＳ－２の本質的な疫学的パラメーターを考えた場合、何も対策を講じなかったならば、第１波に見舞われたとき、アメリカでは１００万人、世界中では数え切れないほどの人が、このウイルスによってあっさり命を落としていた可能性がある――また、収束を迎えるまでは、そうなることもありうる。

個人の観点からすると、死のリスクをどのような指標を使って評価すべきかについては、たとえば絶対的に見るべきか、その他の原因と関連して見るべきかなどは、難しいと言える。第2章では、この病気にかかっても、70歳や80歳以上の高齢者でない限り、死亡する割合（CFR）は1％程度だと説明した。はっきり言って、これは医師からするとかなり悪い数字だ！

もう少し話に輪郭を与えるために、新型コロナウイルスで入院した場合に死亡する確率を検討してみよう。全体的に、リスクは10から20％ほどだ（繰り返すが、これは年齢や病気の重症度に大きな影響を受ける）。大まかに言えば、40歳の入院患者の死亡リスクは約2から4％だ。これは、アメリカで心臓発作により入院した70歳の患者の死亡リスクの範囲と同じである。[14] 実を言えば、どの年齢でも、生きて退院できる可能性という点では、新型コロナウイルスで入院した場合は心臓発作で入院した場合よりも有意に悪くなる。

だが、これは実際に感染するか入院するようになった人のリスクにすぎない。基準値ではどうなのだろうか？　アメリカの人口3億3000万人のうち、毎年約300万人が死亡しているので、粗死亡率は1000人当たり9・1人となる。仮定の話として、新型コロナウイルスのパンデミックにより1年間で100万人の死者が出たとすると、粗死亡率は1000人当たり12・1人に上昇する。平均的な人がこのウイルスにより死亡する絶対リスクは依然として小さく、1000人におよそ3人の確率である（新型コロナウイルスによる死亡者数100万人を人口3億3000万人で割った値）。これは低い数値に思われるが、このレベルの死亡率は、平均的な人がその年に直面した生命へのあらゆる脅威をはるかに上回ることになり、新型コロナウイルスが死因の第1位となる。

スウェーデンでは、超過死亡を定量化し、全年齢層の死亡率への影響を評価して（第2章で取り上げた、ウィリアム・ファーが19世紀に考案した方法を用いて）、週ごとの死亡率のデータを慎重に分析し、2020年の1日当たりの死亡者数をそれ以前の年と比較した。SARS－2は、持続すれば男性の平均寿命を3年、女性の平均寿命を2年削る衝撃を与えることが判明した。スウェーデンのような豊かで機能的な社会であっても、この病原体にはそのような衝撃を与える力が備わっているということだ。[15]

ここで、もう1つ細かいながら重要になるのは、新型コロナウイルスによる死者の大部分は高齢者だが、この点は事実上、その他すべての死因にも当てはまるということだ。死亡率への影響を完全に理解するためには（障害や罹患率へのさらに大きな影響はさておき）、年齢を考慮に入れてから、全体的な死亡リスクに対するウイルスの影響を比較する必要がある。罹患しても命にかかわることはめったにないようなので新型コロナウイルスを恐れないという若者の姿勢は、合理的である（ただし、他人への感染を気にしないこととは違う！）。しかし、そもそも若者はどのような種類の死亡リスクも定量的には大きくないことを認識することが重要である。それにもかかわらず、新型コロナウイルスはすべての年齢において死亡リスクの基準を増加させる。ほとんどの親は、ありとあらゆる種類のめったにない災難が自分の子どもに降りかかるのではないかと心配する。しかし、もし子どもが溺れたり誘拐されたりすることを心配するのであれば、合理的に考えて、新型コロナウイルスにかかることを心配すべきだろう。

新型コロナウイルスで加わった死亡リスクはそれだけを見れば低いとしても、どの年齢の人でも直面する背景リスクを踏まえる場合はどのように考えればよいのだろうか？　高度な人口統計学的推定が、その考え方を示してくれる。たとえば、3ヵ月間に12万5000人のアメリカ人が死亡するということは、死亡リスクという観点から言えば、すべての人を人為的に１・７年「老化」させたことに相当する。言い換えれば、このような時期、20歳の人には、通常時（パンデミックではないとき）に21・７歳の人が直面する死亡リスクがあり、60歳の人には61・７歳の人が直面するリスクがあるということになる。この数字はまたしても些細に見えるかもしれないが、人口という点においては、そうではない。もちろん、パンデミック緩和のために何も措置を講じなかったせいで、その間のパンデミックによる死者数が増えれば、この数字は比例して上昇することになる。仮にパンデミックが発生してから半年間で、２０２０年10月までに50万人が死亡したとすると、60歳の人は63・３歳の人のリスクに直面するようになり、約３・３年分リスクが増えることになるのだ[16]。

このような比較的短い期間で大勢の人が死亡するというのに、個人のリスクがさほど大したことがないように見えるというのは、どういうことだろう？　これまで何度も述べてきたように、ＳＡＲＳ－２は深刻ではあるが、過去の大きな疫病ほど致命的ではない。そのうえ、21世紀初頭の現在、とくに先進国では、死はほとんどの人の人生を通して、統計的には比較的まれな事象なのである。80歳の男性でさえ、次の年に死亡するリスクは「わずか」５％である。また、このパンデミックの最大のリスクを負うのは高齢者なので、死亡率への影響を見失いやすいのだ。

だが、公衆衛生の専門家であり医師であるわたしにとって最も重要なことは、個人の死亡率のこのような小さな変化が急激に高まり、人口レベルでは実に憂慮すべき事態となることだ。新型コロナウイルスの厄介な性質とうまく折り合いをつけるには、人口レベルに戻り、その他の脅威と比べた〝失われた人生の年数〟の測定基準を用いて、その他のエピデミックと比較することである。この方法で、人口統

図16

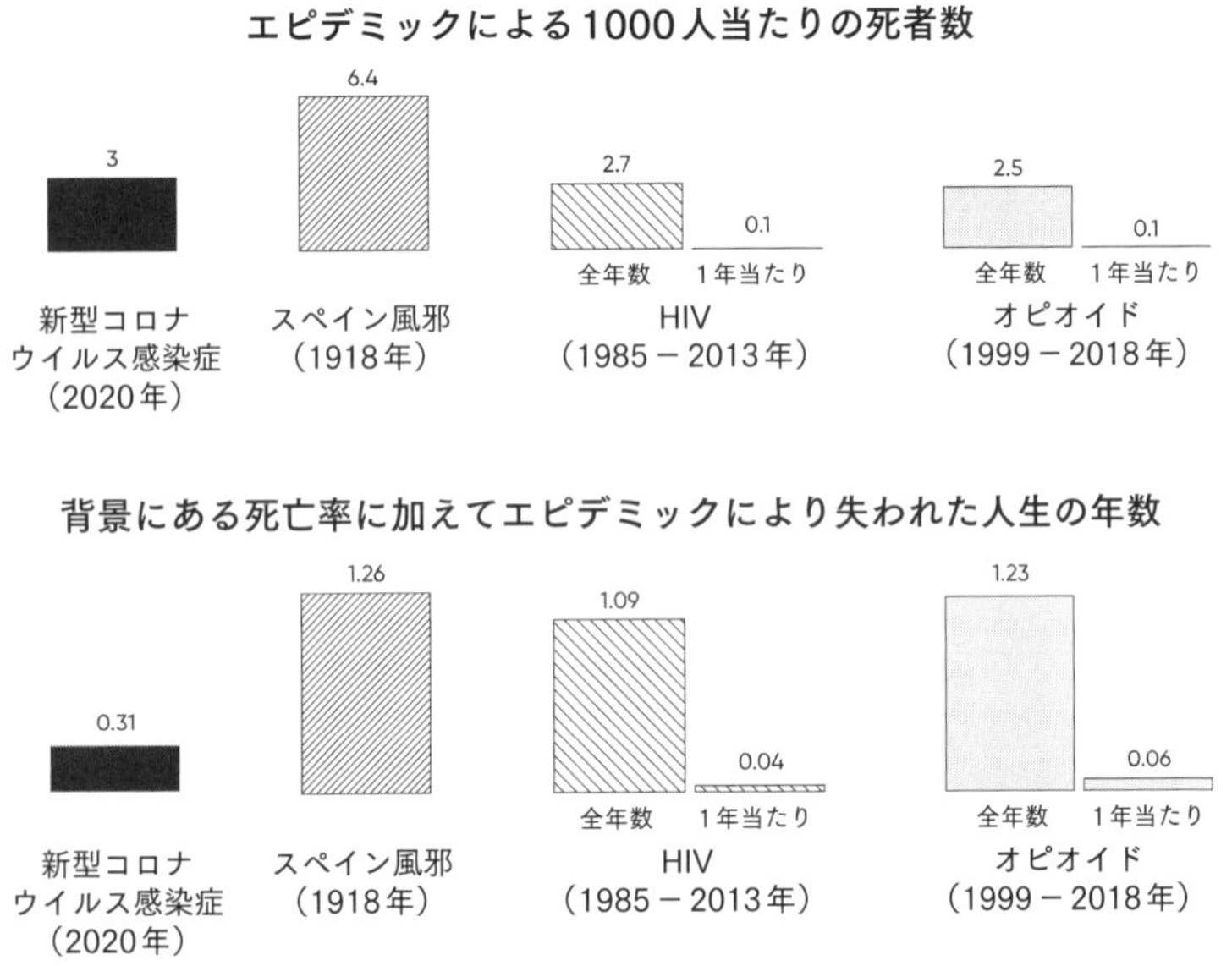

アメリカにおける新型コロナウイルスの死亡率への影響は、現代のその他のエピデミックと定量的に比較できる。

計学者のジョシュア・ゴールドスタインとロナルド・リーは、図16に示す推計値を作成した[17]。彼らは比較のために、アメリカで数回の波を経てパンデミックが収束するまでに、新型コロナウイルスによって100万人が死亡すると仮定した（これはありえないことではない）が、死亡者数が異なる場合には、図の数字は線形に調整できる（たとえば、50万人〝だけ〟死亡した場合には、棒グラフの高さは半分になる）。

　人口の規模、年齢分布、その他背景にある死因を考慮に入れたうえで、新型コロナウイルスのパンデミックの重大性をほかの脅威と比較できる。新型コロナウイルスが深刻な病気であることは明白だが、スペイン風邪ほどひどくはないし、30年近くアメリカを苦しめてきたHIVと比べると、その失われた人生の年数はおそらく3分の1程度である。

このような人口統計学的な計算を行うことで、NPIの導入期間中にアメリカ経済を停止させる経済的コストに対して、人命を救うことによる経済的メリットを評価することも可能になる。1年分の命の経済価値（または年齢に関係なく1人あたり1000万ドル）として50万ドルという標準的な基準を用いると、コロナウイルスによる100万人の死亡者（死亡する年齢は大まかな年齢分布）は、約6兆ドルの価値があると見積もることができる。政府の支出を含めた経済への影響を見積もっても、最高額はその額には達しない。経済的観点から厳密に言えば、わたしたちの対応はこの病原体がもたらす脅威につり合っていた。これは悪いウイルスだ。

❖パンデミックの終わり

パンデミックがある種の「終わり」を迎えるごく基本的な道筋は、病原体の伝播を止める非医薬品介入の導入と関係する。中国やニュージーランドで見られたように、新規症例をゼロにすることは可能である。しかし、それは疫病の真の消滅ではない。見せかけの「終わり」であり、病原体はまだ其処彼処に存在し、2020年の夏にアメリカで再発したように、通常の交流を再開したとたんに戻ってくる。

SARS-2は当初派手に登場したが、最終的には風土病になるだろう。一定の低いレベルで人間の間をたびたび循環するようになる。これは、すでに取り上げた第2の終焉とも言える、集団免疫と関連している。この場合、病原体はまだ存在しているが、元の地位を再び確立することは格段に難しくなっている。これは、十分な人数が感染症のワクチンを接種した集団と似ている。免疫をもたない人たちの間で、時折、小規模なアウトブレイクが発生するだけだ。

2022年頃までには、自然にまたはワクチン接種によって、このような結果に至るだろう。もちろん、安全で効果的なワクチンを迅速に開発し配布できれば、少ない死亡者で集団免疫を獲得することができる。第2章で述べたように、SARS-2の基本的なR0に基づけば、推定で人口の60から67%が感染する可能性がある（アメリカではおよそ2億人に相当する）。社会的ネットワークの構造上、さまざまな人々が多岐にわたる範囲にウイルスを拡散させることを考慮すると、必要な割合はこれよりも低く、40から50%に近いかもしれない（これについても第2章で取り上げた）。あるいは、流行のスピードが非常に速く、集団免疫に求められるレベルを超えてしまえば、必要な割合は高くなるかもしれない。正確な割合がどうであれ、病原体が拡散すれば、死亡する人も回復して免疫を獲得する人もいるので、最終的にウイルスは行き場がなくなる。生物学的に言えば、通常はこうして、エピデミックは自然に終息を迎える。

病原体がコントロールされているというのは、要するにそういうことだ。だが、疫病は社会が回復しないほどの壊滅的な打撃を与えるときもある。新型コロナウイルス感染症もひどい病気だが、腺ペストやコレラ、天然痘などのように、人口の大部分を死に至らしめ、一層大きな、長期的影響をもたらした疫病に比べれば、決してそれほどひどいわけではない。その点を強調することは非常に重要だ。この種の疫病は、戦争、飢饉、死と並んで地上に悪疫をもたらす、黙示録の四騎士の図像学とさえ関連づけられる。こうした疫病は、「死者を埋葬するには残された生者の数が少なすぎる」ということわざの正しさを裏づけた。

そのような疫病は、完全な破壊に終わる。アメリカ大陸の先住民のいくつかの部族は、ヨーロッパにより植民地化されたあと、ほとんど全滅し、人口の5％に満たない人数だけが生き残った。1519年に流行してマヤ族の人を苦しめた感染症、おそらく麻疹か天然痘について、彼らが書き残した文章を次に紹介する。彼らは現在のグアテマラに住んでいた。

この土地の人々はどうしても病気を制御できなかった。ものすごい死臭が漂っていた。わたしたちの父や祖父は病気で死に、人々の半分は野原に逃げた。犬とコンドルが死体をむさぼった。凄まじい死者の数だった。……わたしたちはそうして孤児になった。[18]

ときには都市全体を襲った腺ペストでさえ、社会全体を破壊することはなかった。ありがたいことに、このような結末はめったに起こらない。

ウイルスとの共存

前述したように、ダーウィン主義の観点からは、罹患者を殺すことは病原体の利益に適わない。病原体としては、宿主が動き回ってほかの人たちに感染させてほしいからだ。一般的に、時間がたつにつれてウイルスはこのような広まり方を優先し、毒性の弱い株が生き残るので、その致死性は低くなる。

ＳＡＲＳ－２がどのように突然変異し、どれほどの期間で変異するかを理解するには、時期尚早である。短期的には、ウイルスがわたしたちにとって良いほうにも悪いほうにも変化する可能性がある（感染性、致死性、またはその両方の点で）。もっとも、長期的な変化であっても、不運な宿主であるわたしたちにとっては、プラスになる可能性が高い。ＳＡＲＳ－２の何千もの突然変異がすでに自然発生しているが、その大半はウイルスの活動に影響を与えない。２０２０年夏の時点では、さほど深刻ではないウイルスに変異しているという証拠はあまりなく、１つの循環変異体の感染性が（スパイクタンパク質のＤ６１４Ｇの突然変異が関与して）高まった可能性が示されている。[19] 大衆紙が伝えた中国の初期の臨床観察では、一部の患者に主に肺の損傷を引き起こし、別の患者には主に肺以外の損傷（腸、神経、腎臓、または心臓）を引き起こすような複数の変異株の可能性が指摘された。[20] アウトブレイクの致死性が場所によって異なること（たとえば、ニューヨーク市とシアトルを比較した場合など）は、流行していた個々のウイルスの変異株の毒性に、多少なりとも関連する可能性がある。だが、２０２０年の夏にはそのどれも明らかになっていなかった。

やはり、ウイルスが時間の経過とともに突然変異して大幅に弱毒化することは、ＳＡＲＳ－２のような病原体のパンデミックが収束を迎える１つの道筋である。実際、風邪の原因となる4種類のコロナウイルスは、昔のパンデミックのかすかな名残であり、今では集団免疫と遺伝子の変化によりすっかり順応している可能性がある。風邪の原因となるＯＣ43コロナウイルス種にそのようなことが起こったのではないかという、好奇心をそそる証拠がいくつかある。一連のコロナウイルスの遺伝子解析を行い、基本的な突然変異率に基づいた分子時計を開発することにより、科学者たちはＯＣ43が動物宿主から人類に到達したのは1890年頃だと推測している。[21]

当時猛威を振るっていたパンデミックは、インフルエンザの一種だとされている。1889年のパンデミックは、5月に現代のウズベキスタンの都市ブハラで始まったと考えられている。ロシア風邪（アジア風邪とも）と呼ばれるこのインフルエンザは、急速にロシアを駆け抜け、西ヨーロッパやその他の地域にも伝播した。1889年12月の第1週に、最初の大都市となるサンクトペテルブルクを猛襲し、人口の約半分（これは通常、類似の病原体が集団免疫を獲得する割合）が感染した。その後、鉄道網をたどって冬の間に広まり、ベルリン、ブリュッセル、パリ、ウィーン、リスボン、プラハなどの主要都市を襲い、ロシア皇帝、ベルギー国王、ドイツ皇帝など、数々の指導者を苦しめた。

1892年まで毎年のように感染爆発が起こり、ヨーロッパの死者はおよそ25万人にのぼった。このインフルエンザがアメリカに上陸したのは、1890年1月だった。[22] パンデミックはわずか8ヵ月で世界を一周し、サンクトペテルブルクを襲ってから70日後にアメリカでピークを迎えた（当時、船による大西洋横断には約6日かかっていた）。発病率は45から70％と地域によって異なり、CFRは0・28％、R0は2・1だった（ただし、再生産数は都市によって大きく異なった[23]）。

ロンドンでは、1890年に流行したこの感染症について、新聞社が当時発明されたばかりの電信技術を使い他都市のアウトブレイクを報じ、しばしば陰惨な、ときに誇張された記事を掲載した。その後、現在の新型コロナウイルスのパンデミックのように、この感染症は本物ではなく、「電信によって始まった」と考える者も現れた。しかし、イギリスの医学雑誌『ランセット』に掲載された、この感染症に関する匿名記事の執筆者は、「病院や診療所に押し寄せる人の数は、［そのことを］示唆する十分な答えを物語っている」と指摘し、病気は「普通この季節に流行る一般的な風邪やカタル」よりもひどいとした。[24] 執筆者はさらに続けた。「高等教育を受けた人たちの間では、この感染症は取るに足らず真剣に検討する必要がないと考える傾向が強まっており、家庭療法と十分な自制心によって治療できるなどと、極端な考えに傾きがちである。しかし、パニックの理由を否定することと、無関心の無謀さを煽ることとは、まったく別のことである」。

当初、ニューヨークの新聞は無関心だった。『イブニング・ワールド』紙は、「販売業者がバンダナの余剰分を売りさばく絶好の機会になるだろう」と述べたうえで、「致命的ではないし、必ずしも危険なものでもない」とした。しかし、アメリカで死者数が増えるにつれ、国民は深刻に受け止めるようになった。ニューヨーク市は、例によって大打撃を受け、1890年1月の1週間だけで1202人という記録的な死者を出した。「今朝のシックスアベニューの高架線電車では、乗客の半分が咳をし、くしゃみをし、鼻と目にハンカチを当てていた。多くの人は頭にスカーフを被ったりマフラーを巻きつけたりしていた」と『イブニング・ワールド』紙は後日伝えた。「人々の群れは意気消沈して寄る辺なく見えた」[25]

このパンデミックは、インフルエンザのH3N8型か、もしかするとH2N2型だったと推測されている。[26] だが、これはコロナウイルスの大規模なパンデミックだった可能性もある。1890年にロンドンがパンデミックに襲われたとき、臨床医がリアルタイムで観察したところによると、3つの症状が見られたという。「肺の症状が優勢のときもある。また胃腸の問題が主な症状として現れることもある。いずれの場合も、患者は頭や手足の激しい痛みを頻繁に訴える」[27]

興味深いことに、新型コロナウイルスも同様に、呼吸器系、消化器系、または筋骨格系と神経系を中心とするこの3つの症状が、臨床では現れる。[28]だが、インフルエンザ患者は明らかに呼吸器の症状（咳、喉の痛み、鼻づまり、息切れ）を示す一方で、筋骨格系の症状（筋肉痛や脱力感、頭痛など）や、消化器の症状（吐き気、嘔吐、下痢など）を呈することは一般にはない。[29]過去の記録によれば、中枢神経系の症状も、このときのパンデミックでは典型的なインフルエンザと比べて顕著であり、OC43コロナウイルスは神経侵襲性であることが知られている。[30]もう1点、これを裏づける証拠として、ロシア風邪は年齢が上がるにつれて致命割合が不釣合いに高まり、インフルエンザでは珍しい逆L字型の死亡率関数となったことを示す研究がある（インフルエンザは通常、はっきりしたU字型の死亡率関数を示す[31]）。

OC43と特定のウシコロナウイルス種には、遺伝子配列や、免疫反応を引き起こすタンパク質の化学構造に、著しい類似性が見られる。また、別の動物を苦しめる別のコロナウイルスと比較することで、OC43の進化を再構築することが可能になる。同類であるウシのコロナウイルスから分離した時期（人間に感染する風邪ウイルスが、進化的に別の道へと進んだ時期）は、前述したように1890年頃だったことが証明されている。

この人間への移行は、SARS-1やSARS-2と同じようなものだったのだろう。19世紀後半に、感染力が強く致命的な呼吸器系の病気が畜牛にあったことが判明している。定かではないが、この畜牛のアウトブレイクの原因は、OC43に非常によく似たウシコロナウイルスだった可能性がある。広くは知られていないことだが、1870年から90年にかけて、多くの工業国で大規模な間引きが行われた。この殺処分のときに、ウシコロナウイルスの祖先から突然変異したコロナウイルス種を含んだ牛の呼吸器分泌物に、人間が接触した可能性は十分に考えられる。それが１８８９年のパンデミックを引き起こし、最終的にはＯＣ43として人間のもとに留まったのかもしれない。

１００年前からわたしたちの間に存在していたこのウイルスは、さらに進化を遂げて、今日《こんにち》の風邪の原因となる比較的弱い病原体となったのだろう。ウイルスが進化の過程で比較的弱毒化したことに加えて、わたしたちがこのウイルスと折り合いをつけたことには、さらに別の要因が反映されている。ＯＣ43は非常に広く普及しているので、ほとんどの人は幼少期にこれにさらされて、重篤な病気を免れているのだ（逆Ｌ字型の死亡率関数を思い出してほしい）。その後の人生で再びＯＣ43にさらされた場合でも、宿主は何らかの免疫記憶を保持しているので、ウイルスの影響としては、軽い風邪を引き起こすくらいだ。これは、まったく免疫を保有していない集団の中でＳＡＲＳ－２が大成功を収めている現在の状況とは、大きく異なる。しかし、今後数年のうちに集団免疫を達成すれば、子どもの頃にＳＡＲＳ－２ウイルスにさらされて、軽症を呈し（ほとんどの場合は！）、免疫を獲得して、その後再感染しても重症化を免れる可能性がある。こうして、最終的にＳＡＲＳ－２の物語が幕を閉じることは十分に考えられる。

このようなパターンのウイルスを、わたしたちはよく知っている。子どもがかかった場合や、子どもの頃にすでにかかった大人の場合は軽症ですむが、それまで感染したことのない大人には重篤な症状を引き起こすウイルスだ[32]。水疱瘡による15歳から44歳の死亡率は、５歳から14歳の場合と比べて20倍も高いが、子どもの頃に発症した大人には、通常は深刻な問題を引き起こすことはない[33]。同様に、エプスタイン＝バー・ウイルスは、幼い子どもなら軽症だが、若年成人には感染性単核球症を引き起こし、多発性硬化症を発症する危険因子となることもある[34]。また、子どもの頃にこのウイルスに感染した場合は、軽度の上気道疾患を発症するだけですむかもしれないが、成人後に初めて感染した場合は、ホジキンリンパ腫になるリスクがあることを示す証拠もある。[35]

❖古代ＤＮＡが明かす感染症と進化の関係

病原体はわたしたちに反応するように進化するが、わたしたちも病原体よりゆっくりとしたペースで、彼らに反応するようにして進化する。感染症はもう長い間、人類の進化の歴史の一部となっており、その痕跡がわたしたちの遺伝子に残されているほどだ。たとえば、人間は、10万年以上前に発生したマラリア、９０００年以上前の結核、６０００年以上前のコレラや腺ペスト、３０００年以上前の天然痘に対処する際に有効だと証明された方向へと遺伝子を変化させ、進化してきた。[36]

感染性病原体は（たとえ流行を引き起こさなくても）間違いなく、人類の進化において重要な淘汰圧となってきた。[37]進化の時間を超えたところで、人類を主に殺しているのは、ほかの人間である。人間には、生存に実質的影響を与える捕食者が自然界にいない。[38]微生物を除いては。

ＳＡＲＳ－２ウイルスは、再生産年齢の人々を死に至らしめる可能性が格段に低く、現代医学の救命ツールで対処できるので、人類の進化への影響は確実に最小限に抑えられるだろう。しかし、少なくとも理論的には、感染症を収束させるもう１つの方法は、宿主が耐性を獲得するように進化することである。それに、実際、異なる集団での新型コロナウイルスの重症度に影響を与える自然発生的な遺伝的変異が、人類にはすでに存在しているかもしれず、これがそのような進化の下地を作ることになるだろう。感染した集団の遺伝子構造に、何世代もかけて変化をもたらす可能性がある。

たとえば、何千年にもわたりマラリアにさらされ、マラリアが風土病となっている地域の集団は、G6PDという酵素の変化からヘモグロビン構造の変化に至るまで、生き延びるために数々の遺伝的差異を進化させてきた。これに対し北ヨーロッパの人々は、マラリアにさらされていなかったので、そのような遺伝的耐性を進化させることはなかった。そのため、マラリアが風土病である地域を旅行したとき、あるいは植民地化を図るときに、彼らは非常に不利な状況に陥った。逆に、天然痘のような病気に対しては、ヨーロッパ人にはある程度の遺伝的耐性（と幼少期に獲得した免疫）があったため、彼らと接触するか、彼らに服従させられた先住民は、大量に死亡した。

このような気の滅入るような事例の1つとして、1837年にミズーリ川を遡った蒸気船セント・ピーターズ号を取り上げることにしよう[39]。4月29日前後、同船で1人の甲板員が天然痘の兆候を見せていた頃、先住民の女性3人がこれに乗って村に戻った[40]。その後、自然の遺伝的耐性をもたないマンダン族の間で天然痘が急速に広まった。7月に約2000人いたマンダン族は、10月までに30人を下回ったと言われている。天然痘のような感染症は、15世紀に始まるアメリカ大陸植民地化の過程で、結果として膨大な数の先住民の命を奪う原因となり、戦争や奴隷化などその他の恐怖を強めた[41]。ときには、こうした病気が意図的に武器として使われることさえあった。

人類学者のリパン・マリが率いた調査分析では、このような大惨事が遺伝に長期的影響を及ぼす可能性を知る手がかりを明らかにし、自然淘汰がいかに容赦なく残酷なまでに人間に働きかけるかを示した[42]。ブリティッシュ・コロンビア州のプリンス・ルパート・ハーバー地域の先住民族であり古い歴史をもつツィムシアン族は、土地の病気にはよく順応していたが、天然痘のような外国の病気には順応していなかった。マリは、ツィムシアン族と共同で、500年から6000年前にこの地域に住んでいた25人の骨格DNAと、生存する25人のツィムシアン族のDNAとを比較した。その結果、両者の間にはいくつかの免疫関連遺伝子の有病率に違いが見られた。たとえば、HLA-DQA1と呼ばれる型は、古代人のほぼ100%に見られたが、現代人には36%しか見られず、約175年前に遺伝子のシフトがあったと推定される。それは、この地域で天然痘が流行した時期と一致する。遺伝学的分析に基づいた人口動態モデルは、ヨーロッパ人と遭遇してから数十年の間に、地域共同体の80%近くが死亡していることを示しており、歴史的記録とも一致する。[43]

同様の研究により、その他の致命的な歴史的疫病についても類似の影響が明らかにされた。たとえば、ある調査では、黒死病に苦しんだヨーロッパ人とロマ（インドが起源と考えられている）の間で、ペスト菌に対する免疫反応に関わる特定の遺伝子変異体のために、収束進化が生じたことが突き止められた。[44] 大部分が腺ペストを免れた集団にはこのような遺伝子変異は比較的存在しないという事実と併せて、この疫病が遺伝子シフトを積極的に選択したことを意味している。この分野は活発な研究が行われており、全容を把握するためには古代DNAの研究がさらに必要になる。

感染症の遺伝的適応は、病原体から子孫を守る抵抗性形質を積極的に選択することがある一方で、場合によっては、こうした突然変異のために遺伝性疾患のリスクが高まるなど、悪影響を招くこともある。最もよく知られた例としては、鎌状赤血球貧血が挙げられる。遺伝的変異により赤血球が鎌状に変形して、小さな血管を塞ぎ、早死になどの多くの問題を引き起こすおそれがある（ただし、現代において早死にはそれほど多くない)。科学者たちは当初、このような有害な遺伝子変異がなぜこれほど蔓延しているのか当惑したが、1954年に遺伝学者のアンソニー・C・アリソンが、鎌状赤血球症の有病率とマラリアとの間に関連性があることに気づいた。これは、感染症に対する人間の遺伝的感受性についての画期的研究だった[45]。鎌状赤血球の原因となる遺伝的変異を保有することで、マラリアに対する免疫を得られることが判明したのだ。

その他の遺伝子疾患も、感染症に対する抵抗力を授けるために広まった可能性がある。囊胞性線維症は、肺や膵臓の炎症、組織の損傷、破壊を特徴とする遺伝性疾患で、ごく最近まで早死にを招くことが多かった。ヨーロッパ系の人々の間で囊胞性線維症の割合が高いのは、感染症に関し囊胞性線維症が遺伝的に有利だということを反映している可能性が高い(囊胞性線維症はおそらく結核を防ぐためだろうと科学者は考えているが、コレラやチフスの可能性もある[46])。

SARS-2のパンデミックでは、遺伝学者は、新型ウイルスに対する感受性や耐性と関連する可能性のある遺伝子を探している。特別なリスクのある患者を特定できるかもしれないと期待し、また、効果的な薬理学的戦略の手がかりとして、人間の自然な変異を利用することで創薬標的《ターゲット》を特定できるかもしれないと期待してのことである。初期の研究では、新型コロナウイルスで最もひどい症状を呈する患者に、異常に高い頻度で発生する遺伝子変異が特定された[47]。血液型がA型の新型コロナウイルス患者は、ほかの血液型の患者よりも酸素療法を必要とし、人工呼吸器を使用する可能性が約50%高く、血液型がO型の患者には保護効果があることがわかった(皮肉なことに、このパターンはコレラからの生還では逆になる)。

ACE2に影響を与えることが知られている遺伝子や気道病原体への免疫反応に関与する遺伝子を含む、3番染色体上の6つの遺伝子クラスターも、疾患の重症化と関連している。つまり、こうした発見はすべて生理学的に意味があるということだ。しかも、この遺伝子クラスターは、ネアンデルタール人から我々ホモ・サピエンスに持ち込まれたものであり、東南アジアでとくに多く見られることが判明した[48]。

人類の進化に関するこうした観察からわかるのは、数千年という長い時間をかけて、パンデミックは人類を再形成することで終焉を迎える、ということだ。既存の遺伝的変異は、それが生じる範囲内では、新型コロナウイルスのパンデミックの経過に重要な役割を果たす可能性はなさそうだが（例外的に、一部の小規模で局地的な集団が、感染しにくくする突然変異をたまたま保有している可能性はある）、感染症に関しては、社会的要因と生物学的要因が交差する永続的な道筋を際立たせる。非常に長い時間枠の中で、わたしたちは病原体と不安定ながら遺伝子的休戦に達するのだ。

❖パンデミックは社会的物語を生む

わたしたちが集団免疫を獲得するか、病原体が致死性を低くするように進化するか、あるいは（非常に長い時間が経過してから）人間が耐性をもつように進化するかのいずれかがパンデミックの生物学的な収束である。だが一方で、パンデミックは人間の信念と行動によって引き起こされる社会的現象でもある。よって、パンデミックには社会的な終焉もある。恐怖や不安や社会経済的な混乱が収まるか、それを当たり前の避け難い事実として受け入れるようになったときに、パンデミックは社会的に終わりを迎える。

病気に関する生物医学的な狭い視野では、社会的・環境的背景は病気の原因としてはもちろん、治療法としても軽視される傾向があると、歴史家のアラン・ブラントは主張する。医師は患者の健康を回復させようとして「特効薬」を投与する。[49] だが、ブラントが示すように、感染症や流行病は、その原因となる病原体よりもはるかに多くのことに関係している。誰が病気にかかるのか、病気に対して何をするのか、そもそも何を病気とみなすのかさえも、すべて文化的に規定される。これは、戦争の混乱のせいで起こるインフルエンザやコレラの大流行から、消費者向け製品のマーケティングに起因するタバコや糖尿病による死亡まで、あらゆる種類の病気に当てはまる。病気に苦しんでいるのは患者かもしれないが、健康障害の根源と意味は社会的状況にあることが多い。

パンデミックを純粋に生物学的諸要素——たとえば、病原体がコウモリから人間に広がることを可能にする突然変異や、わたしたちの体内の薬物動態など——の影響によるものだと捉えるのであれば、そのような事象を予防したり、阻止したりするためにできることは何もないと考えるようになるかもしれない。しかし、パンデミックを同様に社会学的現象として捉えるならば、人間が果たす役割をより明確に認識できる。そして、パンデミックの出現と展開におけるわたしたち自身の役割を明確に認識するほど、わたしたちの対応は一層積極的で効果的なものになる。

ＳＡＲＳ-2のパンデミックを「最悪の事態《パーフェクト・ストーム》」と呼びたい衝動に駆られる——ウイルスは適切な宿主において適切な形に突然変異し、適切な疫学的パラメーター（Ｒ0、ＣＦＲ、潜伏期など）を獲得し、最初の犠牲者と偶然ながらも適切に出会い、国際線が飛んでいる時代に、中国の春節、つまり毎年恒例の大移動の時期に、まさに適切なタイミングで姿を現した。

だが、パーフェクト・ストームの比喩は、パンデミックが異例なものか、完全に予測不可能なものであることを意味する。このパンデミックはそのどちらでもない。２０１０年にハイチで起きた地震や、２００５年のハリケーン・カトリーナのような本物の嵐《ストーム》であっても、社会的に壊滅的な影響を与え多数の死者を出す自然災害は、「パーフェクト・ストーム」ではない[50]。地震やハリケーンは人間の行動とはまったく無関係のように見えるが、ハイチとニューオーリンズの長年にわたる経済的不平等や重要なインフラの放置が、死者数に大きな影響を与えた。

パンデミックは人間の目を通して見るので、影響力のある象徴的意味をそれに与えることになり、現状に対するわたしたちの反応にも影響を与える。新型コロナウイルス感染症のパンデミックは、単なる宿主と病原体という生物学を超えた重要性を担っていた。たとえば、マスクは、ウイルスを含んだ呼吸器の飛沫の拡散を物理的に阻止することが本来の目的だが、そのような象徴の１つとなった。マスクは自由と公共性の問題を喚起するようになり、自由（マスクを着けない場合）と美徳（マスクを着ける場合）の政治的な象徴へと変貌した。この議論はアメリカ文化特有のものであり、その他多くの国は、マスクの着用を政治的行為とは捉えていなかった。

ＳＡＲＳ-２を何と呼ぶべきかをめぐる論争も、表面的には事実に基づくように見える問題に対して、人間が恣意的な意味づけをしたもう１つの例である。「中国ウイルス」と呼ぶことで、すでに険悪になっていた中国とアメリカの間の関係が強調され、この問題に人種差別主義についての懸念を持ち込んだ。ドナルド・トランプたちは、これを「武漢インフルエンザ」や「カンフルー」と呼んだ。[51] しかし、ご存じのように、多くの病原体にはかつて、その起源を示す名前がつけられていた。象徴的意味の影響は、アメリカのビール愛飲者を対象とした調査にも見られ、パンデミック発生後、38％の人が「どんな状況でも」コロナビールを買わないと答えている。[52]

わたしたちはパンデミック時に起こっていることについて、虚実の入り混じる、自分たちの希望と恐怖を反映した物語を作り出す。たとえば、毎年流行する季節性インフルエンザというよく知られた病気が存在することが、さらに致死性の高い新型コロナウイルスを理解し、対処するための努力を複雑にしていた。この新しい病気に言及するときよく引き合いに出されたのが、厄介ではあるが大きなリスクではないと多くの人が考えている身近な病気だった――軽い風邪を「インフルエンザ」と呼ぶ傾向があったことと、SARS‐2の重症度の幅が広いことも、これに輪をかけた――ことから、人々はこの脅威に概念的に、それゆえ現実的に、最適な対応をするのに苦労した。[53]

このように生物学的存在が社会的シンボルに変容することが、エピデミックをコントロールしようとする努力を非常に複雑にしている。これが如実に現れたのが、前世紀の性感染症の流行である。第二次世界大戦時の兵士や1980年代から90年代にかけての同性愛者の性行為の改革を要求するために、このような病気が修辞的手段として利用され、感染症を道徳的な問題にすり替え、その結果、感染症の効果的な制御法から焦点をずらすことになった。これまで見てきたように、このようなすり替えはほかの疫病でも起こっており、いつの時代も宗教的、道徳的、政治的な意味合いを疫病にもたせた。

パンデミックの社会的終焉は「受容」

誰にとってパンデミックが終わったのかを考えるときには、社会的変数や価値観も役割を果たす。高齢者、慢性疾患患者、貧困者、投獄された人々、社会の隅に追いやられた人々にとって、人口の大部分が心理的・現実的に切り替えたあとでも、ウイルスの全体的な危険度が低くなったあとでも、SARS−2のパンデミックが生物学的な脅威であることは、長い間変わらないかもしれない。パンデミックが収束するときに、このような点でも社会的属性が構造化する。2020年の夏に、わたしたちはこの緊張を目の当たりにした。働く親や児童発達専門家の多くが、秋になったら子どもたちは（適切な環境が整えられた）学校に戻るべきだと強く主張する一方で、教員組合の代表や健康リスクを抱える家族のいる人などがそれに反対したのだ。関係者たちはそれぞれ病気を違った目で見ており、したがってその行動も違っていた。

新型コロナウイルスによってこのような社会的構造が生まれるということは、パンデミックの収束も社会的に定義されることを意味する。言い換えれば、誰もが終わったと思うとき、あるいは誰もがそれまでよりも多くのリスクを許容し、新しい生き方もいとわないときに、疫病は終わる。誰もが進んで感染のリスクを冒し、うわべだけは通常の生活に戻った場合（あるいは、信じがたいことだが、誰もがソーシャルディスタンスを永遠に取ることにした場合）、たとえウイルスがまだあちこちを巡っていたとしても、流行は終わったと言えるのだ。

2020年の夏にもこの現象を垣間見た。いくつもの州が封鎖に疲れ、あたかも流行が終わったかのように振る舞っていたが、生物学的に言えば決して終わっていなかった。誰もができるだけ早く流行を過去のものにしたいと思っていたことは、無理からぬことだ。しかし、疫学的な現実はわたしたちの願望には従わなかった。パンデミックはまだ1日に約1000人の命を奪っていた。もっとも、アメリカ人はそれに慣れてしまったように見えた。利己的な政治家だけでなく多くの人々が、SARS−2の流行は命令すれば終わると信じているようだった。

2020年5月上旬、アメリカが非医薬品介入を緩和し始めたとき、元CDC長官のトーマス・フリーデンは、「政治、イデオロギー、国民の圧力に基づいて再開している。これは悪い結末を迎えると思う」と述べた[54]。そのときの状況に応じて疫学が必要とすることを判断し、経済学がそれを撤回するか、国民がもう十分だと結論づけることと、疫学を無視して、何も悪いことは起こらないふりをすることは、まったく別のことである。2020年7月、南部諸州では、逼迫する医療体制と急増する症例数に直面し、またもや多くの人が驚きを隠せないようだった。ヒューストンは、ニューヨーク市と一部同じ轍を踏んだ。テキサス州のグレッグ・アボット知事は、状況はコントロールされていると主張していたが、その3週間後、やはりニューヨークの政治家と同じように、「最悪の事態はこれからだ」と述べていた[55]。

各州がビジネスを再開するには、コロナウイルスの症例が14日間減少していることが妥当な基準とされたが、実際にこの基準を満たしてからビジネスを再開する州はなかった。アメリカ人は、少なくとも当時の全国死亡率の水準では(それ以上のレベルになれば、考えが変わるかもしれないが)、大規模なソーシャルディスタンス対策への意欲を明らかに失っていた。懸念されていたように、最初のロックダウンが解除された2020年夏の営業再開は、大規模な人口密集地ではうまくいかないところもあった。性急な解除で何が得られたのかは不明だった。また、起こりうることを（そして伝染病の蔓延期に学校や企業を開始することに伴う本当の代償を）、一般市民に覚悟させる努力が欠けていたことにも、落胆した。科学的リテラシーの欠如、微妙な差異を汲み取る能力の欠如、誠実なリーダーシップの欠如が、わたしたち国民を傷つけた。

2020年の夏にかけてパンデミックへの取り組みへの関心が薄れたもう1つの理由は、病気の重篤化や死亡がまだ主に舞台裏で起こっていたからだ。6月末までに13万人以上が死亡していたが、その半数近くは高齢者介護施設にいた人たちで、すでに一般社会から隔離されていた。それ以外で早期に死亡した人のほとんどは、患者であふれかえる病院で、1人で亡くなることが多かった。そのため、ウイルスの影響を個人的に経験した人はほとんどいなかった。すでに触れたように、人々はそれぞれ別々に避難し、死亡した人々は脅威が強調されるほど大きな数ではなかったし――自分の家族でなければ――目に見える存在でもなかったのだ。

ただ、2020年後半から2021年にかけてパンデミックが広まっていくなかで、さらに多くの死者が出ることが予想される。知り合いが亡くなれば、この病気は多くの人にとって個人的にさらに身近なものになり、病気に対する態度も変わってくるだろう。

パンデミック期の間に、うわべだけでも常態へ戻るために、アメリカはさらに広範なマスクの着用（および着用を義務づける法律と政策）と、検査の一層の普及（全国で1日当たり2000万から3000万件の検査。2020年7月現在、国は1日当たり約80万件しか実施していない）が必要となる。基本的に、別の労働者と接触する労働者は、全員が定期的に検査を受ける必要がある。1件の検査に10ドルかかるとすると、国が負担する費用は1週間で約15億ドルになるが、それでも大規模な経済活動停止に比べればはるかに安い。アメリカのほとんどの州でウイルスが蔓延しているため、接触者追跡は有効な手段とはならないが、その他電子ツールは、積極的な自主隔離を促すために役立つかもしれない。さらに、集会の禁止により社会的混合を減らすことが、今後1～2年の間は確実に必要になる。[56] 雇用主も、ソーシャルディスタンスを保てるように職場やビジネスの場を設計し直さなければならないだろう。学校は、屋外での授業に移行することが必要になり、国家予算を投じたその他多くの変更を行う必要があるだろう。

そして、安全で効果的なワクチンが入手可能になった場合には、迅速に配布し、広く導入しなくてはならない。そのためには、国民に大々的に周知する啓発キャンペーンが必要になる（理想的には、俳優のトム・ハンクスのように新型コロナウイルスに感染した人や、ファウチ医師のようにこの問題に明るいと見られる人など、大いに信頼できて目に見えるスポークスマンが必要になる）。ワクチンの利点についての無知や抵抗に対しては、精力的に反撃する必要があるだろう。これは非常に複雑な問題である。抵抗感を示す人たちのなかには、反ワクチン派ではなく、ワクチン開発が驚異的スピードで進んでいることへの懸念や、パンデミック全般への政府の不適切な対応に不信感を抱いている人もいるからだ。ほかにも、副反応の有無を知るために少し待ちたいと思う人もいるだろう。したがって、ワクチン接種への道を開くためには、一般市民に向けた大規模な啓発キャンペーンが必要になる。

アラン・ブラントが述べたように、「いわゆる収束についての多くの疑問は、医学や公衆衛生のデータではなく、社会政治的なプロセスによって決まる」。[57] わたしは長年、銃乱射事件、自動車事故死、自殺率の上昇、薬物の過剰摂取に対するアメリカ人の反応（あるいはその欠如）のなかで、これを見てきた。大きな不安を抱く人々でも、何度も説明を受けたのち、最終的には、以前なら耐えられなかったはずの苦痛を受け入れようとするようだ。逆のことも起こる。20世紀半ばにポリオが流行したとき、罹患した子どもの数が比較的少なかったにもかかわらず、あれほどまでに世間の関心を集めた理由の１つには、宇宙旅行の時代に子どもたちが感染症で死亡するのは文化的におかしいと思われたからだ。アメリカ人は、ポリオを根絶しなければならないと考え、実際にそうしたのだ。

ある意味、パンデミックに対するわたしたちの反応は、精神科医エリザベス・キューブラー＝ロスが唱えた、死に対処する5段階という有名なモデルを通して見ることができるだろう。(58) アメリカ人は、否認と怒りから始まり、取引と抑うつへと移行し、そして最終的に受容する。この受容が、パンデミックの社会学的終焉を告げることになるだろう。

疫病と希望は人類の一部

２０１５年、ビル・ゲイツはＴＥＤで、「次のアウトブレイクが起きたら？　わたしたちはまだ準備ができていない」と題した講演をし、パンデミックがもたらす深刻な脅威を指摘した。この講演の動画は３６００万回以上視聴されている。その他政府機関と同様に、ＣＤＣは長年にわたりウェブサイトで情報を提供し、パンデミックの準備に関する何十もの報告書を発表してきた。アメリカには経験豊かな疫学者が数え切れないほどおり、多くの専門家が警鐘を鳴らしてきた。(59) しかし、疫病は遠い集合的記憶のなかにしか存在せず、新型コロナウイルス級のパンデミックの個人的記憶をもつ人はほとんどいないため、こうした警告は蔑ろにされる傾向があった。そのうえ、すでに触れたように、感染症はきまって恐怖や否定のような感情の伝染を伴う。

そのため、わたしたちは感情的に、政治的に、そして現実的に、何の準備もしないまま不意を突かれた。ＰＰＥから検査、人工呼吸器に至るまで、命を救うために必要な装備さえ用意していなかった。だが何よりも、わたしたちが直面している脅威について、集団的な理解さえなかったのだ。９・11の同時多発テロが、国家安全保障への高度な脅威についてわたしたちの目を開かせたように、大不況が金融制度の脆弱性に、そして21世紀に世界中で行われたポピュリストの指導者の選挙が、政治の過激主義の危険性についてわたしたちの目を開かせたように、新型コロナウイルス感染症のパンデミックは、公衆衛生の重要性にアメリカ人を目覚めさせた。

呼吸器系のパンデミックは再発する。図17は、過去３００年の間にインフルエンザによって引き起こされたパンデミックに焦点を当てたものだ。[60] パンデミックは数十年ごとに必ず現れる。とくに深刻な呼吸器系のパンデミックは、50年から１００年ごとに発生している。新型コロナウイルスが最後のパンデミックになることはないだろう。実際、わたしたちが新型コロナウイルス感染症の初期段階に対処していたときでも、２０２０年の夏に、中国で豚の定期調査中に新たなインフルエンザ病原体（深刻度は不明）が発見されたとの報告があった。[61] 現在進行中のコロナウイルスのパンデミックと時期を同じくして、まったく異なる病原体によるパンデミックに直面するような事態などは、考えただけでも恐ろしい。だが、脅威は常に存在する。

図17

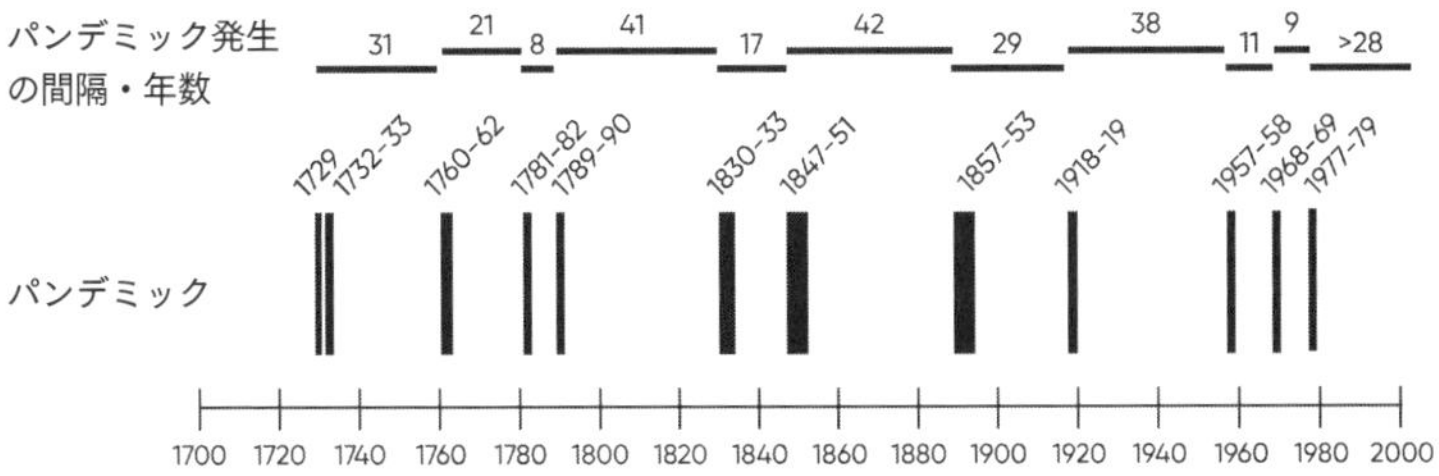

インフルエンザの深刻なパンデミックは、過去３世紀にわたり数十年ごとに起こっている。

新型コロナウイルスは苦悩をもたらす一方で、新たな可能性も示した。活動の休止は、きれいな空気と、気候変動の対処に必要とされる削減量（持続的な方法で、という意味だが）と同等の炭素排出量の削減をもたらした。団結してＮＰＩを実施することで、集団的な意志の重要性を認識し、経済的不平等から人種的不公平、医療の不備に至るまで、この社会に長年存在する問題に取り組むための政治的行動のきっかけを作った。一瞬で巨額の資金を投入できる政府の力は、重要とみなす脅威に対処するために政府が擁する途方もない経済力を、目に見える形で証明した。パンデミックは、教訓となる実例のような役割を果たした。「ほらね？　何が可能かわかったでしょ？」と。

また新型コロナウイルスのパンデミックは、わたしたちの互いの結びつきを、そして共同体の豊かさがそのなかで最も弱い人々によって決まることを、きわめて具体的に示した。アメリカや世界各地に存在する感染の温床となりかねない脆弱な集団は、重要な道徳的懸念を提起するうえに、連帯を示すことを身をもって証明する。致命的な感染症が猛威を振るっているときに、弱者の世話をすることは強者の利益にかなう。そして、効果的な病気の封じ込めは、当然ながら、個人のニーズよりも集団のニーズを優先させることである。

アイスキュロスの戯曲『縛られたプロメテウス』では、プロメテウスは人間に火（したがって技術）を与えた罰として鎖で岩につながれている。プロメテウスが人間に与えたものがもう1つある。人間が自分の死を予知することを不可能にしたのだ。しかし、わたしたちは自分が苦しみ、死ぬことを知っているので（他人の苦しみと死を見ているから）、この無知と不確実性はわたしたちを悩ませる。テクノロジーを使い未来を予測することはできるが、その予測が正確で悲惨なものであれば、事態を悪化させることもある。劇中でコロス（合唱隊）はプロメテウスに、「彼らの苦痛を癒すために何を見つけたのか？」と尋ねる。プロメテウスは答える。「彼らの心にやみくもな希望を植えつけた」。だが、やみくもな希望は、わたしたちの苦しみの気まぐれな友だ。それだけでは十分ではない。それでも、無理矢理にでも未来へと目を向けさせることで、希望は別の目的を果たすことができる。それは、わたしたちに備えようという意欲を起こさせるのだ。

微生物は、人類発祥以来、わたしたちの進化の軌跡を形作ってきた。感染症も、何千年も前から同様の役割を果たしてきた。アポロンの矢の神話のように、感染症は最初からずっとわたしたちの物語の一部であった。わたしたちは、生物学的、社会的手段を駆使して、以前から感染症を克服してきた。生活はやがて平常に戻るだろう。疫病は必ず終わる。そして、疫病と同じように、希望は、人間が生きるうえで常にわたしたちの一部なのである。

謝辞

本書の執筆に協力してくれた素晴らしいリサーチアシスタントのエリック・リュウ、ジーナ・マルコフ、ドリュー・プリンスター、ケイレブ・ローズ、イーチー・ユーに感謝したい。

本書で取り上げたわたし自身の研究の一部は、マーク・マクナイトとワイアット・イスラエル（アレクシ・クリスタキスとともにＨｕｎａｌａアプリを開発した）をはじめ、新型コロナウイルス感染症の研究を行っているジェイコブ・デレチン、エリック・フェルサム、マーカス・アレクサンダー、丁寧に原稿を編集してくれたマギー・トレーガーという、ヒューマンネイチャー・ラボのずばぬけた職員の努力に基づいている。同僚のアミン・カルバシもアプリ開発に貢献してくれた。中国で初期のＳＡＲＳ−２を追跡するために、ジェイソン・ジア、ジエンミン・ジアなどの中国の研究者との共同研究から恩恵を受けた。また、優れたグラフィックデザイナーのカヴァン・ホァンは、本書の図をすべて作成してくれた。

原稿の一部についてフィードバックしてくれた親しい友人のダン・ギルバートと、原稿を読んでくれた同僚のエイミー・カディ、ポール・ファーマー、ジェフ・フライヤー、スティーブン・ピンカー、ウイリアム・ノードハウスに感謝を伝えたい。わたしのきょうだいであるクアン＝ヤン・ドゥー、ディミトリ・クリスタキス、アンナ＝カトリナ・クリスタキスも、有益な知見を与えてくれた。

近年、わたしの研究室が手厚い支援を受けている、ビル＆メリンダ・ゲイツ財団、NOMIS財団、ロバート・ウッド・ジョンソン財団、そしてイェール大学との長期的な提携関係を結んでいるタタ・グループに謝意を表する。

長年わたしの著作を担当してくれている編集者のトレイシー・ベハーは実に優秀で、一緒に仕事をするのはいつも楽しい。彼女は親切な励ましと賢明なアドバイスを授け、比類ない手腕で完璧な編集をしてくれる。また、事務的なサポートをしてくれたイアン・ストラウスと、わたしを信頼し丁寧に読み込んでくれる、エージェントのリチャード・パインにも感謝の意を示したい。校閲を担当してくれたトレイシー・ロウの仕事は見事だった。また、表紙のデザインを担当し、素晴らしい装丁に仕上げたジュリアナ・リーには大変感謝している。

優れた書き手であり聡明な思想家である妻のエリカ・クリスタキスは、本書を何度か読み、大幅に改善してくれた。愛する子どもたちであるセバスチャン、ライサンダー（この原稿に貴重なフィードバックをくれた）、エレニ、オライエンをはじめ、妻が33年間にわたりわたしに与えてくれた奥深く愛に満ちた人生に、心から感謝を捧げる。

訳者あとがき

２０２０年１月、長年共同研究をしている中国の研究者から連絡を受けたクリスタキスは、携帯電話のデータを用いて、新型コロナウイルスのアウトブレイクにおける中国国内の人々の動きを追跡することにした。

彼らは共同で３週間不眠不休の研究を行い、それをまとめた論文を２月に『ネイチャー』誌に投稿し、４月に掲載された。クリスタキスは２月の時点で、深刻なパンデミックになることを予測していたが、それに対して国が準備をしていないことに失望していた。そこで、疫学の基礎知識をツイッターで世間の人々に発信し始めた。すると、ビジネス界のリーダーたちが彼に連絡してくるようになり、それに関する本を書くことを思いついたという。２０２０年３月中旬から数ヵ月をかけて書き上げたのが、本書『疫病と人類知』（原題"Apollo's Arrow"）だ。

著者のニコラス・クリスタキスは、イェール大学ヒューマンネイチャー・ラボの所長と、同大学ネットワーク科学研究所の共同所長を務める。イェール大学のスターリング・プロフェッサーでもあり、社会的ネットワークによる人間の健康と行動への影響について研究している。公衆衛生からネットワーク科学、社会学まで幅広く網羅する知の巨人と言えるだろう。著書に、『つながり――社会的ネットワークの驚くべき力』(講談社)、『ブループリント――「よい未来」を築くための進化論と人類史(上・下)』(NewsPicksパブリッシング)などがある。本書『疫病と人類知』も、ノーベル経済学賞受賞のウイリアム・ノードハウスや心理学者のスティーブン・ピンカー、ダニエル・ギルバート、ハーバード大学元医学部長のジェフリー・フライヤーなどから称賛が寄せられている。

本書では、今回の新型コロナウイルス感染症が社会や経済、技術、人間の心理に与える影響まで、幅広く検証されている。今回のパンデミックだけではなく、過去の疫病やその歴史、社会的影響についても取り上げ、現在との比較もされる。

アメリカでも日本でも、また世界的に見ても、まだパンデミックが収束していない時期に、このように広範な分析がなされることには、わたしたちが近視眼的に陥らないようにするためにも大きな意味があると思う。

「疫病は人類の経験の一部」であり、「祖先が疫病に対峙したときよりもわたしたちは有利な状況にいるはずなのに、人間の反応が大して変わっていない」ことも、著者は鋭く指摘する。今回も、病気や治療法に対するデマや誤った情報が流れた。命や生活はもちろん、社会的つながりや交流が失われた。また、社会の分断と不平等が浮き彫りになり、助長された。

一方で、パンデミックは人間の利他主義や協調性も引き出す。医療従事者への支援、寄付、生活困窮者へのボランティア、治験への利他主義による協力が現代のアメリカでは幅広く見られるという。また、人間には文化を育み、知識を教え合い、後世に伝える能力が備わっていることを、クリスタキスは高く評価する。

著者は、今回のパンデミックのタイムフレームを、パンデミック期、パンデミック余波期、ポストパンデミック期の3つに分けている。パンデミック発生により大きく変容した生活が続くのがパンデミック期で、ワクチンの普及や集団免疫獲得にもよるが、おそらくこの期間は2022年まで続くと見られる。ワクチンが普及するか集団免疫を獲得してからの数年間は、まだパンデミックの打撃から抜け出せず、社会的・経済的・心理的に回復の途上にある。それがパンデミック余波期にあたり、2024年まで続くとされる。その後徐々に「正常」に戻り、2024年頃からポストパンデミック期が始まる。過去に大きな疫病を経験したときと同様に、それ以降は生活様式や働き方が変化し、消費や交流が活発化しイノベーションが見込まれる。

「パンデミックの終わり」の定義は、著者によれば2つに分けられる。1つは「生物学的終息」である。人類がウイルスに対して集団免疫を獲得するか、ウイルスが弱毒化するか、宿主つまり人類がウイルスに耐性を獲得するように進化したときに、パンデミックは生物学的に終わる。もう1つは「社会的終焉」だ。これは、パンデミックが終わったと誰もが思うとき、パンデミックの影響による新しい生き方を誰もが受容するとき、あるいはウイルスがまだ蔓延しているときに、感染のリスクを冒しても表面的には通常の生活を過ごすならば、それは社会的終焉と言えるという（ただし、疫学が現状に必要なことを提示し、経済学的見地や国民の判断で常態へ戻ることと、疫学を無視して最悪の事態は起こらないふりをすることとは違うと、著者は釘を刺している）。

「パンデミックは数十年ごとに発生しており、決して今回が最後ではない。疫病は人類の物語の一部。

しかし、疫病は必ず終わるものであり、これまでも人間は希望を失わず疫病を克服し、生活を平常に戻してきた」と指摘して、本書は締めくくられる。

疫病に右往左往し狼狽する人間を、ときに俯瞰し、ときに共感する著者の姿勢には、根底に人間という存在とその知恵への信頼が感じられる。

ホメロスの『イリアス』に始まり、アイスキュロスの『縛られたプロメテウス』を引いて終わる本書は、ギリシャ人の両親をもつクリスタキスのルーツを彷彿とさせて趣があり、読後には、疫病に関する良質な講義を受講したような満足感がある。

最後になるが、新型コロナ感染症であれその他の疾患であれ、このコロナ禍において、日々患者に接し治療や看護にあたる医療従事者の方々には本当に感謝の念に堪えないし、パンデミックの一日も早い収束を心より願っている。また、翻訳作業を進めるにあたり大変お世話になった編集者の青木由美子氏と、講談社第一事業局の唐沢暁久氏に、この場を借りてお礼を申し上げたい。

2021年3月

庭田よう子

薬剤耐性菌、COVID-19まで』五十嵐加奈子・吉嶺英美・西尾義人訳、青土社、2020年〕；L. Garrett, *The Coming Plague: Newly Emerging Diseases in a World Out of Balance*, New York: Penguin, 1995; P.E. Farmer, *Infections and Inequalities: The Modern Plagues*, Berkeley: University of California Press, 1999.

60: D.M. Morens and A.S. Fauci, "The 1918 Influenza Pandemic: Insights for the 21st Century," *Journal of Infectious Diseases* 2007; 195: 1018-1028.

61： H. Sun et al., "Prevalent Eurasian Avian-Like H1N1 Swine Influenza Virus with 2009 Pandemic Viral Genes Facilitating Human Infection," *Proceedings of the National Academy of Sciences*, June 2020.

Past Pandemics: Common Human Mutations That Protect against Infectious Disease," *PLoS Pathogens* 2016; 12: e1005680.

46：I.C. Withrock et al., "Genetic Diseases Conferring Resistance to Infectious Diseases," *Genes and Diseases* 2015; 2: 247-254; A. Mowat, "Why Does Cystic Fibrosis Display the Prevalence and Distribution Observed in Human Populations?" *Current Pediatric Research* 2017; 21: 164-171; G.R. Cutting, "Cystic Fibrosis Genetics: From Molecular Understanding to Clinical Application," *Nature Reviews Genetics* 2015; 16: 45-56; E.M. Poolman et al., "Evaluating Candidate Agents of Selective Pressure for Cystic Fibrosis," *Journal of the Royal Society Interface* 2007; 4: 91-98.

47：D. Ellinghaus et al., "The ABO Blood Group Locus and a Chromosome 3 Gene Cluster Associate with SARS-CoV-2 Respiratory Failure in an Italian-Spanish Genome-Wide Association Analysis," *medRxiv*, June 2, 2020.

48：H. Zeberg and S. Pääbo, "The Major Genetic Risk Factor for Severe COVID-19 Is Inherited from Neandertals," *bioRxiv*, July 3, 2020.

49：A.M. Brandt, *No Magic Bullet: A Social History of Venereal Disease in the United States since 1880*, New York: Oxford University Press, 1985.

50：A.M. Brandt and A. Botelho, "Not a Perfect Storm—COVID-19 and the Importance of Language," *New England Journal of Medicine* 2020; 382: 1493-1495.

51：A. Wise, "White House Defends Trump's Use of Racist Term to Describe Coronavirus," *NPR*, June 22, 2020.

52：K. Gibson, "Survey Finds 38% of Beer-Drinking Americans Say They Won't Order a Corona," *CBS News*, March 1, 2020.

53：M. Honigsbaum, *A History of the Great Influenza Pandemics: Death, Panic, and Hysteria, 1830-1920*, London: Bloomsbury, 2014.

54：D.G. McNeil, "As States Rush to Reopen, Scientists Fear a Coronavirus Comeback," *New York Times*, May 11, 2020.

55：C. Ornstein and M. Hixenbaugh, "'All the Hospitals Are Full': In Houston, Overwhelmed ICUs Leave COVID-19 Patients Waiting in ERs," *ProPublica*, July 10, 2020; E. Platoff, "Gov. Greg Abbott Keeps Businesses Open Despite Surging Coronavirus Cases and Rising Deaths in Texas," *Texas Tribune*, June 25, 2020; A. Samuels, "Gov. Greg Abbott Warns If Spread of COVID-19 Doesn't Slow, 'The Next Step Would Have to Be a Lockdown,'" *Texas Tribune*, July 10, 2020.

56：S. Gottlieb et al., "National Coronavirus Response: A Road Map to Reopening," *AEI Report*, March 28, 2020.

57：G. Kolata, "How Pandemics End," *New York Times*, May 10, 2020.

58：E. Kübler-Ross, *On Death and Dying*, New York: Macmillan, 1969.［エリザベス・キューブラー・ロス『死ぬ瞬間——死とその過程について』鈴木晶他訳、中央公論新社; 改版、2020年］

59：F.M. Snowden, *Epidemics and Society: From the Black Death to the Present*, New Haven, CT: Yale University Press, 2019; M.T. Osterholm and M. Olshaker, *Deadliest Enemy: Our War Against Killer Germs*, New York: Little, Brown, 2017［マイケル・オスターホルム、マーク・オルシェイカー『史上最悪の感染症：結核、マラリアからエイズ、エボラ、

Induced Immunity to Varicella over Time," *New England Journal of Medicine* 2007; 356: 1121-1129.
34：S.K. Dunmire et al., "Primary Epstein-Barr Virus Infection," *Journal of Clinical Virology* 2018; 102: 84-92; S. Jayasooriya et al., "Early Virological and Immunological Events in Asymptomatic Epstein-Barr Virus Infection in African Children," *PLoS Pathogens* 2015; 11: e1004746; A. Ascherio and K.L. Munger, "Epstein-Barr Virus Infection and Multiple Sclerosis: A Review," *Journal of Neuroimmune Pharmacology* 2010; 5: 271-277.
35：T. Westergaard et al., "Birth Order, Sibship Size and Risk of Hodgkin's Disease in Children and Young Adults: A Population-Based Study of 31 Million Person-Years," *International Journal of Cancer* 1997; 72: 977-981; H. Hjalgrim et al., "Infectious Mononucleosis, Childhood Social Environment, and Risk of Hodgkin Lymphoma," *Cancer Research* 2007; 67: 2382-2388.
36：E.K. Karlsson et al., "Natural Selection and Infectious Disease in Human Populations," *Nature Reviews Genetics* 2014; 15: 379-393; K.I. Bos et al., "Pre-Columbian Mycobacterial Genomes Reveal Seals as a Source of New World Human Tuberculosis," *Nature* 2014; 514: 494-497; B. Muhlemann et al., "Diverse Variola Virus (Smallpox) Strains Were Widespread in Northern Europe in the Viking Age," *Nature* 2020; 369: eaaw8977; S. Rasmussen et al., "Early Divergent Strains of *Yersinia Pestis* in Eurasia 5,000 Years Ago," *Cell* 2015; 163: 571-582.
37：M. Fumagalli et al., "Signatures of Environmental Genetic Adaptation Pinpoint Pathogens as the Main Selective Pressure through Human Evolution," *PLoS Genetics* 2011; *7*: e1002355.
38：N.A. Christakis, *Blueprint: The Evolutionary Origin of a Good Society*, New York: Little, Brown, 2019.［ニコラス・クリスタキス『ブループリント:「よい未来」を築くための進化論と人類史』上・下、鬼澤忍・塩原通緒訳、NewsPicksパブリッシング、2020年］
39：J. Ostler, *The Plains Sioux and U.S. Colonialism from Lewis and Clark to Wounded Knee*, Cambridge: Cambridge University Press, 2004.
40：C.D. Dollar, "The High Plains Smallpox Epidemic of 1837-38," *Western Historical Quarterly* 1977; 8: 15-38.
41：R. Thornton, *American Indian Holocaust and Survival: A Population History since 1492*, Norman: University of Oklahoma Press, 1987.
42：J. Lindo et al., "A Time Transect of Exomes from a Native American Population before and after European Contact," *Nature Communications* 2016; 7: 1-11.
43：M. Price, "European Diseases Left a Genetic Mark on Native Americans," *Science*, November 15, 2016.
44：H. Laayouni et al., "Convergent Evolution in European and Roma Populations Reveals Pressure Exerted by Plague on Toll-Like Receptors," *Proceedings of the National Academy of Sciences* 2014; 111: 2668-2673.
45：A.C. Allison, "Protection Afforded by Sickle-Cell Trait against Subtertian Malarial Infection," *British Medical Journal* 1954; 1: 290-294; D.P. Kwiatkowski, "How Malaria Has Affected the Human Genome and What Human Genetics Can Teach Us about Malaria," *American Journal of Human Genetics* 2005; 77: 171-192; K.J. Pittman et al., "The Legacy of

Cell 2020; 182: 1-11, September 2020; H. Yao et al., "Patient-Derived Mutations Impact Pathogenicity of SARS-CoV-2," *medRxiv*, April 23, 2020; L. Zhang et al., "The D614G Mutation in the SARS-CoV-2 Spike Protein Reduces S1 Shedding and Increases Infectivity," *bioRxiv*, June 12, 2020.
20：S. Chen et al., "China's New Outbreak Shows Signs the Virus Could Be Changing," *Bloomberg News*, May 20, 2020.
21：L. Vijgen et al., "Complete Genomic Sequence of Human Coronavirus OC43: Molecular Clock Analysis Suggests a Relatively Recent Zoonotic Coronavirus Transmission Event," *Journal of Virology* 2005; 79: 1595-1604.
22：M. Honigsbaum, *A History of the Great Influenza Pandemics: Death, Panic, and Hysteria, 1830-1920*, London: Bloomsbury, 2014.
23：A.J. Valleron et al., "Transmissibility and Geographic Spread of the 1889 Influenza Pandemic," *Proceedings of the National Academy of Sciences* 2010; 107: 8778-8781.
24：Anonymous, "The Influenza Pandemic," *The Lancet*, January 11, 1890, pp. 88-89.
25：G. Daugherty, "The Russian Flu of 1889: The Deadly Pandemic Few Americans Took Seriously," *History*, March 23, 2020.
26：A.J. Valleron et al., "Transmissibility and Geographic Spread of the 1889 Influenza Pandemic," *Proceedings of the National Academy of Sciences* 2010; 107: 8778-8781; J. Mulder and N. Masurel, "Pre-Epidemic Antibody against 1957 Strain of Asiatic Influenza in Serum of Older People Living in the Netherlands," *The Lancet* 1958; 1: 810-814.
27：Anonymous, "The Influenza Pandemic," *The Lancet*, January 11, 1890, pp. 88-89.
28：A.B. Docherty et al., "Features of 20,133 UK Patients in Hospital with COVID-19 Using the ISARC WHO Clinical Characterization Protocol: Prospective Observational Cohort Study," *British Medical Journal* 2020; 369: m1985; Y. Wu et al., "Nervous System Involvement after Infection with COVID-19 and Other Coronaviruses," *Brain, Behavior, and Immunity* 2020; 87: 18-22; S.H. Wong et al., "COVID-19 and the Digestive System," *Journal of Gastroenterology and Hepatology* 2020; 35: 744-748.
29：A.S. Monto et al., "Clinical Signs and Symptoms Predicting Influenza Infection," *Archives of Internal Medicine* 2000; 160: 3243-3247; J.H. Yang et al., "Predictive Symptoms and Signs of Laboratory-Confirmed Influenza," *Medicine* 2015; 94: 1-6.
30：L. Vijgen et al., "Complete Genomic Sequence of Human Coronavirus OC43: Molecular Clock Analysis Suggests a Relatively Recent Zoonotic Coronavirus Transmission Event," *Journal of Virology* 2005; 79: 1595-1604.
31：E.T. Ewing, "La Grippe or Russian Influenza: Mortality Statistics during the 1890 Epidemic in Indiana," *Influenza and Other Respiratory Diseases* 2019; 13: 279-287; D. Ramiro et al., "Age-Specific Excess Mortality Patterns and Transmissibility during the 1889-1890 Influenza Pandemic in Madrid, Spain," *Annals of Epidemiology* 2018; 28: 267-272.
32：J. Leng and D.R. Goldstein, "Impact of Aging on Viral Infections," *Microbes and Infection* 2010; 12: 1120-1124.
33：H. Rawson et al., "Deaths from Chickenpox in England and Wales 1995-7: Analysis of Routine Mortality Data," *BMJ* 2001; 323: 1091-1093; S. Chaves et al., "Loss of Vaccine-

2：A. Cockburn, *The Evolution and Eradication of Infectious Diseases*, Baltimore: Johns Hopkins University Press, 1963, p. 150.
3：R.G. Petersdorf, "The Doctor's Dilemma," *New England Journal of Medicine* 1978; 299: 628-634.
4：J. Lederberg, "Infectious Disease—A Threat to Global Health and Security," *JAMA* 1996; 275: 417-419.
5：F.M. Snowden, *Epidemics and Society: From the Black Death to the Present*, New Haven, CT: Yale University Press, 2019, p. 453.
6：Ibid., p. 458.
7：White House Office of Science and Technology Policy, "Fact Sheet: Addressing the Threat of Emerging Infectious Diseases," June 12, 1996.
8：US Department of Defense, *Addressing Emerging Infectious Disease Threats: A Strategic Plan for the Department of Defense*, Washington, DC: USGPO, 1998, p. 1.
9：CIA, "The Global Infectious Disease Threat and Its Implications for the United States," *NIE 99-17D*, January 2000.
10：K.E. Jones et al., "Global Trends in Emerging Infectious Diseases," *Nature* 2008; 451: 990-993.
11：L.A. Dux et al., "Measles Virus and Rinderpest Virus Divergence Dated to the Sixth Century BCE," *Science* 2020; 368: 1367-1370; M.J. Keeling and B.T. Grenfell, "Disease Extinction and Community Size: Modeling the Persistence of Measles," *Science* 1997; 275: 65-67.
12：C. Zimmer, "Isolated Tribe Gives Clues to the Origins of Syphilis," *Science* 2008; 319: 272; K.N. Harper et al., "On the Origin of the Treponematoses: A Phylogenetic Approach," *PloS Neglected Tropical Diseases* 2008; 2: e148.
13：J. Diamond, "The Germs That Transformed History," *Wall Street Journal*, May 22, 2020.
14：CDC COVID-19 Response Team, "Severe Outcomes among Patients with Coronavirus Disease 2019 (COVID-19)—United States, February 12-March 16, 2020," *CDC Morbidity and Mortality Weekly Report* 2020; 69: 343-346; S. Richardson et al., "Presenting Characteristics, Comorbidities, and Outcomes among 5,700 Patients Hospitalized with COVID-19 in the New York City Area," *JAMA* 2020; 323: 2052-2059.
15：K. Modig and M. Ebeling, "Excess Mortality from COVID-19: Weekly Excess Death Rates by Age and Sex for Sweden," *medRxiv*, May 15, 2020.
16：J.R. Goldstein and R.D. Lee, "Demographic Perspectives on Mortality of COVID-19 and Other Epidemics," *NBER Working Paper 27043*, April 2020.
17：Ibid.
18：W.G. Lovell, "Disease and Depopulation in Early Colonial Guatemala," in "*Secret Judgments of God*"*: Old World Disease in Colonial Spanish America*, ed. N.D. Cook and W.G. Lovell, Norman: University of Oklahoma Press, 1992, p. 61.
19：Korber et al., "Tracking Changes in SARS-CoV-2 Spike: Evidence That D614G Increases Infectivity of the COVID-19 Virus," *Cell* 2020; 182: 1-16, August 2020; Q. Li, et al., "The Impact of Mutations in SARS-CoV-2 Spike on Viral Infectivity and Antigenicity,"

26-34.
88：D. Almond, “Is the 1918 Influenza Pandemic Over? Long-Term Effects of In Utero Influenza Exposure in the Post-1940 U.S. Population,” *Journal of Political Economy* 2006; 114: 672-712.
89：R.E. Nelson, “Testing the Fetal Origins Hypothesis in a Developing Country: Evidence from the 1918 Influenza Pandemic,” *Health Economics* 2010; 19: 1181-1192; J. Helgertz and T. Bengtsson, “The Long-Lasting Influenza: The Impact of Fetal Stress during the 1918 Influenza Pandemic on Socioeconomic Attainment and Health in Sweden, 1968-2012,” *Demography* 2019; 56: 1389-1425.
90：L. Spinney, *Pale Rider: The Spanish Flu of 1918 and How It Changed the World*, New York: Public Affairs, 2017, p. 261.
91：V. Woolf, “On Being Ill,” *The Criterion*, January 1926, p. 32.［ヴァージニア・ウルフ『病むことについて』川本静子訳、みすず書房、2002年］
92：Z. Stanska, “Plague in Art: 10 Paintings You Should Know in the Times of Coronavirus,” *Daily Art Magazine*, March 9, 2020.
93：A. Swift, “In U.S., Belief in Creationist View of Humans at New Low,” *Gallup*, May 22, 2017.
94：S. Neuman, “1 in 4 Americans Thinks the Sun Goes around the Earth, Survey Says,” *NPR*, February 14, 2020.
95：E.C. Hughes, “Mistakes at Work,” *Canadian Journal of Economics and Political Science* 1951; 17: 320-327.
96：D. Lazer et al., “The State of the Nation: A 50-State COVID-19 Survey,” *Northeastern University*, April 20, 2020.
97：C. Funk, “Key Findings about Americans' Confidence in Science and Their View on Scientists' Role in Society,” *Pew Research Center*, February 12, 2020.
98：K. Andersen, *Fantasyland: How America Went Haywire: A 500-Year History*, New York: Random House, 2017.［カート・アンダーセン『ファンタジーランド：狂気と幻想のアメリカ500年史』上・下、山田美明・山田文訳、東洋経済新報社、2019年］
99：D. Lazer et al., “The State of the Nation: A 50-State COVID-19 Survey,” *Northeastern University*, April 20, 2020.
100：US Department of Health and Human Services, “Dr. Anthony Fauci: ‘Science Is Truth,’” *Learning Curve*, June 17, 2020.
101：M. Stevis-Gridneff, “The Rising Heroes of the Coronavirus Era? Nations' Top Scientists,” *New York Times*, April 5, 2020.
102：S.K. Cohn Jr., *The Black Death Transformed: Disease and Culture in Early Renaissance Europe*, New York: Oxford University Press, 2002.

第8章 HOW PLAGUES END

1：G.C. Marshall, “Address of Welcome by the Honorable George C. Marshall,” *Proceedings of the Fourth International Congress on Tropical Medicine and Malaria*, Washington, DC: Department of State, 1948, pp. 1-4.

Technica, April 24, 2020.
68 : D. Schneider and K. Harknett, "Essential and Vulnerable: Service Sector Workers and Paid Sick Leave," *University of California Shift Project*, April 2020.
69 : E. Luce, "Tata's Lessons for the Post-Covid World," *Financial Times*, May 1, 2020.
70 : E. Bernstein et al., "The Implications of Working without an Office," *Harvard Business Review* , July 15, 2020.
71 : Ibid.
72 : Bureau of Labor Statistics, U.S. Department of Labor, *Occupational Employment Statistics, Occupational Employment and Wages: 39-9011 Childcare Workers, May 2017.*
73 : L. Hogan et al., "Holding On Until Help Comes: A Survey Reveals Child Care's Fight to Survive," *National Association for the Education of Young Children*, July 13, 2020.
74 : N. Joseph, "Roll Call: The Importance of Teacher Attendance," *National Council on Teacher Quality*, June 2014.
75 : G. Viglione, "How Scientific Conferences Will Survive the Coronavirus Shock," *Nature*, June 2, 2020.
76 : L.B. Kahn, "The Long-Term Labor Market Consequences of Graduating from College in a Bad Economy," *Labour Economics* 2010; 17: 303-316.
77 : E.C. Bianchi, "The Bright Side of Bad Times: The Affective Advantages of Entering the Workforce in a Recession," *Administrative Science Quarterly* 2013; 58: 587-623.
78 : A. Grant, "Adam Grant on How Jobs, Bosses, and Firms May Improve after the Crisis," *The Economist*, June 1, 2020.
79 : A. di Tura di Grasso, *Cronica Maggiore*, in "Plague Readings," A. Futrell (University of Arizona), 2002.
80 : S. Correia et al., "Pandemics Depress the Economy, Public Health Interventions Do Not: Evidence from the 1918 Flu," *SSRN working paper*, June 11, 2020.
81 : Ò. Jordà et al., "Longer-Run Economic Consequences of Pandemics," *Federal Reserve Bank of San Francisco Working Paper 2020-09*, June 2020.
82 : Cathedral of Rochester, *Historia Roffensis*, in *The Black Death*, trans. and ed. R. Horrox, Manchester: Manchester University Press, 2013, p. 70.
83 : E. Saez and G. Zucman, "Wealth Inequality in the United States since 1913: Evidence from Capitalized Income Tax Data," *Quarterly Journal of Economics* 2016; 131: 519-578.
84 : T. McTague, "The Decline of the American World," *The Atlantic*, June 24, 2020.
85 : V. Sacks and D. Murphey, "The Prevalence of Adverse Childhood Experiences, Nationally, by State, and by Race or Ethnicity," *Child Trends*, February 12, 2018; D.J. Bryant et al., "The Rise of Adverse Childhood Experiences during the COVID-19 Pandemic," *Psychological Trauma: Theory, Research, Practice, and Policy* 2020; 12: S193-S194.
86 : M. Lin and E. Liu, "Does In Utero Exposure to Illness Matter? The 1918 Influenza Epidemic in Taiwan as a Natural Experiment," *Journal of Health Economics* 2014; 37: 152-163.
87 : B. Mazumder et al., "Lingering Prenatal Effects of the 1918 Influenza Pandemic on Cardiovascular Disease," *Journal of Developmental Origins of Health and Disease* 2010; 1:

Times, June 22, 2020.
47：D. Robinson, "The Companies Repurposing Manufacturing to Make Key Medical Kit during COVID-19 Pandemic," *NS Medical Devices*, April 1, 2020.
48：C. Edwards, "Onshoring in the Post-Coronavirus Future: Local Goods for Local People," *Engineering and Technology*, May 18, 2020.
49：C.A. Makridis and T. Wang, "Learning from Friends in a Pandemic: Social Networks and the Macroeconomic Response of Consumption," *SSRN*, May 17, 2020.
50：Associated Press, "U.S. Online Alcohol Sales Jump 243% during Coronavirus Pandemic," *MarketWatch*, April 2, 2020.
51：W. Oremus, "What Everyone's Getting Wrong about the Toilet Paper Shortage," *Medium Marker*, April 2, 2020.
52：Logistics Management Staff, "Parcel Experts Weigh In on FedEx and UPS So Far throughout the COVID-19 Pandemic," *Logistics Management*, June 8, 2020.
53：A. Palmer, "Amazon to Hire 100,000 More Workers and Give Raises to Current Staff to Deal with Coronavirus Demands," *CNBC*, March 16, 2020.
54：Anonymous, "US Oil Prices Turn Negative as Demand Dries Up," *BBC*, April 21, 2020.
55：A. Tappe, "Prices Are Tumbling at an Alarming Rate," *CNN*, May 12, 2020.
56：M. Wayland, "Worst Yet to Come as Coronavirus Takes Its Toll on Auto Sales," *CNBC*, April 1, 2020; P. LeBeau and N. Higgins-Dunn, "General Motors, Ford and Fiat Chrysler to Temporarily Close All US Factories Due to the Coronavirus," *CNBC*, March 18, 2020.
57：A. Villas-Boas, "Comcast, Charter, Verizon, and Dozens of Other Internet and Phone Providers Have Signed an FCC Pledge to 'Keep Americans Connected' Even If They Can't Pay during Disruptions Caused by Coronavirus," *Business Insider*, March 13, 2020.
58：Anonymous, "College Students: U-Haul Offers 30 Days Free Self-Storage amid Coronavirus Outbreak," *U-Haul*, March 12, 2020.
59：L. Rackl, "Demand for RVs Grows as Coronavirus Crisis Changes the Way We Travel. 'I Can See So Many People Doing It This Summer,'" *Chicago Tribune*, May 20, 2020.
60：Anonymous, "Considerations for Travelers—Coronavirus in the US," *CDC*, June 28, 2020.
61：J. Maze, "A Lot of Restaurants Are Already Permanently Closed," *Restaurant Business Magazine*, March 27, 2020.
62：Anonymous, "Small Business Impact Report," *CardFlight*, April 15, 2020; Anonymous, "Small Business Impact Report," *CardFlight*, May 13, 2020.
63：E. Luce, "Tata's Lessons for the Post-Covid World," *Financial Times*, May 1, 2020.
64：H. Goldman, "NYC to Close 40 Miles of Streets to Give Walkers More Space," *Bloomberg*, April 27, 2020.
65：E. Addley, "Eureka Moment? Law Firms Report Rush to Patent Ideas amid UK Lockdown," *The Guardian*, May 24, 2020.
66：C. Mims, "Reporting for Coronavirus Duty: Robots That Go Where Humans Fear to Tread," *Wall Street Journal*, April 4, 2020.
67：T.B. Lee, "The Pandemic Is Bringing Us Closer to Our Robot Takeout Future," *Ars*

Wave of Student Surveillance," *Washington Post*, April 1, 2020.
27：C. Papst, "Police Search Baltimore County House over BB Guns in Virtual Class," *FOX45 News*, June 10, 2020.
28：L. Ferretti et al., "Quantifying SARS-CoV-2 Transmission Suggests Epidemic Control with Digital Contact Tracing," *Science* 2020; 368: eabb6936.
29：Anonymous, "Apple and Google Partner on COVID-19 Contact Tracing Technology," *Apple*, April 10, 2020; S. Overly and M. Ravindranath, "Google and Apple's Rules for Virus Tracking Apps Sow Division among States," *Politico*, June 11, 2020.
30：M. Giglio, "The Pandemic's Cost to Privacy," *The Atlantic*, April 22, 2020.
31：N.A. Christakis and J.H. Fowler, "Social Network Sensors for Early Detection of Contagious Outbreaks," *PLOS ONE* 2010; 5: e12948.
32：P. Drexler, "For Divorced Parents, a Time to Work Together," *Wall Street Journal*, April 25, 2020.
33：J. Couzin-Frankel, "From 'Brain Fog' to Heart Damage, COVID-19's Lingering Problems Alarm Scientists," *Science* , July 31, 2020; Y. Lu et al., "Cerebral Micro-Structural Changes in COVID-19 Patients—An MRI-Based 3-Month Follow-Up Study," *EClinicalMedicine* , August 3, 2020.
34：R. Kocher, "Doctors without State Borders: Practicing across State Lines," *Health Affairs*, February 18, 2014.
35：M.L. Barnett, "After the Pandemic: Visiting the Doctor Will Never Be the Same. And That's Fine," *Washington Post*, May 11, 2020.
36：D.C. Classen et al., "'Global Trigger Tool' Shows That Adverse Events in Hospitals May Be Ten Times Greater Than Previously Measured," *Health Affairs* 2011; 30: 581-589.
37：S.A. Cunningham et al., "Doctors' Strikes and Mortality: A Review," *Social Science and Medicine* 2008; 67: 1784-1788.
38：A.B. Jena et al., "Mortality and Treatment Patterns among Patients Hospitalized with Acute Cardiovascular Conditions during Dates of National Cardiology Meetings," *JAMA Internal Medicine* 2015; 175: 237-244.
39：H.G. Welch and V. Prasad, "The Unexpected Side Effects of COVID-19," *CNN*, May 27, 2020.
40：E. Goldberg, "Early Graduation Could Send Medical Students to Virus Front Lines," *New York Times*, March 26, 2020.
41：J. Lu, "World Bank: Recession Is the Deepest in Decades," *NPR*, June 12, 2020.
42：B. Casselman, "A Collapse That Wiped Out 5 Years of Growth, with No Bounce in Sight," *New York Times* , July 30, 2020.
43：R. Sanchez, "'So Many More Deaths Than We Could Have Ever Imagined.' This Is How America's Largest City Deals with Its Dead," *CNN*, May 3, 2020.
44：M. Flynn, "They Lived in a Factory for 28 Days to Make Millions of Pounds of Raw PPE Materials to Help Fight Coronavirus," *Washington Post*, April 23, 2020.
45：S. Lewis, "Distilleries Are Making Hand Sanitizer and Giving It Out for Free to Combat Coronavirus," *CBS News*, March 14, 2020.
46：L. Darmiento, "How the L.A. Apparel Industry Became Mask Makers," *Los Angeles*

Mask in Public," *Wall Street Journal*, June 23, 2020.
7：L. Zhang et al., "Mutated Coronavirus Shows Significant Boost in Infectivity," *Scripps Research*, June 12, 2020.
8：P. Belluck, "Here's What Recovery from COVID-19 Looks Like for Many Survivors," *New York Times*, July 1, 2020.
9：S. Chapman, "Great Expectorations! The Decline of Public Spitting: Lessons for Passive Smoking?" *BMJ* 1995; 311: 1685.
10：P.H. Lai et al., "Characteristics Associated with Out-of-Hospital Cardiac Arrests and Resuscitations during the Novel Coronavirus Disease 2019 Pandemic in New York City," *JAMA Cardiology*, June 19, 2020.
11：N. Friedman, "Locked-Down Teens Stay Up All Night, Sleep All Day," *Wall Street Journal*, May 22, 2020.
12：L. Skenazy, "COVID Surprise: Kids Are Doing All the Stuff Helicopter Parents Used to Do for Them," *Big Think*, April 30, 2020.
13：N. Doyle-Burr, "Norwich Rallies Together to Grow Gardens as Part of COVID-19 Response," *Valley News*（Lebanon, NH）, May 18, 2020.
14：United Nations, Department of Economic and Social Affairs, Population Division, *World Urbanization Prospects: The 2018 Revision*（*ST/ESA/SER.A/420*）, New York: United Nations, 2019.
15：Anonymous, "Men Pick Up（Some）of the Slack at Home: New National Survey on the Pandemic at Home," *Council on Contemporary Families*, May 20, 2020.
16：Anonymous, "A Survey of Handwashing Behavior（Trended）," *Harris Interactive*, August 2010.
17：K.R. Moran and S.Y. Del Valle, "A Meta-Analysis of the Association between Gender and Protective Behaviors in Response to Respiratory Epidemics and Pandemics," *PLOS ONE* 2016; 11: e0164541.
18：J. Scipioni, "White House Advisor Dr. Fauci Says Handshaking Needs to Stop Even When Pandemic Ends—Other Experts Agree," *CNBC*, April 9, 2020.
19：E. Andrews, "The History of the Handshake," *History*, August 9, 2016.
20：I. Frumin et al., "A Social Chemosignaling Function for Human Handshaking," *eLife* 2015; 4: e05154.
21：S. Pappas, "Chimp 'Secret Handshakes' May Be Cultural," *Scientific American*, August 29, 2012.
22：N. Strochlic, "Why Do We Touch Strangers So Much? A History of the Handshake Offers Clues," *National Geographic*, March 12, 2020; S. Fitzgerald, "6 Ways People around the World Say Hello—Without Touching," *National Geographic*, March 23, 2020.
23：N. Strochlic, "Why Do We Touch Strangers So Much? A History of the Handshake Offers Clues," *National Geographic*, March 12, 2020.
24：S. Roberts, "Let's（Not）Shake on It," *New York Times*, May 2, 2020.
25：A. Witze, "Universities Will Never Be the Same after the Coronavirus Crisis," *Nature*, June 1, 2020.
26：D. Harwell, "Mass School Closures in the Wake of the Coronavirus Are Driving a New

Oxford, June 16, 2020; P. Horby et al., "Effect of Dexamethasone in Hospitalized Patients with Covid-19: Preliminary Report," *medRxiv*, June 22, 2020.
85：K.A. Callow et al., "The Time Course of the Immune Response to Experimental Coronavirus Infection of Man," *Epidemiology and Infection* 1990; 105: 435-446.
86：N. Eyal et al., "Human Challenge Studies to Accelerate Coronavirus Vaccine Licensure," *Journal of Infectious Diseases* 2020; 221: 1752-1756.
87：C. Friedersdorf, "Let Volunteers Take the COVID Challenge," *The Atlantic*, April 21, 2020.
88：Anonymous, "Expectations for a COVID-19 Vaccine," *AP-NORC Center*, May 2020.
89：C.L. Thigpen and C. Funk, "Most Americans Expect a COVID-19 Vaccine within a Year; 72% Say They Would Get Vaccinated," *Pew Research Center*, May 21, 2020.
90：Anonymous, "Expectations for a COVID-19 Vaccine," *AP-NORC Center*, May 2020.
91：D.G. McNeil Jr., "'We Loved Each Other': Fauci Recalls Larry Kramer, Friend and Nemesis," *New York Times*, May 27, 2020.
92：D. Bernard, "Three Decades before Coronavirus, Anthony Fauci Took Heat from AIDS Protestors," *Washington Post*, May 20, 2020.
93：S.M. Hammer et al., "A Controlled Trial of Two Nucleoside Analogues plus Indinavir in Persons with Human Immunodeficiency Virus Infection and CD4 Cell Counts of 200 per Cubic Millimeter or Less," *New England Journal of Medicine* 1997; 337: 725-733; R.M. Gulick et al., "Treatment with Indinavir, Zidovudine, and Lamivudine in Adults with Human Immunodeficiency Virus Infection and Prior Antiretroviral Therapy," *New England Journal of Medicine* 1997; 337: 734-739.
94：A.S. Fauci and R.W. Eisinger, "PEPFAR—15 Years and Counting the Lives Saved," *New England Journal of Medicine* 2018; 378: 314-316.

第7章 THINGS CHANGE

1：E. Gibney, "Coronavirus Lockdowns Have Changed the Way Earth Moves," *Nature*, March 31, 2020.; T. Lecocq et al., "Global Quieting of High-Frequency Seismic Noise Due to COVID-19 Pandemic Lockdown Measures," *Science* , July 23, 2020.
2：L. Boyle, "Himalayas Seen for First Time in Decades from 125 Miles Away after Pollution Drop," *The Independent*, April 8, 2020; India State-Level Disease Burden Initiative Air Pollution Collaborators, "The Impact of Air Pollution on Deaths, Disease Burden, and Life Expectancy across the States of India: The Global Burden of Disease Study 2017," *Lancet Planetary Health* 2019; 3: e26-e39.
3：M. Vasquez, "Trump Now Says He Wasn't Kidding When He Told Officials to Slow Down Coronavirus Testing, Contradicting Staff," *CNN*, June 23, 2020.
4：S.S. Dutta, "People under 45 Make Up Higher Percentage of COVID-19 Deaths in India Compared to US, China," *New Indian Express*, May 1, 2020.
5：Anonymous, "Coronavirus: India to Use 500 Train Carriages as Wards in Delhi," *BBC*, June 14, 2020.
6：J.T. Lewis and L. Magalhaes, "Brazilian Court Rules President Bolsonaro Must Wear

Science 2020; 369: 77-81; J. Cohen, "Covid-19 Vaccine Protects Monkeys from New Coronavirus, Chinese Biotech Reports," *Science*, April 23, 2020.
68：F.C. Zhu et al., "Safety, Tolerability, and Immunogenicity of a Recombinant Adenovirus Type-5 Vectored COVID-19 Vaccine: A Dose-Escalation, Open-Label, Non-Randomised, First-in-Human Trial," *The Lancet* 2020; 395: 13-19.
69：Anonymous, "Moderna Ships mRNA Vaccine against Novel Coronavirus (mRNA-1273) for Phase 1 Study," *Moderna*, February 24, 2020.
70：Anonymous, "Moderna Announces Positive Interim Phase 1 Data for Its mRNA Vaccine (mRNA-1273) against Novel Coronavirus," *Moderna*, May 18, 2020.
71：Anonymous, "Moderna Reports Positive Data from Phase I COVID-19 Vaccine Trial," *Moderna*, May 19, 2020.
72：G. Ramon, "Combined (Active-Passive) Prophylaxis and Treatment of Diphtheria and Tetanus," *JAMA* 1940; 114: 2366-2368.
73：D. Butler, "Close but No Nobel: The Scientists Who Never Won," *Nature*, October 11, 2016.
74：A.T. Glenny and H.J. Südmersen, "Notes on the Production of Immunity to Diphtheria Toxin," *Epidemiology and Infection* 2009; 20: 176-220.
75：G. Ott and G.V. Nest, "Development of Vaccine Adjuvants: A Historical Perspective," in *Vaccine Adjuvants and Delivery Systems*, ed. M. Singh, New York: Wiley and Sons, 2007, pp. 1-31; R.R. Shah et al., "Overview of Vaccine Adjuvants: Introduction, History, and Current Status," in *Vaccine Adjuvants: Methods and Protocols*, ed. C.B. Fox, New York: Springer Science, 2017, pp. 1-13.
76：T.T. Le et al., "The COVID-19 Vaccine Development Landscape," *Nature Reviews Drug Discovery* 2020; 19: 305-306.
77：K.A. Callow et al., "The Time Course of the Immune Response to Experimental Coronavirus Infection of Man," *Epidemiology and Infection* 1990; 105: 435-446; L.P. Wu et al., "Duration of Antibody Responses after Severe Acute Respiratory Syndrome," *Emerging Infectious Diseases* 2007; 13: 1562-1564.
78：S. Jiang, "Don't Rush to Deploy COVID-19 Vaccines and Drugs without Sufficient Safety Guarantees," *Nature*, March 16, 2020.
79：H.C. Lehmann et al., "Guillain-Barré Syndrome after Exposure to Influenza Virus," *Lancet Infectious Diseases* 2010; 10: 643-651.
80：P.A. Offit, *The Cutter Incident: How America's First Polio Vaccine Led to a Growing Vaccine Crisis*, New Haven, CT: Yale University Press, 2007.
81：C.L. Thigpen and C. Funk, "Most Americans Expect a COVID-19 Vaccine within a Year; 72% Say They Would Get Vaccinated," *Pew Research Center*, May 21, 2020.
82：I.A. Hamilton, "Bill Gates Is Helping Fund New Factories for 7 Potential Coronavirus Vaccines, Even Though It Will Waste Billions of Dollars," *Business Insider*, April 3, 2020.
83：J.H. Beigel et al., "Remdesivir for the Treatment of COVID-19—Preliminary Report," *New England Journal of Medicine*, May 22, 2020.
84：Anonymous, "Low-Cost Dexamethasone Reduces Death by Up to One Third in Hospitalized Patients with Severe Respiratory Complications of COVID-19," *University of*

England Journal of Medicine 2020; 382: 2267-2268; L. Magalhaes et al., "Brazil's Nurses Are Dying as COVID-19 Overwhelms Hospitals," *Wall Street Journal*, May 19, 2020.
50：Anonymous, "In Memoriam: Healthcare Workers Who Have Died of COVID-19," *Medscape*, May 1, 2020.
51：S. Gondi et al., "Personal Protective Equipment Needs in the USA during the COVID-19 Pandemic," *New England Journal of Medicine* 2020; 395: e90.
52：C. Jewett et al., "Workers Filed More Than 4,100 Complaints about Protective Gear. Some Died," *Kaiser Health News*, June 30, 2020.
53：M. Fackler, "Tsunami Warnings, Written in Stone," *New York Times*, April 20, 2011.
54：C. Domonoske, "Drought in Central Europe Reveals Cautionary 'Hunger Stones' in Czech Republic," *NPR*, August 24, 2018.
55：S. Bhuamik, "Tsunami Folklore 'Saved Islanders,'" *BBC News*, January 20, 2005.
56：P.J. Richerson and R. Boyd, *Not by Genes Alone: How Culture Transformed Human Evolution*, Chicago: University of Chicago Press, 2005, p. 5.
57：J. Henrich and C. Tennie, "Cultural Evolution in Chimpanzees and Humans," in *Chimpanzees and Human Evolution*, ed. M. Muller, R.W. Wrangham, and D.R. Pilbeam, Cambridge, MA: Harvard University Press, 2017.
58：T.T. Le et al., "The COVID-19 Vaccine Development Landscape," *Nature Reviews Drug Discovery* 2020; 19: 305-306; Anonymous, "Draft Landscape of COVID-19 Candidate Vaccines," *WHO*, April 20, 2020.
59：Anonymous, "China Has 5 Vaccine Candidates in Human Trials, with More Coming," *Bloomberg*, May 15, 2020.
60：Anonymous, "First FDA-Approved Vaccine for the Prevention of Ebola Virus Disease, Marking a Critical Milestone in Public Health Preparedness and Response," *United States Food and Drug Administration*, December 19, 2019.
61：E.S. Pronker et al., "Risk in Vaccine Research and Development Quantified," *PLOS ONE* 2013; 8: e57755.
62：K. Duan et al., "Effectiveness of Convalescent Plasma Therapy in Severe COVID-19 Patients," *Proceedings of the National Academy of Sciences* 2020; 117: 9490-9496; V.N. Pimenoff et al., "A Systematic Review of Convalescent Plasma Treatment for COVID-19," *medRxiv*, June 8, 2020; L. Li et al., "*Effect of Convalescent Plasma Therapy on Time to Clinical Improvement in Patients with Severe and Life-Threatening COVID-19: A Randomized Clinical Trial* ," *JAMA*, June 3, 2020.
63：D. Lowe, "Coronavirus Vaccine Prospects," *Science Translational Medicine*, April 15, 2020.
64：D.R. Hopkins, *The Greatest Killer: Smallpox in History, with a New Introduction*, Chicago: University of Chicago Press, 2002, p. 80.
65：L.J. Saif, "Animal Coronavirus Vaccines: Lessons for SARS," *Developments in Biologicals* 2004; 119: 129-140.
66：H. Wang et al., "Development of an Inactivated Vaccine Candidate, BBIBP-CorV, with Potent Protection against SARS-CoV-2," *Cell* 2020; 182: 1-9.
67：Q. Gao et al., "Development of an Inactivated Vaccine Candidate for SARS-CoV-2,"

38：R. Solnit, *A Paradise Built in Hell*, New York: Viking, 2009, p. 4.［レベッカ・ソルニット『【定本】災害ユートピア――なぜそのとき特別な共同体が立ち上がるのか』高月園子訳、亜紀書房、2020年］
39：J. Zaki, "Catastrophe Compassion: Understanding and Extending Prosociality under Crisis," *Trends in Cognitive Sciences* 2020; 24: 587-589.
40：D. Holtz, et al., "Interdependence and the Cost of Uncoordinated Responses to COVID-19," *MIT Working Paper* , May 22, 2020.
41：S. Feigin et al., "Theories of Human Altruism: A Systematic Review," *Journal of Psychiatry and Brain Function* 2014; 1: 5; T.D. Windsor et al., "Volunteering and Psychological Well-Being among Young-Old Adults: How Much Is Too Much?" *Gerontologist* 2008; 48: 59-70; C. Schwartz et al., "Altruistic Social Interest Behaviors Are Associated with Better Mental Health," *Psychosomatic Medicine* 2003; 65: 778-785; T. Fujiwara, "The Role of Altruistic Behavior in Generalized Anxiety Disorder and Major Depression among Adults in the United States," *Journal of Affective Disorders* 2007; 101: 219-225; M.A. Musick and J. Wilson, "Volunteering and Depression: The Role of Psychological and Social Resources in Different Age Groups," *Social Science & Medicine* 2003; 56: 259-269; S.L. Brown et al., "Coping with Spousal Loss: Potential Buffering Effects of Self-Reported Helping Behavior," *Personality and Social Psychology Bulletin* 2008; 34: 849-861; H.L. Schacter and G. Margolin, "When It Feels Good to Give: Depressive Symptoms, Daily Prosocial Behavior, and Adolescent Mood," *Emotion* 2019; 19: 923; K.J. Shillington et al., "Kindness as an Intervention for Student Social Interaction Anxiety, Affect, and Mood: The KISS of Kindness Study," *International Journal of Applied Positive Psychology*, May 14, 2020.
42：Anonymous, "Mental Health and Psychosocial Considerations during the COVID-19 Outbreak," *WHO*, March 18, 2020; Y. Feng et al., "When Altruists Cannot Help: The Influence of Altruism on the Mental Health of University Students during the COVID-19 Pandemic," *Globalization and Health* 2020; 16: 61.
43：Thucydides, *The History of the Peloponnesian War*, trans. Richard Crawley, London: Longmans, Green & Co., 1874, 2.47.4.［トゥキュディデス『歴史』上・下、小西晴雄訳、筑摩書房、2013年］ほか。
44：J. de Venette, *The Chronicle of Jean de Venette*, in *The Black Death*, trans. and ed. R. Horrox, Manchester: Manchester University Press, 2013, pp. 55-56.
45：S. Kisely, "Occurrence, Prevention, and Management of the Psychological Effects of Emerging Virus Outbreaks on Healthcare Workers: Rapid Review and Meta-Analysis," *BMJ* 2020; 369: m1642.
46：J. Hoffman, "'I Can't Turn My Brain Off': PTSD and Burnout Threaten Medical Workers," *New York Times*, May 16, 2020.
47：K. Weise, "Two Emergency Room Doctors Are in Critical Condition with Coronavirus," *New York Times*, March 15, 2020.
48：C. Jewett et al., "Nearly 600—and Counting—US Health Care Workers Have Died of COVID-19," *The Guardian*, June 6, 2020.
49：M. Zhan et al., "Death from COVID-19 of 23 Health Care Workers in China," *New*

2019; 56: e13324.
19：M. Slater, "'She Was Worth a Beating': Falling in Love through a Fence in a Concentration Camp," *The Yiddish Book Center's Wexler Oral History Project*, August 9, 2013.
20：V. Florian et al., "The Anxiety-Buffering Function of Close Relationships: Evidence That Relationship Commitment Acts as a Terror Management Mechanism," *Journal of Personality and Social Psychology* 2002; 82: 527-542.
21：W. Boston, "Two College Students Marry Quickly Before Escaping New York: 'The Only Way We Could Stay Together,'" *Wall Street Journal*, April 22, 2020.
22：G.L. White et al., "Passionate Love and the Misattribution of Arousal," *Journal of Personality and Social Psychology* 1981; 41: 56-62.
23：C. Cohan and S. Cole, "Life Course Transitions and Natural Disaster: Marriage, Birth, and Divorce Following Hurricane Hugo," *Journal of Family Psychology* 2002; 16: 14-25.
24：J. Lipman-Blumen, "A Crisis Framework Applied to Macrosociological Family Changes: Marriage, Divorce, and Occupational Trends Associated with World War II," *Journal of Marriage and Family* 1975; 37: 889-902.
25：C. Cohan and S. Cole, "Life Course Transitions and Natural Disaster: Marriage, Birth, and Divorce Following Hurricane Hugo," *Journal of Family Psychology* 2002; 16: 14-25.
26：S. South, "Economic Conditions and the Divorce Rate: A Time-Series Analysis of the Postwar United States," *Journal of Marriage and Family* 1985; 47: 31-41.
27：N. Raza, "What Single People Are Starting to Realize," *New York Times*, May 18, 2020.
28：Anonymous, "Domestic Violence Has Increased during Coronavirus Lockdowns," *The Economist*, April 23, 2020.
29：S. Zimmermann and S. Charles, "Chicago Domestic Violence Calls Up 18% in First Weeks of Coronavirus Shutdown," *Chicago Sun Times*, April 26, 2020.
30：A. Southall, "Why a Drop in Domestic Violence Reports Might Not Be a Good Sign," *New York Times*, April 17, 2020.
31：J. Ducharme, "COVID-19 Is Making America's Loneliness Epidemic Even Worse," *Time*, May 8, 2020.
32：A. Fetters, "The Boomerang Exes of Quarantine," *The Atlantic*, April 16, 2020.
33：H. Fisher, "How Coronavirus Is Changing the Dating Game for the Better," *New York Times*, May 7, 2020.
34：Anonymous, "Safer Sex and COVID-19," *NYC Health Department*, June 8, 2020.
35：A. Livingston, "Texas Lt. Gov. Dan Patrick Says a Failing Economy Is Worse Than Coronavirus," *Texas Tribune*, March 23, 2020.
36：J.J. Jordan et al., "Don't Get It or Don't Spread It? Comparing Self-Interested versus Prosocially Framed COVID-19 Prevention Messaging," *PsyArXiv*, May 14, 2020.
37：J.C. Hershey et al., "The Roles of Altruism, Free Riding, and Bandwagoning in Vaccination Decisions," *Organizational Behavior and Human Decision Processes* 1994; 59: 177-187; M. Li, "Stimulating Influenza Vaccination via Prosocial Motives," *PLOS ONE* 2016; 11: e0159780; J.T. Vietri, "Vaccinating to Help Ourselves and Others," *Medical Decision Making* 2012; 32: 447-458.

第6章 BANDING TOGETHER

1：J. Tolentino, "What Mutual Aid Can Do during a Pandemic," *The New Yorker*, May 11, 2020.

2：S. Samuel, "How to Help People during the Pandemic, One Google Spreadsheet at a Time," *Vox*, April 16, 2020.

3：C. Milstein, "Collective Care Is Our Best Weapon against COVID-19," *Mutual Aid Disaster Relief*, June 6, 2020.

4：Anonymous, "Find Your Local Group," *Mutual Aid U.S.A*, May 6, 2020.

5：Anonymous, "Bay Area Mutual Aid and COVID-19 Resources," *94.1 KPFA*, n.d.

6：Anonymous, "Resources + Groups," *Mutual Aid NYC*, 2020.

7：D. Fallows, "Public Libraries' Novel Response to a Novel Virus," *The Atlantic*, March 31, 2020.

8：S. Zia, "As Coronavirus Impact Grows, Volunteer Network Tries to Help Health Care Workers Who Have 'Helped Us,'" *Stat News*, March 31, 2020.

9：S.S. Ali, "As Parents Fight on COVID-19 Front Lines, Volunteers Step In to Take Care of Their Families," *NBC News*, March 27, 2020.

10：Anonymous, "America's Hidden Common Ground on the Coronavirus Crisis," *Public Agenda*, April 3, 2020.

11：Anonymous, "Who Gives Most to Charity?" *Philanthropy Roundtable*, n.d.

12：Anonymous, "America's Hidden Common Ground on the Coronavirus Crisis," *Public Agenda*, April 3, 2020.

13：L. Rainie and A. Perrin, "The State of Americans' Trust in Each Other amid the COVID-19 Pandemic," *Pew Research Center*, April 6, 2020.

14：S.F. Beegel, "Love in the Time of Influenza: Hemingway and the 1918 Pandemic," in *War + Ink: New Perspectives on Ernest Hemingway's Early Life and Writings*, ed. S. Paul et al., Kent, OH: Kent State University Press, 2014, pp. 36-52.

15：L. Stack, "Hasidic Jews, Hit Hard by the Outbreak, Flock to Donate Plasma," *New York Times*, May 12, 2020.

16：T. Armus, "'Sorry, No Masks Allowed': Some Businesses Pledge to Keep Out Customers Who Cover Their Faces," *Washington Post*, May 28, 2020.

17：A. Finger, *Elegy for a Disease: A Personal and Cultural History of Polio*, New York: St. Martin's Press, 2006, p. 63.

18：H. Flor et al., "The Role of Spouse Reinforcement, Perceived Pain, and Activity Levels of Chronic Pain Patients," *Journal of Psychosomatic Research* 1987; 31: 251-259; S. Duschek et al., "Dispositional Empathy Is Associated with Experimental Pain Reduction during Provision of Social Support by Romantic Partners," *Scandinavian Journal of Pain* 2019; 20: 205-209; J. Younger et al., "Viewing Pictures of a Romantic Partner Reduces Experimental Pain: Involvement of Neural Reward Systems," *PLOS ONE* 2010; 5: e13309; K.J. Bourassa, "The Impact of Physical Proximity and Attachment Working Models on Cardiovascular Reactivity: Comparing Mental Activation and Romantic Partner Presence," *Psychophysiology*

Bloomberg, May 12, 2020.
66：R.A. Oppel et al., "The Fullest Look Yet at the Racial Inequality of Coronavirus," *New York Times*, July 5, 2020; G.A. Millett et al., "Assessing Differential Impacts of COVID-19 on Black Communities," *Annals of Epidemiology* 2020; 47: 37-44.
67：APM Research Lab Staff, "The Color of Coronavirus: COVID-19 Deaths by Race and Ethnicity in the U.S.," *APM Research Lab*, July 8, 2020.
68：J. Absalom et al., *A Narrative of the Proceedings of the Black People, during the Late Awful Calamity in Philadelphia, in the Year 1793: And a Refutation of Some Censures, Thrown upon Them in Some Late Publications*, Philadelphia: William W. Woodward, 1794, p. 15.
69：APM Research Lab Staff, "The Color of Coronavirus: COVID-19 Deaths by Race and Ethnicity in the U.S.," *APM Research Lab*, July 8, 2020.
70：C.W. Yancy, "COVID-19 and African Americans," *JAMA* 2020; 323: 1891-1892.
71：Anonymous, "COVID-19 Cases by IHS Area," *Indian Health Service*, July 17, 2020.
72：APM Research Lab Staff, "The Color of Coronavirus: COVID-19 Deaths by Race and Ethnicity in the U.S.," *APM Research Lab*, July 8, 2020.
73：D. Cohn and J.S. Passel, "A Record 64 Million Americans Live in Multigenerational Households," *Pew Research Center*, April 5, 2018.
74：P. Mozur, "China, Desperate to Stop Coronavirus, Turns Neighbor against Neighbor," *New York Times*, February 3, 2020; N. Gan, "Outcasts in Their Own Country, the People of Wuhan Are the Unwanted Faces of China's Coronavirus Outbreak," *CNN*, February 2, 2020.
75：R.D. Kirkcaldy et al., "COVID-19 and Post-Infection Immunity: Limited Evidence, Many Remaining Questions," *JAMA* 2020; 323: 2245-2246.
76：M.A. Hall and D.M. Studdert, "Privileges and Immunity Certification during the COVID-19 Pandemic," *JAMA* 2020; 323: 2243-2244.
77：Anonymous, "Immigrant and Refugee Health Frequently Asked Questions (FAQs)," *CDC*, March 29, 2012.
78：K. Olivarius, "Immunity, Capital, and Power in Antebellum New Orleans," *American Historical Review* 2019; 124: 425-455.
79：M. Myers, "Coronavirus Survivors Banned from Joining the Military," *Military Times*, May 6, 2020.
80：S.M. Nir, "They Beat the Virus. Now They Feel Like Outcasts," *New York Times*, May 20, 2020.
81：K. Collins and D. Yaffe-Bellany, "About 2 Millions Guns Were Sold in the US as Virus Fears Spread," *New York Times*, April 1, 2020.
82：T.L. Caputi et al., "Collateral Crises of Gun Preparation and the COVID-19 Pandemic: An Infodemiology Study," *JMIR Public Health Surveillance* 2020; 6: e19369.
83：A.M. Verdery et al., "Tracking the Reach of COVID-19 Kin Loss with a Bereavement Multiplier Applied to the United States," *Proceedings of the National Academy of Sciences* 2020; 117: 17695-17701.

47：C.M. Petrilli et al., "Factors Associated with Hospital Admission and Critical Illness among 5279 People with Coronavirus Disease 2019 in New York City: Prospective Cohort Study," *BMJ* 2020; 369: m1966.
48：E.J. Williamson et al., "Open SAFELY: Factors Associated with COVID-19 Death in 17 Million Patients," *Nature*, July 8, 2020.
49：S. Kadel and S. Kovats, "Sex Hormones Regulate Innate Immune Cells and Promote Sex Differences in Respiratory Virus Infection," *Frontiers in Immunology* 2018; 9: 1653.
50：P. Conti and A. Younes, "Coronavirus COV-19/SARS-CoV-2 Affects Women Less Than Men: Clinical Response to Viral Infection," *Journal of Biological Regulators and Homeostatic Agents* 2020; 34: 32253888; P. Pozzilli and A. Lenzi, "Commentary: Testosterone, a Key Hormone in the Context of COVID-19 Pandemic," *Metabolism* 2020; 108: 154252.
51：H. Schurz et al., "The X Chromosome and Sex-Specific Effects in Infectious Disease Susceptibility," *Human Genomics* 2019; 13: 2.
52：A. Maqbool, "Coronavirus: 'I Can't Wash My Hands—My Water Was Cut Off,'" *BBC News*, April 24, 2020.
53：T. Orsborn, "'We Just Can't Feed This Many,'" *San Antonio Express News*, April 9, 2020.
54：L. Zhou and K. Amaria, "The Current Hunger Crisis in the US, in Photos," *Vox*, May 9, 2020.
55：HUD, "2017 AHAR: Part 1—PIT Estimates of Homelessness in the U.S.," *HUD Exchange*, December 2017.
56：T. Baggett et al., "Prevalence of SARS-CoV-2 Infection in Residents of a Large Homeless Shelter in Boston," *JAMA* 2020; 323: 2191-2192.
57：Anonymous, "Coronavirus in the U.S.: Latest Map and Case Count," *New York Times*, July 17, 2020.
58：M. Huber, "Smithfield Workers Asked for Safety from COVID-19. Their Company Offered Cash," *Argus Leader* (Sioux Falls, SD), April 9, 2020.
59：K. Collins and M. Vazquez, "Trump Orders Meat Processing Plants to Stay Open," *CNN*, April 28, 2020.
60：Anonymous, "President Donald J. Trump Is Taking Action to Ensure the Safety of Our Nation's Food Supply Chain," *White House*, April 28, 2020.
61：J.W. Dyal et al., "COVID-19 among Workers in Meat and Poultry Processing Facilities—19 States, April 2020," *CDC Morbidity and Mortality Weekly Report* 2020; 69: 557-561.
62：L. Hamner et al., "High SARS-CoV-2 Attack Rate Following Exposure at a Choir Practice—Skagit County, Washington, March 2020," *CDC Morbidity and Mortality Weekly Report* 2020; 69: 606-610.
63：M.M. Harris et al., "Isolation of *Brucella suis* from Air of Slaughterhouse," *Public Health Rep* 1962; 77: 602-604; M.T. Osterholm, "A 1957 Outbreak of Legionnaires' Disease Associated with a Meat Packing Plant," *American Journal of Epidemiology* 1983; 117: 60-67.
64：M. Ferioli et al., "Protecting Healthcare Workers from SARS-CoV-2 Infection: Practical Indications," *European Respiratory Review* 2020; 29: 2000068.
65：M. Dorning et al., "Infections near U.S. Meat Plants Rise at Twice the National Rate,"

Mehta et al., "COVID-19: Consider Cytokine Storm Syndromes and Immunosuppression," *The Lancet* 2020; 395: 1033-1034.
36：L.E. Escobar et al., "BCG Vaccine Protection from Severe Coronavirus Disease 2019 (COVID-19)," *Proceedings of the National Academy of Sciences*, July 9, 2020.
37：M. Rawat et al., "COVID-19 in Newborns and Infants—Low Risk of Severe Disease: Silver Lining or Dark Cloud?" *American Journal of Perinatology* 2020; 37: 845-849; J. Wang and M.S. Zand, "Potential Mechanisms of Age Related Severity of COVID-19 Infection: Implications for Vaccine Development and Convalescent Serum Therapy," *University of Rochester Preprint*, March 21, 2020.; J. Mateus et al., "Selective and Cross-Reactive SARS-CoV-2 T-Cell Epitopes in Unexposed Humans," *Science*, August 4, 2020.
38：P. Brodin, "Why Is COVID-19 So Mild in Children?" *Acta Paediatrica* 2020; 109: 1082-1083.
39：S. Mallapaty, "How Do Children Spread the Coronavirus? The Science Still Isn't Clear," *Nature*, May 7, 2020; L. Rajmil, "Role of Children in the Transmission of the COVID-19 Pandemic: A Rapid Scoping Review," *BMJ Paediatrics Open* 2020; 4: e000722; D. Isaacs et al., "To What Extent Do Children Transmit SARS-CoV-2 Virus?" *Journal of Paediatrics and Child Health* 2020; 56: 978; X. Li et al., "The Role of Children in Transmission of SARS-CoV-2: A Rapid Review," *Journal of Global Health* 2020; 10: 011101; R.M. Viner et al., "Susceptibility to and Transmission of COVID-19 amongst Children and Adolescents Compared with Adults: A Systematic Review and Meta-Analysis," *medRxiv*, May 24, 2020.
40：K.M. Posfay-Barbe et al., "COVID-19 in Children and the Dynamics of Infection in Families," *Pediatrics* 2020; 146: e20201576; A. Fontanet et al., "SARS-CoV-2 Infection in Primary Schools in Northern France: A Retrospective Cohort Study in an Area of High Transmission," *medRxiv*, June 29, 2020.
41：G. Vogel and J. Couzin-Frankel, "Should Schools Reopen? Kids' Role in Pandemic Still a Mystery," *Science*, May 4, 2020.
42：L. Rosenbaum, "Facing COVID-19 in Italy—Ethics, Logistics, and Therapeutics on the Epidemic's Front Line," *New England Journal of Medicine* 2020; 382: 1873-1875; M. Vergano et al., "Clinical Ethics Recommendations for the Allocation of Intensive Care Treatments," *SIAARTI*, March 16, 2020; Y. Mounk, "The Extraordinary Decisions Facing Italian Doctors," *The Atlantic*, March 11, 2020.
43：S. Fink, *Five Days at Memorial*, New York: Crown, 2013.［シェリ・フィンク『メモリアル病院の5日間　生か死か――ハリケーンで破壊された病院に隠された真実』高橋則明・匝瑳玲子訳、KADOKAWA 、2015年］
44：L. Duda, "National Organ Allocation Policy: The Final Rule," *Ethics Journal of the American Medical Association* 2005; 7: 604-607; Anonymous, "How Organ Allocation Works," *U.S. Department of Health & Human Services*, n.d.
45：Anonymous, "NY Issues Do Not Resuscitate Guidelines for Cardiac Patients, Later Rescinds Them," *Journal of Emergency Medical Services*, April 22, 2020.
46：C. Huang et al., "Clinical Features of Patients Infected with 2019 Novel Coronavirus in Wuhan, China," *The Lancet* 2020; 395: 497-506.

25：WHO-China Joint Mission, "Report of the WHO-China Joint Mission on Coronavirus Disease 2019 (COVID-19)," *WHO*, February 16-24, 2020; J.T. Wu et al., "Estimating Clinical Severity of COVID-19 from the Transmission Dynamics in Wuhan, China," *Nature Medicine* 2020; 26: 506-510; W.J. Guan et al., "Clinical Characteristics of Coronavirus Disease 2019 in China," *New England Journal of Medicine* 2020; 382: 1708-1720; T.W. Russell et al., "Estimating the Infection and Case Fatality Ratio for Coronavirus Disease (COVID-19) Using Age-Adjusted Data from the Outbreak on the Diamond Princess Cruise Ship, February 2020," *Eurosurveillance* 2020; 25: pii=2000256.
26：Y.Y. Dong et al., "Epidemiological Characteristics of 2143 Pediatric Patients with 2019 Coronavirus Disease in China," *Pediatrics*, March 16, 2020; P. Belluck, "Children and Coronavirus: Research Finds Some Become Seriously Ill," *New York Times*, March 17, 2020.
27：CDC COVID-19 Response Team, "Severe Outcomes among Patients with Coronavirus Disease 2019 (COVID-19)—United States, February 12-March 16, 2020," *CDC Morbidity and Mortality Weekly Report* 2020; 69: 343-346.
28：A. Hauser et al., "Estimation of SARS-CoV-2 Mortality during the Early Stages of an Epidemic: A Modeling Study in Hubei, China, and Six Regions in Europe," *medRxiv*, July 12, 2020.
29：Severe Acute Respiratory Syndrome (SARS) Epidemiology Working Group, "Consensus Document on the Epidemiology of Severe Acute Respiratory Syndrome (SARS)," *WHO Department of Communicable Disease Surveillance and Response*, October 17, 2003.
30：M. Hoffmann et al., "SARS-CoV-2 Cell Entry Depends on ACE2 and TMPRSS2 and Is Blocked by a Clinically Proven Protease Inhibitor," *Cell* 2020; 181: 271-280; H. Zhang et al., "Angiotensin-Converting Enzyme 2 (ACE2) as a SARS-CoV-2 Receptor: Molecular Mechanisms and Potential Therapeutic Target," *Intensive Care Medicine* 2020; 46: 586-590; H. Gu et al., "Angiotensin-Converting Enzyme 2 Inhibits Lung Injury Induced by Respiratory Syncytial Virus," *Scientific Reports* 2016; 6: 19840; U. Bastolla, "The Differential Expression of the ACE2 Receptor across Ages and Gender Explains the Differential Lethality of SARS-CoV-2 and Suggests Possible Therapy," *arXiv*, May 3, 2020; L. Zhu et al., "Possible Causes for Decreased Susceptibility of Children to Coronavirus," *Pediatric Research*, April 8, 2020.
31：P. Verdecchia et al., "The Pivotal Link between ACE2 Deficiency and SARS-CoV-2 Infection," *European Journal of Internal Medicine* 2020; 76: 14-20.
32：E. Ciaglia et al., "COVID-19 Infection and Circulating ACE2 Levels: Protective Role in Women and Children," *Frontiers in Pediatrics* 2020; 8: 206.
33：A.K. Simon et al., "Evolution of the Immune System in Humans from Infancy to Old Age," *Proceedings of the Royal Society B* 2015; 282: 2014.3085.
34：L. Zhu et al., "Possible Causes for Decreased Susceptibility of Children to Coronavirus," *Pediatric Research*, April 8, 2020.
35：M.E. Rudolph et al., "Differences between Pediatric and Adult T Cell Responses to In Vitro Staphylococcal Enterotoxin B Stimulation," *Frontiers in Immunology* 2018; 9: 498; P.

9：D.S. Lauderdale, "Birth Outcomes for Arabic-Named Women in California before and after September 11," *Demography* 2006; 43: 185-201.
10：E.I. Koch, "Senator Helms's Callousness toward AIDS Victims," *New York Times*, November 7, 1987.
11：R. Brackett, "Governor Says State Will Accept Florida Residents from Cruise Ship Stricken with Coronavirus," *Weather Channel*, April 1, 2020; M. Burke, K. Sanders, "Cruise Ship with Sick Passengers and Sister Ship Dock in Florida," *NBC News*, April 3, 2020.
12：D. Quan, "'Dreams Are Not Passports': Remote Arctic Village Residents Recount Bizarre Encounter with Quebec Couple Fleeing Coronavirus," *The Star* [Toronto], March 30, 2020.
13：Procopius, *History of the Wars*, trans. H.B. Dewing, Cambridge, MA: Harvard University Press, 1914, p. 453.
14：D. Haar, "Nobel Economist Shiller Says Crisis May Boost Income Equality," *Middletown Press* (CT), March 23, 2020.
15：Clement VI, *The Apostolic See and the Jews*, in *The Black Death*, trans. and ed. R. Horrox, Manchester: Manchester University Press, 2013, pp. 221-222.
16：J.L. Schwartzwald, *The Collapse and Recovery of Europe, AD 476-1648*, Jefferson, NC: McFarland, 2015, p. 123; D. Wood, *Clement VI: The Pontificate and Ideas of an Avignon Pope*, Cambridge: Cambridge University Press, 2003, p. 51.
17：A.K. Simon et al., "Evolution of the Immune System in Humans from Infancy to Old Age," *Proceedings of the Royal Society B* 2015; 282: 2014.3085.
18：L. Liu et al., "Global, Regional, and National Causes of Under-5 Mortality in 2000-15: An Updated Systematic Analysis with Implications for the Sustainable Development Goals," *The Lancet* 2016; 388: 3027-3035.
19：J.T. Wu et al., "Estimating Clinical Severity of COVID-19 from the Transmission Dynamics in Wuhan, China," *Nature Medicine* 2020; 26: 506-510.
20：WHO-China Joint Mission, "Report of the WHO-China Joint Mission on Coronavirus Disease 2019 (COVID-19)," *WHO*, February 16-24, 2020.
21：Q. Bi et al., "Epidemiology and Transmission of COVID-19 in 391 Cases and 1286 of Their Close Contacts in Shenzhen, China: A Retrospective Cohort Study," *Lancet Infectious Diseases*, May 5, 2020.
22：J.T. Wu et al., "Estimating Clinical Severity of COVID-19 from the Transmission Dynamics in Wuhan, China," *Nature Medicine* 2020; 26: 506-510; J. Zhang et al., "Changes in Contact Patterns Shape the Dynamics of the COVID-19 Outbreak in China," *Science* 2020; 368: 1481-1486.
23：L. Dong et al., "Possible Vertical Transmission of SARS-CoV-2 from an Infected Mother to Her Newborn," *JAMA* 2020; 323: 1846-1848.
24：J.T. Wu et al., "Estimating Clinical Severity of COVID-19 from the Transmission Dynamics in Wuhan, China," *Nature Medicine* 2020; 26: 506-510; H. Salje et al., "Estimating the Burden of SARS-CoV-2 in France," *Science* 2020; 369: 208-211; S. Riphagen et al., "Hyperinflammatory Shock in Children during COVID-19 Pandemic," *The Lancet* 2020; 395: 1607-1608.

Collaborative Group, "Effect of Hydroxychloroquine in Hospitalized Patients with COVID-19: Preliminary Results from a Multi-Centre, Randomized, Controlled, Trial," *med-Rxiv*, July 15, 2020.; A.B. Cavalcanti et al., "Hydroxychloroquine With or Without Azithromycin in Mild-to-Moderate COVID-19," *New England Journal of Medicine, July* 23, 2020.

96：John of Ephesus, "John of Ephesus Describes the Justinianic Plague," ed. Roger Pearse, *Roger Pearse blog*, May 10, 2017.

97：L. Bode and E. Vraga, "Americans Are Fighting Coronavirus Misinformation on Social Media," *Washington Post*, May 7, 2020.

98：L. Singh et al., "A First Look at COVID-19 Information and Misinformation Sharing on Twitter," *arXiv*, April 1, 2020.

99：V.A. Young, "Nearly Half of the Twitter Accounts Discussing 'Re-Opening America' May Be Bots," *Carnegie Mellon University press release*, May 20, 2020.

100：W.J. Broad, "Putin's Long War against American Science," *New York Times*, April 13, 2020; M. Repnikova, "Does China's Propaganda Work?" *New York Times*, April 16, 2020.

101：N.F. Johnson et al., "The Online Competition between Pro-and Anti-Vaccination Views," *Nature* 2020; 582: 230-233; J.P. Onnela et al., "Polio Vaccine Hesitancy in the Networks and Neighborhoods of Malegaon, India," *Social Science and Medicine* 2016; 153: 99-106.

102：M. Baldwin, "Scientific Autonomy, Public Accountability, and the Rise of 'Peer Review' in the Cold War United States," *Isis* , 2018; 109: 538-558.

103：M.S. Majumder and K.D. Mandl, "Early in the Epidemic: Impacts of Preprints on Global Discourse about COVID-19 Transmissibility," *Lancet Global Health* 2020; 8: e627.

第5章 US AND THEM

1：S.K. Cohn, "The Black Death and the Burning of the Jews," *Past and Present* 2007; 196: 3-36.

2：Anonymous, "Examination of the Jews Captured in Savoy," in *Urkunden und Akten der Stadt Strassburg: Urkundenbuch der Stadt Strassburg*, in *The Black Death*, trans. and ed. R. Horrox, Manchester: Manchester University Press, 2013, p. 219.

3：J. Silver and D. Wilson, *Polio Voices: An Oral History from the American Polio Epidemics and Worldwide Eradication Efforts*, Westport, CT: Praeger, 2007, p. 22.

4：Ibid., p. 26.

5：D.J. Trump, "Remarks by President Trump to Reporters," *White House*, May 6, 2020.

6：K. Fukuda et al., "Naming Diseases: First Do No Harm," *Science* 2015; 348: 6235.

7：J.S. Jia et al., "Population Flow Drives Spatio-Temporal Distribution of COVID-19 in China," *Nature* 2020; 582: 389-394.

8：H. Yan et al., "What's Spreading Faster Than Coronavirus in the US? Racist Assaults and Ignorant Attacks against Asians," *CNN*, February 21, 2020; S. Tavernise and R.A. Oppel, "Spit On, Yelled At, Attacked: Chinese-Americans Fear for Their Safety," *New York Times*, June 2, 2020.

81：S. Jones, "As Coronavirus Panic Heats Up, So Do Sales of Snake Oil," *New York*, March 15, 2020.
82：D.D. Ashley and R. Quaresima, "Warning Letter," *United States Food and Drug Administration*, March 6, 2020.
83：K. Rogers, "Trump's Suggestion That Disinfectants Could Be Used to Treat Coronavirus Prompts Aggressive Pushback," *New York Times*, April 24, 2020.
84：L. Wade, "The Secret Life of Vintage Lysol Douche Ads," *Society Pages*, September 27, 2013.
85：M. Wang et al., "Remdesivir and Chloroquine Effectively Inhibit the Recently Emerged Novel Coronavirus (2019-nCoV) In Vitro," *Cell Research* 2020; 30: 269-271.
86：T. Nguyen, "How a Chance Twitter Thread Launched Trump's Favorite Coronavirus Drug," *Politico*, April 7, 2020.
87：J. Yazdany and A.H.J. Kim, "Use of Hydroxychloroquine and Chloroquine during the COVID-19 Pandemic: What Every Clinician Should Know," *Annals of Internal Medicine*, March 31, 2020.
88：J.C. Wong, "Hydroxychloroquine: How an Unproven Drug Became Trump's Coronavirus 'Miracle Cure,'" *The Guardian*, April 7, 2020.
89：D. Lazer et al., "The State of the Nation: A 50-State COVID-19 Survey," *Northeastern University*, April 20, 2020.
90：R. Savillo et al., "Over Three Days This Week, Fox News Promoted an Antimalarial Drug Treatment for Coronavirus Over 100 Times," *Media Matters for America*, April 6, 2020.
91：E. Edwards and V. Hillyard, "Man Dies After Taking Chloroquine in an Attempt to Prevent Coronavirus," *NBC News*, March 23, 2020.
92：N.J. Mercuro et al., "Risk of QT Interval Prolongation Associated with Use of Hydroxychloroquine with or without Concomitant Azithromycin among Hospitalized Patients Testing Positive for Coronavirus Disease 2019 (COVID-19)," *JAMA Cardiology*, May 1, 2020; J. Yazdany and A.H.J. Kim, "Use of Hydroxychloroquine and Chloroquine during the COVID-19 Pandemic: What Every Clinician Should Know," *Annals of Internal Medicine*, March 31, 2020.
93：K. Thomas and K. Sheikh, "Small Chloroquine Study Halted over Risk of Fatal Heart Complications," *New York Times*, April 12, 2020; J. Yazdany and A.H.J. Kim, "Use of Hydroxychloroquine and Chloroquine during the COVID-19 Pandemic: What Every Clinician Should Know," *Annals of Internal Medicine*, March 31, 2020.
94：K. Kupferschmidt, "Big Studies Dim Hopes for Hydroxychloroquine," *Science* 2020; 368: 1166-1167; J. Geleris et al., "Observational Study of Hydroxychloroquine in Hospitalized Patients with COVID-19," *New England Journal of Medicine* 2020; 382: 2411-2418; E.S. Rosenberg et al., "Association of Treatment with Hydroxychloroquine or Azithromycin with In-Hospital Mortality in Patients with COVID-19 in New York State," *JAMA* 2020; 323: 2493-2502.
95：D.R. Boulware et al., "A Randomized Trial of Hydroxychloroquine as Post-Exposure Prophylaxis for COVID-19," *New England Journal of Medicine*, June 3, 2020; RECOVERY

Anne Plumptre, London: Billingsley, 1721.
61：D.D.P. Johnson and J.H. Fowler, "The Evolution of Overconfidence," *Nature* 2011; 477: 317-320.
62：D.B. Taylor, "George Floyd Protests: A Timeline," *New York Times*, July 10, 2020; W. Lowery, "Why Minneapolis Was the Breaking Point," *The Atlantic*, June 12, 2020.
63：D. Diamond, "Suddenly, Public Health Officials Say Social Justice Matters More Than Social Distance," *Politico*, June 4, 2020.
64：M. Bebinger et al., "New Coronavirus Hot Spots Emerge across South and in California, As Northeast Slows," *NPR*, June 5, 2020.
65：S. Pei et al., "Differential Effects of Intervention Timing on COVID-19 Spread in the United States," *medRxiv*, May 29, 2020.
66：A. Mitchell and J.B. Oliphant, "Americans Immersed in COVID-19 News; Most Think Media Are Doing Fairly Well Covering It," *Pew Research Center*, March 18, 2020.
67：D. Cyranoski, "Inside the Chinese Lab Poised to Study World's Most Dangerous Pathogens," *Nature*, February 22, 2017.
68：A. Stevenson, "Senator Tom Cotton Repeats Fringe Theory of Coronavirus Origins," *New York Times*, February 17, 2020.
69：S.W. Mosher, "Don't Buy China's Story: The Coronavirus May Have Leaked from a Lab," *New York Post*, February 22, 2020.
70：A. Stevenson, "Senator Tom Cotton Repeats Fringe Theory of Coronavirus Origins," *New York Times*, February 17, 2020.
71：Anonymous, "Coronavirus: Trump Stands by China Lab Origin Theory for Virus," *BBC*, May 1, 2020.
72：K.G. Andersen et al., "The Proximal Origin of SARS-CoV-2," *Nature Medicine* 2020; 26: 450-455; P. Zhou et al, "A Pneumonia Outbreak Associated with a New Coronavirus of Probable Bat Origin," *Nature* 2020; 579: 270-273.
73：S. Andrew, "Nearly 30% in the US Believe a Coronavirus Theory That's Almost Certainly Not True," *CNN*, April 13, 2020; W. Ahmed et al., "COVID-19 and the 5G Conspiracy Theory: Social Network Analysis of Twitter Data," *Journal of Medical Internet Research* 2020; 22: e19458.
74：D. O'Sullivan et al., "Exclusive: She's Been Falsely Accused of Starting the Pandemic. Her Life Has Been Turned Upside Down," *CNN*, April 27, 2020.
75：L. Fair, "FTC, FDA Warn Companies Making Coronavirus Claims," *Federal Trade Commission*, March 9, 2020.
76：M. Shuman, "Judge Issues Restraining Order to 'Church' Selling Bleach as COVID-19 Cure," *CNN*, April 17, 2020.
77：A. Marantz, "Alex Jones's Bogus Coronavirus Cures," *The New Yorker*, April 6, 2020.
78：L. Fair, "FTC, FDA Warn Companies Making Coronavirus Claims," *Federal Trade Commission*, March 9, 2020.
79：Ibid.
80：D. Lazarus, "LA Animal Rights Advocate Peddled Pandemic Snake Oil, FTC Says," *Los Angeles Times*, April 30, 2020.

One Voice in a Healthy Society," *Caixin*, February 6, 2020.
38：R. Judd, "ER Doctor Who Criticized Bellingham Hospital's Coronavirus Protections Has Been Fired," *Seattle Times*, March 27, 2020.
39：A. Gallegos, "Hospitals Muzzle Doctors and Nurses on PPE, COVID-19 Cases," *Medscape*, March 25, 2020.
40：E. Kincaid, "COVID-19 Daily: Physician Gag Orders," *Medscape*, March 25, 2020.
41：O. Carville et al., "Hospitals Tell Doctors They'll Be Fired If They Speak Out about Lack of Gear," *Bloomberg*, March 31, 2020.
42：S. Ramachandran and J. Palazzolo, "NYU Langone Tells ER Doctors to 'Think More Critically'about Who Gets Ventilators," *Wall Street Journal*, March 31, 2020.
43：M. Richtel, "Frightened Doctors Face Off with Hospitals over Rules on Protective Gear," *New York Times*, March 31, 2020.
44：L.H. Sun and J. Dawsey, "CDC Feels Pressure from Trump as Rift Grows over Coronavirus Response," *Washington Post*, July 9, 2020.
45：R. Ballhaus and S. Armour, "Health Chief's Early Missteps Set Back Coronavirus Response," *Wall Street Journal*, April 22, 2020.
46：L.H. Sun and J. Dawsey, "White House and CDC Remove Coronavirus Warnings about Choirs in Faith Guidance," *Washington Post*, May 28, 2020.
47：A. James et al., "High COVID-19 Attack Rate among Attendees at Events at a Church—Arkansas, March 2020," *CDC Morbidity and Mortality Weekly Report* 2020; 69: 632-635.
48：A. Liptak, "Supreme Court, in 5-4 Decision, Rejects Church's Challenge to Shutdown Order," *New York Times*, May 30, 2020.
49：E. Koop, "Surgeon General Koop: The Right, the Left, and the Center of the AIDS Storm," *Washington Post*, March 24, 1987.
50：L.M. Werner, "Reagan Officials Debate AIDS Education Policy," *New York Times*, January 24, 1987.
51：C. Friedersdorf, "Maybe Trump Isn't Lying," *The Atlantic*, May 19, 2020.
52：J. Margolin and J.G. Meek, "Intelligence Report Warned of Coronavirus Crisis as Early as November: Sources," *ABC News*, April 8, 2020.
53：P. Bump, "Yet Again, Trump Pledges That the Coronavirus Will Simply Go Away," *Washington Post*, April 28, 2020.
54：D.J. Trump, "Remarks by President Trump at a Turning Point Action Address to Young Americans," *White House*, June 23, 2020.
55：E. Samuels, "Fact-Checking Trump's Accelerated Timeline for a Coronavirus Vaccine," *Washington Post*, March 4, 2020.
56：N. Weiland, "Anyone Who Wants a Coronavirus Test Can Have One, Trump Says. Not Quite, Says His Administration," *New York Times*, March 7, 2020.
57：C. Paz, "All the President's Lies About the Coronavirus," *The Atlantic*, July 13, 2020.
58：I. Chotiner, "How to Talk to Coronavirus Skeptics," *The New Yorker*, March 23, 2020.
59：M. Segalov, "'The Parallels between Coronavirus and Climate Crisis Are Obvious,'" *The Guardian*, May 4, 2020.
60：J. Bertrand, *A Historical Relation of the Plague at Marseille in the Year 1720*, trans.

22：J. Dwyer, “The Doctor Came to Save Lives. The Co-Op Board Told Him to Get Lost,” *New York Times*, April 3, 2020.
23：E. Shugerman, “Coronavirus Heroes Are Getting Tossed from Their Homes by Scared Landlords,” *Daily Beast*, June 23, 2020.
24：A. Gawande, “Amid the Coronavirus Crisis, a Regimen for Reëntry,” *The New Yorker*, May 13, 2020.
25：G. Graziosi, “Doctor Loses Custody of Her Child over Coronavirus Fears,” *The Independent*, April 13, 2020.
26：N.S. Deodhar et al., “Plague That Never Was: A Review of the Alleged Plague Outbreaks in India in 1994,” *Journal of Public Health Policy* 1998; 19: 184-199.
27：H.V. Batra et al., “Isolation and Identification of *Yersinia pestis* Responsible for the Recent Plague Outbreaks in India,” *Current Science* 1996; 71: 787-791.
28：D.V. Mavalankar, “Indian ‘Plague’ Epidemic: Unanswered Questions and Key Lessons,” *Journal of the Royal Society of Medicine* 1995; 88: 547-551.
29：K.S. Jayaraman, “Indian Plague Poses Enigma to Investigators,” *Nature* 1994; 371: 547; N.S. Deodhar et al., “Plague That Never Was: A Review of the Alleged Plague Outbreaks in India in 1994,” *Journal of Public Health Policy* 1998; 19: 184-199; A.K. Dutt et al., “Surat Plague of 1994 Re-Examined,” *Southeast Asian Journal of Tropical Medicine and Public Health* 2006; 37: 755-760.
30：H.V. Batra et al., “Isolation and Identification of *Yersinia pestis* Responsible for the Recent Plague Outbreaks in India,” *Current Science* 1996; 71: 787-791; S.N. Shivaji et al., “Identification of *Yersinia pestis* as the Causative Organism of Plague in India as Determined by 16S rDNA Sequencing and RAPD-Based Genomic Fingerprinting,” *FEMS Microbiology Letters* 2000; 189: 247-252.
31：N.A. Christakis and J.H. Fowler, *Connected: The Surprising Power of Our Social Networks and How They Shape Our Lives*, New York: Little, Brown, 2009.［ニコラス・A・クリスタキス、ジェイムズ・H・ファウラー『つながり　社会的ネットワークの驚くべき力』鬼澤忍訳、講談社、2010年］
32：J.F.C. Hecker, *The Epidemics of the Middle Ages*, trans. B.G. Babington, London: The Sydenham Society, 1844, pp. 87-88.
33：N.A. Christakis and J.H. Fowler, *Connected: The Surprising Power of Our Social Networks and How They Shape Our Lives*, New York: Little, Brown, 2009.［ニコラス・A・クリスタキス、ジェイムズ・H・ファウラー『つながり　社会的ネットワークの驚くべき力』鬼澤忍訳、講談社、2010年］
34：T.F. Jones et al., “Mass Psychogenic Illness Attributed to Toxic Exposure at a High School,” *New England Journal of Medicine* 2000; 342: 96-100.
35：D. Holtz et al., “Interdependence and the Cost of Uncoordinated Responses to COVID-19,” *MIT working paper*, May 22, 2020.
36：M.D. Lieberman, *Social: Why Our Brains Are Wired to Connect*, New York: Crown, 2013, p. 8.［マシュー・リーバーマン『21世紀の脳科学:人生を豊かにする３つの「脳力」』江口泰子訳、講談社、2015年］
37：Q. Jianhang and T. Shen, “Whistleblower Li Wenliang: There Should Be More Than

Traditions Upended by Coronavirus," *New York Times*, April 16, 2020.
3：N.A. Christakis, *Death Foretold: Prophecy and Prognosis in Medical Care*, Chicago: University of Chicago Press, 1999［ニコラス・A.・クリスタキス『死の予告――医療ケアにおける予言と予後』進藤雄三監訳、ミネルヴァ書房、2006年］; *Prognosis in Advanced Cancer*, ed. P. Glare and N.A. Christakis, Oxford: Oxford University Press, 2008.
4：K.E. Steinhauser et al., "Factors Considered Important at the End of Life by Patients, Family, Physicians, and Other Care Providers," *JAMA* 2000; 284: 2476-2482.
5：L. Widdicombe, "The Coronavirus Pandemic Peaks in New York's Hospitals," *The New Yorker*, April 15, 2020.
6：Petrarch, *Epistolae de rebus familiaribus et variae*, in *The Black Death*, trans. and ed. R. Horrox, Manchester: Manchester University Press, 2013, p. 248.
7：L. Spinney, *Pale Rider: The Spanish Flu of 1918 and How It Changed the World*, New York: Public Affairs, 2017, p. 31.
8：H. Warraich, *Modern Death: How Medicine Changed the End of Life*, New York: St. Martin's Press, 2017, pp. 43-45; S.H. Cross and H.J. Warraich, "Changes in the Place of Death in the United States," *New England Journal of Medicine* 2019; 381: 2369-2370.
9：Thucydides, *The History of the Peloponnesian War*, trans. Richard Crawley, London: Longmans, Green & Co., 1874, p. 132.［トゥキュディデス『歴史』上・下、小西晴雄訳、筑摩書房、2013年］ほか。
10：Marcus Aurelius, *Marcus Aurelius*, trans. C.R. Haines, Cambridge, MA: Harvard University Press, 1916, p. 235.
11："Coronavirus Pandemic," *Gallup*, accessed May 24, 2020.
12：D. Lazer et al., "The State of the Nation: A 50-State COVID-19 Survey," *Northeastern University*, April 20, 2020.
13：A. McGinty et al., "Psychological Distress and Loneliness Reported by US Adults in 2018 and April 2020," *JAMA* 2020; 324: 93-94.
14：M. Brenan, "U.S. Adults Report Less Worry, More Happiness," *Gallup*, May 18, 2020, accessed May 24, 2020.
15："Coronavirus Pandemic," *Gallup*, accessed May 24, 2020.
16：M. Brenan, "Targeted Quarantines Top U.S. Adults' Conditions for Normalcy," *Gallup*, May 11, 2020, accessed May 24, 2020.
17：F. Fu et al., "Dueling Biological and Social Contagions," *Scientific Reports* 2017; 7: 43634.
18：J.M. Epstein et al., "Couple Contagion Dynamics of Fear and Disease: Mathematical and Computational Explorations," *PLOS ONE* 2008; 3: e3955.
19：S. Taylor, *The Psychology of Pandemics*, Newcastle upon Tyne: Cambridge Scholars Publications, 2020.
20：K. King, "Daily Cheers Give Morale Boost to Medical Workers Fighting Coronavirus," *Wall Street Journal*, April 18, 2020; A. Mohdin, "Pots, Pans, Passion: Britons Clap Their Support for NHS Workers Again," *The Guardian*, April 2, 2020.
21：A. Finger, *Elegy for a Disease: A Personal and Cultural History of Polio*, New York: St. Martin's Press, 2006, p. 82.

Times, April 5, 2020.
115：M. Bryant, "New York Veterinarians Give Ventilators to 'War Effort' against Coronavirus," *The Guardian*, April 2, 2020.
116：C. Campanile and K. Sheehy, "NY Issues Do-Not-Resuscitate Guideline for Cardiac Patients amid Coronavirus," *New York Post*, April 21, 2020.
117：L. Widdicombe, "The Coronavirus Pandemic Peaks in New York's Hospitals," *The New Yorker*, April 15, 2020.
118：M. Rothfeld et al., "13 Deaths in a Day: An 'Apocalyptic' Surge at a NYC Hospital," *New York Times*, March 25, 2020.
119：A. Feuer and A. Salcedo, "New York City Deploys 45 Mobile Morgues as Virus Strains Funeral Homes," *New York Times*, April 2, 2020.
120："Research, Statistics, Data & Systems: National Health Expenditure Data; Historical," *Centers for Medicare & Medicaid Services*, December 17, 2019.
121：A. Correal and A. Jacobs, "'A Tragedy Is Unfolding': Inside New York's Virus Epicenter," *New York Times*, April 9, 2020.
122：J. Coven and A. Gupta, "Disparities in Mobility Responses to COVID-19," *NYU working paper*, May 15, 2020.
123：Ibid.
124：J.D. Goodman, "How Delays and Unheeded Warnings Hindered New York's Virus Fight," *New York Times*, April 8, 2020.
125："New York Coronavirus Cases," *Worldometer*, March 31, 2020.
126：Anonymous, "'No Time to Be Lax': Cuomo Extends New York Shutdown, NJ Deaths Top 1,000," *NBC New York*, April 7, 2020.
127：J.D. Goodman and M. Rothfeld, "1 in 5 New Yorkers May Have Had Covid-19, Antibody Tests Suggest," *New York Times* , April 23, 2020.; D. Stadlebauer et al., "Seroconversion of a City: Longitudinal Monitoring of SARS-CoV-2 Seroprevalence in New York City," *medRxiv*, June 29, 2020.
128：B. Carey and J. Glanz, "Travel from New York City Seeded Wave of U.S. Outbreaks," *New York Times*, May 7, 2020.
129："State of the Restaurant Industry," *OpenTable.com* , July 18, 2020.
130：N. Musumeci and G. Fonrouge, "NYC Parents, Teachers Worried about Coronavirus Spread in Public Schools," *New York Post*, March 13, 2020.
131：John of Ephesus, "John of Ephesus Describes the Justinianic Plague," ed. Roger Pearse, *Roger Pearse blog*, May 10, 2017.

第4章 GRIEF, FEAR, AND LIES

1：G. Magallon, "Madera Woman Loses Mother and Will Miss Granddaughter's Birth Because of COVID-19," *ABC30 ActionNews*, April 10, 2020; S. Rust and C. Cole, "She Got Coronavirus at a Funeral and Died. Her Family Honored Her with a Drive-Up Service," *Los Angeles Times*, April 8, 2020.
2：C. Engelbrecht and C. Kim, "Zoom Shivas and Prayer Hotlines: Ultra-Orthodox Jewish

95：J.D. Goodman, "How Delays and Unheeded Warnings Hindered New York's Virus Fight," *New York Times*, April 8, 2020.
96：C. Knoll, "New York in the Age of Coronavirus," *New York Times*, March 10, 2020.
97：W. Parnell and S. Shahrigian, "Mayor De Blasio Says Coronavirus Fears Shouldn't Keep New Yorkers Off Subways," *New York Daily News*, March 5, 2020.
98：E. Shapiro and M. Gold, "Thousands of Students in New York Face Shuttered Schools," *New York Times*, March 11, 2020.
99：A.L. Gordon, "NYC's Horace Mann School Closes as Student Tested for Virus," *Bloomberg*, March 9, 2020.
100：T. Winter, "Coronavirus Outbreak: NYC Teachers 'Furious' over De Blasio's Policy to Keep Schools Open," *NBC News*, March 15, 2020.
101：J.D. Goodman, "How Delays and Unheeded Warnings Hindered New York's Virus Fight," *New York Times*, April 8, 2020.
102：L. Stack, "St. Patrick's Day Parade Is Postponed in New York over Coronavirus Concerns," *New York Times*, March 11, 2020.
103：J.E. Bromwich et al., "De Blasio Declares State of Emergency in N.Y.C., and Large Gatherings Are Banned," *New York Times*, March 12, 2020; A.M. Cuomo, "During Novel Coronavirus Briefing, Governor Cuomo Announces New Mass Gatherings Regulations," *Official Website of New York State*, March 12, 2020.
104：J. Silverstein, "New York City to Close All Theaters and Shift Restaurants to Take-Out and Delivery Only Due to Coronavirus," *CBS News*, March 16, 2020.
105：A.M. Cuomo, "Governor Cuomo Signs the 'New York State on PAUSE' Executive Order," *Official Website of New York State*, March 20, 2020; A.M. Cuomo, "Video, Audio, Photos & Rush Transcript: Governor Cuomo Signs the 'New York State on Pause' Executive Order," *Official Website of New York State*, March 20, 2020; H. Cooper et al., "43 Coronavirus Deaths and Over 5,600 Cases in N.Y.C.," *New York Times*, March 20, 2020.
106：Anonymous, "'No Time to Be Lax': Cuomo Extends New York Shutdown, NJ Deaths Top 1,000," *NBC New York*, April 7, 2020.
107：J. McKinley, "New York City Region Is Now an Epicenter of the Coronavirus Pandemic," *New York Times*, March 22, 2020.
108：J. Marsh, "In One Day, 1,000 NYC Doctors and Nurses Enlist to Battle Coronavirus," *New York Post*, March 18, 2020.
109：L. Widdicombe, "The Coronavirus Pandemic Peaks in New York's Hospitals," *The New Yorker*, April 15, 2020.
110：M. Rothfeld et al., "13 Deaths in a Day: An 'Apocalyptic' Surge at a NYC Hospital," *New York Times*, March 25, 2020.
111：M. Myers, "The Army Corps of Engineers Has Two or Three Weeks to Get Thousands of New Hospital Beds Up and Running," *Military Times*, March 27, 2020.
112：J. McKinley, "New York City Region Is Now the Epicenter of the Coronavirus Pandemic," *New York Times*, March 22, 2020.
113：Ibid.
114：H. Cooper et al., "Coronavirus Hot Spots Emerging Near New York City," *New York*

Spread in Public Schools," *New York Post*, March 13, 2020.
81：E. Christakis, "For Schools, the List of Obstacles Grows and Grows," *The Atlantic*, May 24, 2020; E. Christakis and N.A. Christakis, "Closing the Schools Is Not the Only Option," *The Atlantic*, March 16, 2020.
82：E. Jones et al., "Healthy Schools: Risk Reduction Strategies for Reopening Schools," *Harvard T.H. Chan School of Public Health Healthy Buildings Program*, June 2020; "COVID-19 Planning Considerations: Guidance for School Re-Entry," *American Academy of Pediatrics*, June 2020.
83：R. Louv, *Last Child in the Woods: Saving Our Children from Nature-Deficit Disorder*, Chapel Hill, NC: Algonquin Books, 2006［リチャード・ループ『あなたの子どもには自然が足りない』春日井晶子訳、早川書房、2006年］; N.M. Wells et al., "The Effects of School Gardens on Children's Science Knowledge: A Randomized Controlled Trial of Low-Income Elementary Schools," *International Journal of Science Education* 2015; 37: 2858-2878; A. Faber Taylor and F.E. Kuo, "Children with Attention Deficits Concentrate Better after Walk in the Park," *Journal of Attention Disorders* 2009; 12: 402-409; M. Kuo et al., "Do Lessons in Nature Boost Subsequent Classroom Engagement? Refueling Students in Flight," *Frontiers in Psychology* 2018; 8: 2253.
84：J.D. Goodman, "How Delays and Unheeded Warnings Hindered New York's Virus Fight," *New York Times*, April 8, 2020.
85：B. Carey and J. Glanz, "Hidden Outbreaks Spread through U.S. Cities Far Earlier Than Americans Knew, Estimates Say," *New York Times*, April 23, 2020.
86：A.S. Gonzalez-Reiche et al., "Introductions and Early Spread of SARS-CoV-2 in the New York City Area," *Science*, May 29, 2020.
87：A.M. Cuomo, "Governor Cuomo Issues Statement Regarding Novel Coronavirus in New York," *Official Website of New York State*, March 1, 2020.
88：M.G. West, "First Case of Coronavirus Confirmed in New York State," *Wall Street Journal*, March 1, 2020; B. Carey and J. Glanz, "Hidden Outbreaks Spread through U.S. Cities Far Earlier Than Americans Knew, Estimates Say," *New York Times*, April 23, 2020.
89：J.D. Goodman, "How Delays and Unheeded Warnings Hindered New York's Virus Fight," *New York Times*, April 8, 2020.
90：A.M. Cuomo, "Governor Cuomo Issues Statement Regarding Novel Coronavirus in New York," *Official Website of New York State*, March 1, 2020.
91：M. Hohman and S. Stump, "New York's Coronavirus 'Patient Zero' Tells His Story for the First Time: 'Thankful That I'm Alive,'" *Today*, May 11, 2020.
92：J. Goldstein and J. McKinley, "Second Case of Coronavirus in N.Y. Sets Off Search for Others Exposed," *New York Times*, March 3, 2020; J. Millman, "Midtown Lawyer Positive for Coronavirus Is NY's 1st Case of Person-to-Person Spread," *NBC New York*, March 3, 2020.
93：L. Ferré-Sadurní et al., "N.Y. Creates 'Containment Zone' Limiting Large Gatherings in New Rochelle," *New York Times*, March 11, 2020.
94：J. Goldstein and M. Gold, "City Pleads for More Coronavirus Tests as Cases Rise in New York," *New York Times*, March 9, 2020.

in Elementary and Secondary Schools," *U.S. Department of Education Institute of Education Sciences*, March 2019.
66：J. Couzin-Frankel, "Does Closing Schools Slow the Spread of Coronavirus? Past Outbreaks Provide Clues," *Science*, March 10, 2020.
67：W. Van Lancker and Z. Parolin, "COVID-19, School Closures, and Child Poverty: A Social Crisis in the Making," *Lancet Public Health* 2020; 5: e243-e244; J. Bayham and E.P. Fenichel, "Impact of School Closures for COVID-19 on the US Health-Care Workforce and Net Mortality: A Modelling Study," *Lancet Public Health* 2020; 5: e271-e278.
68：S.B. Nafisah et al., "School Closure during Novel Influenza: A Systematic Review," *Journal of Infection and Public Health* 2018; 11: 657-661; H. Rashid et al., "Evidence Compendium and Advice on Social Distancing and Other Related Measures for Response to an Influenza Pandemic," *Paediatric Respiratory Reviews* 2015; 16: 119-126; R.M. Viner et al., "School Closure and Management Practices during Coronavirus Outbreaks Including COVID-19: A Rapid Systematic Review," *Lancet Child & Adolescent Health* 2020; 4: 397-404.
69：S. Hsiang, et al., "The Effect of Large-Scale Anti-Contagion Policies on the COVID-19 Pandemic," *Nature*, July 8, 2020; S. Flaxman, et al., "Estimating the Effects of Non-Pharmaceutical Interventions on COVID-19 in Europe," *Nature*, June 8, 2020.
70：M. Talev, "Axios-Ipsos Poll: Americans Fear Return to School," *Axios*, July 14, 2020.
71：N. Ferguson et al., "Strategies for Mitigating an Influenza Pandemic," *Nature* 2006; 442: 448-452.
72：Ibid.; J. Zhang et al., "Changes in Contact Patterns Shape the Dynamics of the COVID-19 Outbreak in China," *Science* 2020; 368: 1481-1486.
73：H. Markel et al., "Non-Pharmaceutical Interventions Implemented by US Cities during the 1918-1919 Influenza Pandemic," *JAMA* 2007; 298: 644-654; M.C.J. Bootsma and N.M. Ferguson, "The Effect of Public Health Measures on the 1918 Influenza Pandemic in US Cities," *Proceedings of the National Academy of Sciences* 2007; 104: 7588-7593.
74：Anonymous, "School Closures Begin as Japan Steps Up Coronavirus Fight," *Kyodo News*, May 2, 2020.
75：S. Kawano and M. Kakehashi, "Substantial Impact of School Closure on the Transmission Dynamics during the Pandemic Flu H1N1-2009 in Oita, Japan," *PLOS ONE* 2015; 10: e0144839.
76：J. Ang, "No Plans to Close Schools for Now, Says Education Minister Ong Ye Kung," *Straits Times*, February 14, 2020.
77：Anonymous, "Coronavirus: Italy to Close All Schools as Deaths Rise," *BBC*, March 4, 2020.
78："Interim Guidance for Administrators of US K-12 Schools and Child Care Programs to Plan, Prepare, and Respond to Coronavirus Disease 2019 (COVID-19)," *CDC*, March 25, 2020.
79：H. Peele et al., "Map: Coronavirus and School Closures," *Education Week*, March 6, 2020.
80：N. Musumeci and G. Fonrouge, "NYC Parents, Teachers Worried about Coronavirus

51：A. Boylston, "John Haygarth's 18th-Century 'Rules of Prevention' for Eradicating Smallpox," *Journal of the Royal Society of Medicine* 2014; 107: 494-499.
52：G.A. Soper, "The Curious Career of Typhoid Mary," *Bulletin of the New York Academy of Medicine* 1939; 15: 698.
53：G. Mooney, *Intrusive Interventions: Public Health, Domestic Space, and Infectious Disease Surveillance in England , 1840-1914*, Rochester, NY: University of Rochester Press, 2015.
54：A.M. Brandt, *No Magic Bullet: A Social History of Venereal Disease in the United States since 1880*, Oxford: Oxford University Press, 1987; G.W. Rutherford and J.M. Woo, "Contact Tracing and the Control of Human Immunodeficiency Virus Infection," *JAMA* 1988; 259: 3609-3610.
55：F. Fenner et al., *Smallpox and Its Eradication*, Geneva: World Health Organization, 1988, vol. 6; J.M. Hyman et al., "Modeling the Impact of Random Screening and Contact Tracing in Reducing the Spread of HIV," *Mathematical Biosciences* 2003; 181: 17-54; M. Begun et al., "Contact Tracing of Tuberculosis: A Systematic Review of Transmission Modelling Studies," *PLOS ONE* 2013, 8: e72470; K.T. Eames et al., "Assessing the Role of Contact Tracing in a Suspected H7N2 Influenza A Outbreak in Humans in Wales," *BMC Infectious Diseases* 2010; 10: 141; A. Pandey et al., "Strategies for Containing Ebola in West Africa," *Science* 2014; 346: 991-995; L. Ferretti et al., "Quantifying SARS-CoV-2 Transmission Suggests Epidemic Control with Digital Contact Tracing," *Science* 2020; 368: eabb6936.
56：P. Mozur et al., "In Coronavirus Fight, China Gives Citizens a Color Code, with Red Flags," *New York Times*, March 1, 2020.
57：L. Hamner et al., "High SARS-CoV-2 Attack Rate Following Exposure at a Choir Practice—Skagit County, Washington, March 2020," *CDC Morbidity and Mortality Weekly Report* 2020; 69: 606-610.
58：L.H. Sun et al., "A Plan to Defeat Coronavirus Finally Emerges, and It's Not from the White House," *Washington Post*, April 10, 2020.
59：Ibid.
60：D. Coffey, "Doctors Wonder What to Do When Recovered COVID-19 Patients Still Test Positive," *Medscape*, June 9, 2020.
61：T. Frieden, "Former CDC Head on Coronavirus Testing: What Went Wrong and How We Proceed," *USA Today*, March 31, 2020.
62：L.H. Sun et al., "A Plan to Defeat Coronavirus Finally Emerges, and It's Not from the White House," *Washington Post*, April 10, 2020.
63：E. Christakis, *The Importance of Being Little*, New York: Viking, 2015, p. 136.
64：Anonymous, "Map: Coronavirus and School Closures," *Education Week*, March 6, 2020.
65：National Center for Education Statistics, "Digest of Education Statistics: Table 105.20. Enrollment in Elementary, Secondary, and Degree-Granting Postsecondary Institutions," *U.S. Department of Education Institute of Education Sciences*, March 2019; National Center for Education Statistics, "Digest of Education Statistics: Table 105.40. Number of Teachers

Hygiene," *American Journal of Infection Control* 2015; 43: 112-114.
33：G. Seres et al., "Face Masks Increase Compliance with Physical Distancing Recommendations During the COVID-19 Pandemic," *Berlin Social Science Working Paper*, May 23, 2020.
34：J. Abaluck et al., "The Case for Universal Cloth Mask Adoption and Policies to Increase the Supply of Medical Masks for Health Workers," *Covid Economics*, April 6, 2020.
35：J. Howard et al., "Face Masks Against COVID-19: An Evidence Review," preprint July 10, 2020.
36：Anonymous, "Czech Video Inspires the World to Wear Face Masks during the Global Pandemic," *Czech Universities*, April 6, 2020; R. Tait, "Czechs Get to Work Making Masks after Government Decree," *The Guardian*, March 30, 2020.
37：D. Greene, "Police in Czech Republic Tell Nudists to Wear Face Masks," *NPR*, April 9, 2020.
38：L. Hensley, "Why Some People Still Refuse to Wear Masks," *Global News* , July 9, 2020.
39：J. Redmon et al., "Georgia Governor Extends Coronavirus Restriction While Encouraging Use of Face Masks," *Global News* , July 9, 2020.
40：S. Ryu et al., "Non-Pharmaceutical Measures for Pandemic Influenza in Non-Healthcare Settings—International Travel-Related Measures," *Emerging Infectious Diseases* 2020; 26: 961-966.
41：Monastery of Neuberg, *Monumenta Germaniae Historica — Scriptorum IX*, in *The Black Death*, trans. and ed. R. Horrox, Manchester: Manchester University Press, 2013, p. 59.
42：D. Lazer et al., "The State of the Nation: A 50-State COVID-19 Survey," *Northeastern University*, April 20, 2020.
43：M. Boyd et al., "Protecting an Island Nation from Extreme Pandemic Threats: Proof-of-Concept around Border Closure as an Intervention," *PLOS ONE* 2017; 12: e0178732.
44：D.F. Gudbjartsson et al., "Spread of SARS-CoV-2 in the Icelandic Population," *New England Journal of Medicine* 2020; 382: 2302-2315.
45：M. Boyd et al., "Protecting an Island Nation from Extreme Pandemic Threats: Proof-of-Concept around Border Closure as an Intervention," *PLOS ONE* 2017; 12: e0178732.
46：H. Yu, "Transmission Dynamics, Border Entry Screening, and School Holidays during the 2009 Influenza A (H1N1) Pandemic, China," *Emerging Infectious Diseases* 2012; 18: 758-766.
47：N. Ferguson et al., "Strategies for Mitigating an Influenza Pandemic," *Nature* 2006; 442: 448-452.
48：F. Stockman, "Told to Stay Home, Suspected Coronavirus Patient Attended Event with Dartmouth Students," *New York Times*, March 4, 2020.
49：S. Cohn and M. O'Brien, "Contact Tracing: How Physicians Used It 500 Years Ago to Control the Bubonic Plague," *The Conversation*, June 3, 2020.
50：A. Gratiolo, *Discorso di peste: Nel quale si contengono utilissime speculationi intorno alla natura, cagioni, e curatione della peste*, Venice: Girolamo Polo, 1576.

14：Anonymous, "News Release," *US Department of Labor*, July 9, 2020.
15：K. Parker, et al., "About Half of Lower-Income Americans Report Household Job or Wage Loss Due to COVID-19," *Pew Research Center*, April 21, 2020.
16：H. Long and A. Van Dam, "Unemployment Rate Jumps to 14.7 Percent, the Worst since the Great Depression," *Washington Post*, May 8, 2020; D. Rushe, "US Job Losses Have Reached Great Depression Levels. Did It Have to Be That Way?" *The Guardian*, May 9, 2020.
17：J. Lippman, "Retail Meltdown Will Reshape Main St.: Popular Gelato Shop Won't Return, Could Be First of Many Downtown," *Valley News* (Lebanon, NH), May 8, 2020.
18：B. Casselman, "A Collapse that Wiped Out 5 Years of Growth, with No Bounce in Sight," *New York Times*, July 30, 2020.
19：Council of Economic Advisors, "An In-Depth Look at COVID-19's Early Effects on Consumer Spending and GDP," *White House*, April 29, 2020.
20：J. Dearen and M. Stobbe, "Trump Administration Buries Detailed CDC Advice on Reopening," *AP News*, May 7, 2020.
21：N. Qualls et al., "Community Mitigation Guidelines to Prevent Pandemic Influenza—United States, 2017," *CDC Morbidity and Mortality Weekly Report* 2017; 66: 1-34.
22：J. Rainey et al., "California Lessons from the 1918 Pandemic: San Francisco Dithered; Los Angeles Acted and Saved Lives," *Los Angeles Times*, April 19, 2020.
23：P. Gahr et al., "An Outbreak of Measles in an Under-Vaccinated Community," *Pediatrics* 2014; 134: e220-228.
24：H. Stewart et al., "Boris Johnson Orders UK Lockdown to Be Enforced by Police," *The Guardian*, March 23, 2020.
25：Y. Talmazan, "U.K.'s Boris Johnson Says Doctors Prepared to Announce His Death as He Fought COVID-19," *NBC News*, May 3, 2020.
26：T. Mulvihill, "Sweden's Divisive Lockdown Policy Could See It Excluded from Nordic 'Travel Bubble,'" *The Telegraph*, May 27, 2020.
27：J. Henley, "We Should Have Done More, Admits Architect of Sweden's Covid-19 Strategy," *The Guardian*, June 3, 2020.
28：D. Lazer et al., "The State of the Nation: A 50-State COVID-19 Survey," *Northeastern University*, April 20, 2020.
29：G.H. Weaver, "Droplet Infection and Its Prevention by the Face Mask," *Journal of Infectious Diseases* 1919; 24: 218-230.
30：World Health Organization, "Advice on the Use of Masks in the Context of COVID-19: Interim Guidance," *WHO*, April 6, 2020.
31：N.H.L. Leung et al., "Respiratory Virus Shedding in Exhaled Breath and Efficacy of Face Masks," *Nature Medicine* 2020; 26: 676-680; A. Davies et al., "Testing the Efficacy of Homemade Masks: Would They Protect in an Influenza Pandemic?" *Disaster Medicine and Public Health Preparedness* 2013, 7: 413-418; T. Jefferson et al., "Physical Interventions to Interrupt or Reduce the Spread of Respiratory Viruses: Systematic Review," *BMJ* 2008; 336: 77-80.
32：Y.L.A. Kwok et al., "Face Touching: A Frequent Habit That Has Implications for Hand

View," *Economic History Review* 1981; 34: 469-476.
105：W.H. McNeil, *Plagues and Peoples*, London: Penguin, 1976［W・H・マクニール『疫病と世界史』佐々木昭夫訳、新潮社、1985年］; C.E. Rosenberg, *The Cholera Years: The United States in 1832, 1849, and 1866*, Chicago: University of Chicago Press, 1987; D.M. Oshinsky, *Polio: An American Story*, Oxford: Oxford University Press, 2005.

第3章 PULLING APART

1：L. Spinney, *Pale Rider: The Spanish Flu of 1918 and How It Changed the World*, New York: Public Affairs, 2017, p. 124.
2：T. McKeown and C.R. Lowe, *An Introduction to Social Medicine*, Oxford and Edinburgh: Blackwell Scientific Publications, 1966; T. McKeown and R.G. Brown, "Medical Evidence Related to English Population Changes in the Eighteenth Century," *Population Studies* 1955; 9: 119-141.
3：B. Pourbohloul et al., "Modeling Control Strategies of Respiratory Pathogens," *Emerging Infectious Diseases* 2005; 11: 1249-1256.
4：D. Cole and A. Main, "Top Infectious Disease Expert Doesn't Rule Out Supporting Temporary National Lockdown to Combat Coronavirus," *CNN*, March 15, 2020.
5：J. Kates et al., "Stay-at-Home Orders to Fight COVID-19 in the United States: The Risks of a Scattershot Approach," *KFF*, April 5, 2020.
6：K. Schaul et al., "Where Americans Are Still Staying at Home the Most," *Washington Post*, May 6, 2020.
7：CDC COVID-19 Response Team, "Severe Outcomes among Patients with Coronavirus Disease 2019（COVID-19）—United States, February 12-March 16, 2020," *CDC Morbidity and Mortality Weekly Report* 2020; 69: 343-346; Novel Coronavirus Pneumonia Emergency Response Epidemiology Team, "The Epidemiological Characteristics of an Outbreak of 2019 Novel Coronavirus Diseases（COVID-19）—China, 2020," *China CDC Weekly* 2020; 2: 1-10; G. Grasselli et al., "Critical Care Utilization for the COVID-19 Outbreak in Lombardy, Italy: Early Experience and Forecast during an Emergency Response," *JAMA* 2020; 323: 1545-1546.
8：Anonymous, "Hospital Beds（per 1,000 People）," *World Bank Data*, 2015.
9：L. Frias, "Thousands of Chinese Doctors Volunteered for the Frontline of the Coronavirus Outbreak. They Are Overwhelmed, Under-Equipped, Exhausted, and Even Dying," *Business Insider*, February 7, 2020.
10：M. Van Beusekom, "Doctors: COVID-19 Pushing Italian ICUs toward Collapse," *University of Minnesota Center for Infectious Disease Research and Policy*, March 16, 2020.
11：N. Winfield and C. Barry, "Italy's Health System at Limit in Virus-Struck Lombardy," *AP News*, March 2, 2020.
12：S. Hsiang et al., "The Effect of Large-Scale Anti-Contagion Policies on the COVID-19 Pandemic," *Nature*, June 8, 2020.
13：H.M. Krumholz, "Where Have All the Heart Attacks Gone?" *New York Times*, May 14, 2020.

Births during the COVID-19 Lockdown in Ireland: A Natural Experiment Allowing Analysis of Data from the Prior Two Decades," *medRxiv*, June 5, 2020; G. Hedermann et al., "Changes in Premature Birth Rates during the Danish Nationwide COVID-19 Lockdown: A Nationwide Register-Based Prevalence Proportion Study," *medRxiv*, May 23, 2020.
88：K.I. Bos et al., "A Draft Genome of *Yersinia pestis* from Victims of the Black Death," *Nature* 2011; 478: 506-510.
89：F.M. Snowden, *Epidemics and Society: From the Black Death to the Present*, New Haven, CT: Yale University Press, 2019, p. 48.
90：R.D. Perry and J.D. Fetherston, "*Yersinia pestis*—Etiologic Agent of Plague," *Clinical Microbiology Reviews* 1997; 10: 35-66.
91：B. Bramanti et al., "A Critical Review of Anthropological Studies on Skeletons from European Plague Pits of Different Epochs," *Scientific Reports* 2018; 8: 17655.
92：L. Mordechai et al., "The Justinianic Plague: An Inconsequential Pandemic?" *Proceedings of the National Academy of Sciences* 2019; 116: 25546-25554.
93：O.J. Benedictow, *The Black Death 1346-1353: The Complete History*, Woodbridge, UK: Boydell & Brewer, 2004.
94：Anonymous, "Plague in the United States," *CDC Maps & Statistics*, November 25, 2019; N. Kwit, "Human Plague—United States, 2015," *CDC Morbidity and Mortality Weekly Report* 2015; 64: 918-919.
95：John of Ephesus, "John of Ephesus Describes the Justinianic Plague," ed. R. Pearse, *Roger Pearse blog*, May 10, 2017.
96：D. Defoe, *A Journal of the Plague Year*, London: E. Nutt, 1722, p. 90.［ダニエル・デフォー『ペスト』平井正穂訳、中央公論新社; 改版、2009年］ほか。
97：K.E. Steinhauser et al., "Factors Considered Important at the End of Life by Patients, Family, Physicians, and Other Care Providers," *JAMA* 2000; 284: 2476-2482.
98：F.M. Snowden, *Epidemics and Society: From the Black Death to the Present*, New Haven, CT: Yale University Press, 2019, p. 70.
99：G. de Mussis, *Historia de morbo*, in *The Black Death*, trans. and ed. R. Horrox, Manchester: Manchester University Press, 1994, p. 22.
100：A. Cliff and M. Smallman-Raynor, "Containing the Spread of Epidemics," in *Oxford Textbook of Infectious Disease Control: A Geographical Analysis from Medieval Quarantine to Global Eradication*, Oxford: Oxford University Press, 2013.
101：O.J. Benedictow, *The Black Death 1346-1353: The Complete History*, Woodbridge, UK: Boydell & Brewer, 2004; O.J. Benedictow, *Plague in the Late Medieval Nordic Countries: Epidemiological Studies*, Oslo: Middelalderforlaget, 1992.
102：W.M. Bowsky, "The Impact of the Black Death upon Sienese Government and Society," *Speculum* 1964; 39: 1-34; N. Pūyān, "Plague, an Extraordinary Tragedy," *Open Access Library Journal* 2017; 4: e3643.
103：B. Bonaiuti, *Florentine Chronicle of Marchionne di Coppo Stefani*, ed. N. Rodolico, Città di Castello: Coi Tipi dell'editore S. Lapi, 1903, Rubric 643.
104：A.B. Appleby, "The Disappearance of Plague: A Continuing Puzzle," *Economic History Review* 1980; 33: 161-173; P. Slack, "The Disappearance of Plague: An Alternative

70：W.P. Glezen, "Emerging Infections: Pandemic Influenza," *Epidemiological Reviews* 1996; 18: 64-76.
71：L. Spinney, *Pale Rider: The Spanish Flu of 1918 and How It Changed the World*, New York: Public Affairs, 2017, pp. x-xi.
72：Ibid., p. 99.
73：J.K. Taubenberger et al., "Initial Genetic Characterization of the 1918 'Spanish'Influenza Virus," *Science* 1997; 275: 1793-1796; T.M. Tumpey et al., "Characterization of the Reconstructed 1918 Spanish Influenza Pandemic Virus," *Science* 2005; 310: 77-80.
74：J.M. Barry, "The Site of Origin of the 1918 Influenza Pandemic and Its Public Health Implications," *Journal of Translational Medicine* 2004; 2: 3.
75：P.C. Wever and L. van Bergen, "Death from 1918 Pandemic Influenza during the First World War: A Perspective from Personal and Anecdotal Evidence," *Influenza and Other Respiratory Viruses* 2014; 8: 538-546; L. Spinney, *Pale Rider: The Spanish Flu of 1918 and How It Changed the World*, New York: Public Affairs, 2017, p. 38.
76：V.C. Vaughan, *A Doctor's Memories*, Indianapolis: Bobbs-Merrill, 1926, pp. 383-384.
77：S.E. Mamelund, "1918 Pandemic Morbidity: The First Wave Hits the Poor, the Second Wave Hits the Rich," *Influenza and Other Respiratory Viruses* 2018; 12: 307-313.
78：P. Toole, "The Flu Epidemic of 1918," *NYC Department of Records & Information Services*, March 1, 2018.
79：D. Barry and C. Dickerson, "The Killer Flu of 1918: A Philadelphia Story," *New York Times*, April 4, 2020.
80：G.H. Hirshberg, "Medical Science's Newest Discoveries about the 'Spanish Influenza,'" *Philadelphia Inquirer*, October 6, 1918; M. Wilson, "What New York Looked Like during the 1918 Flu Pandemic," *New York Times*, April 2, 2020.
81：Anonymous, "Drastic Steps Taken to Fight Influenza Here," *New York Times*, October 5, 1918.
82：A.M. Stein et al., "'Better Off in School': School Medical Inspection as a Public Health Strategy during the 1918-1919 Influenza Pandemic in the United States," *Public Health Reports* 2010; 125: 63-70.
83：H. Markel et al., "Non-Pharmaceutical Interventions Implemented by US Cities during the 1918-1919 Influenza Pandemic," *JAMA* 2007; 298: 644-654; F. Aimone, "The 1918 Influenza Pandemic in New York City: A Review of the Public Health Response," *Public Health Reports* 2010; 125: 71-79.
84：A.D. Langmuir, "William Farr: Founder of Modern Concepts of Surveillance," *International Journal of Epidemiology* 1976; 5: 13-18.
85：D.M. Weinberger, et al., "Estimating the Early Death Toll of COVID-19 in the United States," *medRxiv*, April 29, 2020.
86：D.M. Weinberger, et al., "Estimation of Excess Deaths Associated with the COVID-19 Pandemic in the United States, March to May 2020," *JAMA Internal Medicine*, July 1, 2020.
87：G. He et al., "The Short-Term Impacts of COVID-19 Lockdown on Urban Air Pollution in China," *Nature Sustainability*, July 7, 2020; R.K. Philip et al., "Reduction in Preterm

Times, April 12, 2020.
52：H. Qian et al., "Indoor Transmission of SARS-CoV-2," *medRxiv*, April 7, 2020.
53：Anonymous, "Middle East Respiratory Syndrome Coronavirus（MERS-CoV)," *WHO*, March 11, 2019.
54：M.S. Majumder et al., "Estimation of MERS-Coronavirus Reproductive Number and Case Fatality Rate for the Spring 2014 Saudi Arabia Outbreak: Insights from Publicly Available Data," *PLoS Currents Outbreaks* 2014; 6.
55：M.S. Majumder and K.D. Mandl, "Early in the Epidemic: Impacts of Preprints on Global Discourse about COVID-19 Transmissibility," *Lancet Global Health* 2020; 8: e627.
56：R.E. Neustadt and H.V. Fineberg, *The Epidemic That Never Was: Policy-Making and the Swine Flu Scare*, New York: Vintage, 1983.
57：F.S. Dawood et al., "Estimated Global Mortality Associated with the First 12 Months of 2009 Pandemic Influenza A H1N1 Virus Circulation: A Modelling Study," *Lancet Infectious Diseases 2012;* 12: 687-695; J.K. Taubenberger and D.M. Morens, "1918 Influenza: The Mother of All Pandemics," *Emerging Infectious Diseases* 2006; 12: 15-22.
58：C. Reed et al., "Novel Framework for Assessing Epidemiological Effects of Influenza Epidemics and Pandemics," *Emerging Infectious Diseases* 2013; 19: 85-91.
59：W.P. Glezen, "Emerging Infections: Pandemic Influenza," *Epidemiologic Reviews* 1996; 18: 64-76.
60：A.D. Langmuir, "Epidemiology of Asian Influenza. With Special Emphasis on the United States," *American Review of Respiratory Disease* 1961; 83: 2-14.
61：C. Viboud et al., "Global Mortality Impact of the 1957-1959 Influenza Pandemic," *Journal of Infectious Diseases* 2016; 213: 738-745.
62：US Department of Health Education and Welfare Public Health Service, "Asian Influenza: 1957-1960," *Descriptive Brochure*, July 1960.
63：A.D. Langmuir, "Epidemiology of Asian Influenza. With Special Emphasis on the United States," *American Review of Respiratory Disease* 1961; 83: 2-14.
64：Anonymous, "Pneumonia and Influenza Mortality for 122 U.S. Cities," *CDC*, January 10, 2015.
65：J. Shaman and M. Kohn, "Absolute Humidity Modulates Influenza Survival, Transmission, and Seasonality," *Proceedings of the National Academy of Sciences* 2009; 106: 3243-3248.
66：R.A. Neher et al., "Potential Impact of Seasonal Forcing on a SARS-CoV-2 Pandemic," *Swiss Medical Weekly* 2020; 150: w20224; S.M. Kissler et al., "Projecting the Transmission Dynamics of SARS-CoV-2 through the Postpandemic Period," *Science* 2020; 368: 860-868.
67：W.P. Glezen, "Emerging Infections: Pandemic Influenza," *Epidemiological Reviews* 1996; 18: 64-76.
68：L. Zeldovich, "How America Brought the 1957 Influenza Pandemic to a Halt," *JSTOR Daily*, April 7, 2020.
69：N.P.A.S. Johnson and J. Mueller, "Updating the Accounts: Global Mortality of the 1918-1920 'Spanish' Influenza Pandemic," *Bulletin of the History of Medicine* 2002; 76: 105-115.

37：Z. Du et al., "Serial Interval of COVID-19 among Publicly Reported Confirmed Cases," *Emerging Infectious Diseases* 2020; 25: 1341-1343.
38：W. Xia et al., "Transmission of Corona Virus Disease 2019 during the Incubation Period May Lead to a Quarantine Loophole," *medRxiv*, March 8, 2020.
39：X. He et al., "Temporal Dynamics in Viral Shedding and Transmissibility of COVID-19," *Nature Medicine* 2020; 26: 672-675; S.M. Moghadas et al., "The Implications of Silent Transmission for the Control of COVID-19 Outbreaks," *Proceedings of the National Academy of Sciences*, July 6, 2020.
40：F.M. Guerra et al., "The Basic Reproduction Number（R0）of Measles: A Systematic Review," *Lancet Infectious Diseases* 2017; 17: E420-E428; R. Gani and S. Leach, "Transmission Potential of Smallpox in Contemporary Populations," *Nature* 2001; 414: 748-751; A. Khan et al., "Estimating the Basic Reproductive Ratio for the Ebola Outbreak in Liberia and Sierra Leone," *Infectious Diseases of Poverty* 2015; 4: 13; M. Biggerstaff et al., "Estimates of the Reproduction Number for Seasonal, Pandemic, and Zoonotic Influenza: A Systematic Review of the Literature," *BMC Infectious Diseases* 2014; 14: 480.
41：M. Lipsitch et al., "Transmission Dynamics and Control of Severe Acute Respiratory Syndrome," *Science* 2003; 300: 1966-1970.
42：J.O. Lloyd-Smith et al., "Superspreading and the Effect of Individual Variation on Disease Emergence," *Nature* 2005; 438: 355-359; M. Small et al., "Super-Spreaders and the Rate of Transmission of the SARS Virus," *Physica D* 2006; 215: 146-158.
43：J. Riou and C.L. Althaus, "Pattern of Early Human-to-Human Transmission of Wuhan 2019 Novel Coronavirus（2019-nCoV）, December 2019 to January 2020," *Eurosurveillance* 2020; 25: pii=2000058.
44：L.A. Meyers et al., "Network Theory and SARS: Predicting Outbreak Diversity," *Journal of Theoretical Biology* 2005; 232: 71-81.
45：O. Reich et al., "Modeling COVID-19 on a Network: Super-Spreaders, Testing, and Containment," *medRxiv*, May 5, 2020; A.L. Ziff and R.M. Ziff, "Fractal Kinetics of COVID-19 Pandemic," *medRxiv*, March 3, 2020.
46：G. Kolata, "Why Are Some People So Much More Infectious Than Others?" *New York Times*, April 12, 2020.
47：N.A. Christakis and J.H. Fowler, "Social Network Sensors for Early Detection of Contagious Outbreaks," *PLOS ONE* 2010; 5: e12948.
48：L. Hamner et al., "High SARS-CoV-2 Attack Rate Following Exposure at a Choir Practice—Skagit County, Washington, March 2020," *CDC Morbidity and Mortality Weekly Report* 2020; 69: 606-610.
49：S. Jang et al., "Cluster of Coronavirus Disease Associated with Fitness Dance Classes, South Korea," *Emerging Infectious Diseases* 2020; 26: 1917-1920.
50：E. Barry, "Days after a Funeral in a Georgia Town, Coronavirus 'Hit Like a Bomb,'" *New York Times*, March 30, 2020.
51：Anonymous, "Coronavirus Disease 2019（COVID-19）Cases in MA as of March 26, 2020," *Massachusetts Department of Public Health*, March 26, 2020; F. Stockman and K. Barker, "How a Premier U.S. Drug Company Became a Virus 'Super Spreader,'" *New York*

Journal of Environmental Health 2006; 68: 26-30.
17：K. Fong, "SARS: The People Who Risked Their Lives to Stop the Virus," *BBC News Magazine*, August 16, 2013.
18：Anonymous, "Update 95—SARS: Chronology of a Serial Killer," *WHO*, July 4, 2003.
19：B. Reilley et al., "SARS and Carlo Urbani," *New England Journal of Medicine* 2003; 348: 1951-1952.
20：C. Abraham, "How a Deadly Disease Came to Canada," *Globe and Mail*, March 29, 2003.
21：T. Tsang et al., "Update: Outbreak of Severe Acute Respiratory Syndrome—Worldwide, 2003," *CDC Morbidity and Mortality Weekly Report* 2003; 52: 241-248.
22：Y. Ye, *Biography of Zhong Nanshan*, Beijing: Writers Press, 2010, pp. 49-52.
23：Z. Shi and Z. Hu, "A Review of Studies on Animal Reservoirs of the SARS Coronavirus," *Virus Research* 2008; 133: 74-87.
24：A.C.P. Wong et al., "Global Epidemiology of Bat Coronaviruses," *Viruses* 2019; 11: 174.
25：S.J. Olsen et al., "Transmission of the Severe Acute Respiratory Syndrome on Aircraft," *New England Journal of Medicine* 2003; 349: 2416-2422.
26：D.M. Bell et al., "Public Health Interventions and SARS Spread—2003," *Emerging Infectious Diseases* 2004; 10: 1900-1906.
27：Anonymous, "Update 95—SARS: Chronology of a Serial Killer," *WHO*, July 4, 2003.
28：Anonymous, "Coronavirus Never Before Seen in Humans Is the Cause of SARS," *WHO*, April 16, 2003.
29：D.M. Bell et al., "Public Health Interventions and SARS Spread—2003," *Emerging Infectious Diseases* 2004; 10: 1900-1906.
30：K. Stadler et al., "SARS—Beginning to Understand a New Virus," *Nature Reviews Microbiology* 2003; 1: 209-218.
31：Anonymous, "Summary Table of SARS Cases by Country, 1 November 2002—7 August 2003," *WHO*, August 15, 2003.
32：Anonymous, "Update 49—SARS Case Fatality Ratio, Incubation Period," *WHO*, May 7, 2003.
33：A. Forna et al., "Case Fatality Ratio Estimates for the 2013-2016 West African Ebola Epidemic: Application of Boosted Regression Trees for Imputation," *Clinical Infectious Diseases* 2020; 70: 2476-2483; N. Ndayimirije and M.K. Kindhauser, "Marburg Hemorrhagic Fever in Angola—Fighting Fear and a Lethal Pathogen," *New England Journal of Medicine* 2005; 352: 2155-2157.
34：D. Cyranoski, "Profile of a Killer: The Complex Biology Powering the Coronavirus Pandemic," *Nature*, May 4, 2020.
35：J. Howard, "Novel Coronavirus Can Be Spread by People Who Aren't Exhibiting Symptoms, CDC Director Says," *CNN*, February 13, 2020.
36：T. Subramaniam and V. Stracqualursi, "Fact Check: Georgia Governor Says We Only Just Learned People without Symptoms Could Spread Coronavirus. Experts Have Been Saying That for Months," *CNN*, April 3, 2020.

134. [E・N・ローレンツ『ローレンツ カオスのエッセンス』杉山勝・杉山智子訳、共立出版、1997年]
84：E.N. Lorenz, "Deterministic Nonperiodic Flow," *Journal of the Atmospheric Sciences* 1963; 20: 130-141.
85：E.N. Lorenz, "The Predictability of Hydrodynamic Flow," *Transactions of the New York Academy of Sciences* 1963; 25: 409-432.
86：E.N. Lorenz, "The Butterfly Effect," *Premio Felice Pietro Chisesi e Caterina Tomassoni Acceptance Speech*, April, 2008.

第2章 AN OLD ENEMY RETURNS

1：M.S. Asher, *Dancing in the Wonder for 102 Years*, Seattle: Amazon, 2015, p. 7.
2：P. Dvorak, "At 107, This Artist Just Beat COVID-19. It Was the Second Pandemic She Survived," *Washington Post*, May 7, 2020; B. Harris, "Meet the 107-Year-Old Woman Who Survived the Coronavirus and the Spanish Flu," *Jerusalem Post*, May 7, 2020.
3：D.X. Liu et al., "Human Coronavirus-229E, -OC43, -NL63, and -HKU1," *Reference Module in Life Sciences*, May 7, 2020; H. Wein, "Understanding a Common Cold Virus," *NIH Research Matters*, April 13, 2009.
4：Anonymous, "Update 95—SARS: Chronology of a Serial Killer," *WHO*, July 4, 2003.
5：Anonymous, "Summary Table of SARS Cases by Country, 1 November 2002-7 August 2003," *WHO*, August 15, 2003.
6：Anonymous, "SARS Outbreak Contained Worldwide," *WHO*, July 5, 2003.
7：Anonymous, "Summary Table of SARS Cases by Country, 1 November 2002-7 August 2003," *WHO*, August 15, 2003.
8：E. Nakashima, "SARS Signals Missed in Hong Kong," *Washington Post*, May 20, 2003.
9：Anonymous, "Update 95—SARS: Chronology of a Serial Killer," *WHO*, July 4, 2003; E. Nakashima, "SARS Signals Missed in Hong Kong," *Washington Post*, May 20, 2003.
10：J.M. Nicholls et al., "Lung Pathology of Fatal Severe Acute Respiratory Syndrome," *The Lancet* 2003; 361: 1773-1776.
11：S. Law et al., "Severe Acute Respiratory Syndrome (SARS) and Coronavirus Disease—2019 (COVID-19): From Causes to Preventions in Hong Kong," *International Journal of Infectious Diseases* 2020; 94: 156-163.
12：T. Tsang et al., "Update: Outbreak of Severe Acute Respiratory Syndrome—Worldwide, 2003," *CDC Morbidity and Mortality Weekly Report* 2003; 52: 241-248.
13：E. Nakashima, "SARS Signals Missed in Hong Kong," *Washington Post*, May 20, 2003.
14：K. Fong, "SARS: The People Who Risked Their Lives to Stop the Virus," *BBC News Magazine*, August 16, 2013.
15：H. Feldmann et al., "WHO Environmental Health Team Reports on Amoy Gardens," *WHO*, May 16, 2003; I.T.S. Yu et al., "Evidence of Airborne Transmission of the Severe Acute Respiratory Syndrome Virus," *New England Journal of Medicine* 2004; 350: 1731-1739.
16：K.R. McKinney et al., "Environmental Transmission of SARS at Amoy Gardens,"

66：J. Goldstein and J. McKinley, "Coronavirus in N.Y.: Manhattan Woman Is First Confirmed Case in State," *New York Times*, March 1, 2020.
67：M. Worobey et al., "The Emergence of SARS-CoV-2 in Europe and the US," *bioRxiv*, May 23, 2020.
68：E. Lavezzo et al., "Suppression of COVID-19 Outbreak in the Municipality of Vo', Italy," *medRxiv*, April 18, 2020.
69：N. Gallón, "Bodies Are Being Left in the Streets in an Overwhelmed Ecuadorian City," *CNN*, April 3, 2020.
70：J.D. Almeida et al., "Virology: Coronaviruses," *Nature* 1968; 220: 650.
71：W.J. Guan et al., "Clinical Characteristics of Coronavirus Disease 2019 in China," *New England Journal of Medicine* 2020; 382: 1708-1720; C. Menni et al., "Real-Time Tracking of Self-Reported Symptoms to Predict Potential COVID-19," *Nature Medicine* 2020; 26: 1037-1040; A.B. Docherty et al., "Features of 16,749 Hospitalized UK Patients with COVID-19 Using the ISARIC WHO Clinical Characterization Protocol," *medRxiv*, April 28, 2020.
72：F. Hainey, "How Six People with Coronavirus Describe Suffering the Symptoms," *Manchester Evening News*, March 11, 2020.
73：J. Achenbach et al., "What It's Like to Be Infected with Coronavirus," *Washington Post*, March 22, 2020.
74：C. Goldman, "I Have the Coronavirus. So Far, It Hasn't Been That Bad for Me," *Washington Post*, February 28, 2020.
75：A. de Luca et al., "'An Anvil Sitting on My Chest': What It's Like to Have Covid-19," *New York Times*, May 7, 2020.
76：M. Bloom, "Chicagoan on What It's Like to Have Coronavirus: 'It Feels Like an Alien Has Taken Over Your Body,'" *Block Club Chicago*, May 14, 2020.
77：A. de Luca et al., "'An Anvil Sitting on My Chest': What It's Like to Have Covid-19," *New York Times*, May 7, 2020.
78：M. Longman, "What Coronavirus Feels Like, according to 5 Women," *Refinery29*, April 13, 2020; K.T. Vuong, "How Does It Feel to Have Coronavirus COVID-19?" *Mira*, May 13, 2020.
79：M. Wadman et al., "How Does Coronavirus Kill? Clinicians Trace a Ferocious Rampage through the Body, from Brain to Toes," *Science*, April 17, 2020.
80：S.A. Lauer et al., "The Incubation Period of Coronavirus Disease 2019（COVID-19）from Publicly Reported Confirmed Cases: Estimation and Application," *Ann Intern Med*, May 5, 2020.
81：W.H. McNeill, *Plagues and Peoples*, New York: Doubleday/Anchor, 1976 ［W・H・マクニール『疫病と世界史』佐々木昭夫訳、新潮社、1985年］; *A.W. Crosby, The Columbian Exchange: Biological and Cultural Consequences of 1492*, Westport, CT: Greenwood Press, 1972.
82：E.N. Lorenz, "Predictability: Does the Flap of a Butterfly's Wings in Brazil Set Off a Tornado in Texas?" *American Association for the Advancement of Science, 139th Meeting*, December 29, 1972.
83：E.N. Lorenz, *The Essence of Chaos*, Seattle: University of Washington Press, 1993, p.

the U.S. Coronavirus Response," *New York Times*, March 10, 2020.
49：Anonymous, "Coronavirus Disease 2019 (COVID-19) Situation Report—38," *WHO*, February 27, 2020.
50：Anonymous, "Coronavirus | United States," *Worldometer*, July 14, 2020.
51：D. Hull and H. Waller, "Americans Told to Avoid Cruises as Medical Team Boards Ship," *Bloomberg*, March 8, 2020.
52：L.F. Moriarty et al., "Public Health Responses to COVID-19 Outbreaks on Cruise Ships—Worldwide, February—March 2020," *CDC Morbidity and Mortality Weekly Report* 2020; 69: 347-352.
53：M. Hines and D. Oliver, "Coronavirus: More Than 1,000 Passengers Await Their Turn to Leave Grand Princess, Begin Quarantine," *USA Today*, March 11, 2020.
54：L.F. Moriarty et al., "Public Health Responses to COVID-19 Outbreaks on Cruise Ships—Worldwide, February—March 2020," *CDC Morbidity and Mortality Weekly Report* 2020; 69: 347-352.
55：S. Mallapaty, "What the Cruise-Ship Outbreaks Reveal about COVID-19," *Nature* 2020; 580: 18.
56：T.W. Russell et al., "Estimating the Infection and Case Fatality Ratio for Coronavirus Disease (COVID-19) Using Age-Adjusted Data from the Outbreak on the Diamond Princess Cruise Ship, February 2020," *Eurosurveillance* 2020; 25: pii=2000256.
57：A. Palmer, "Amazon Tells Seattle-Area Employees to Work from Home as Coronavirus Spreads," *CNBC*, March 5, 2020.
58：S. Mervosh et al., "See Which States and Cities Have Told Residents to Stay at Home," *New York Times*, April 20, 2020.
59：F. Wu et al., "A New Coronavirus Associated with Human Respiratory Disease in China," *Nature* 2020; 579: 265-269.
60：P. Zhuang, "Chinese Laboratory That First Shared Coronavirus Genome with World Ordered to Close for 'Rectification,' Hindering Its Covid-19 Research," *South China Morning Post*, February 28, 2020; J. Cohen, "Chinese Researchers Reveal Draft Genome of Virus Implicated in Wuhan Pneumonia Outbreak," *Science*, January 11, 2020.
61：P. Zhou et al., "A Pneumonia Outbreak Associated with a New Coronavirus of Probable Bat Origin," *Nature* 2020; 579: 270-273; T. Zhang et al., "Probable Pangolin Origin of SARS-CoV-2 Associated with the COVID-19 Outbreak," *Current Biology* 2020; 30: 1346-1351.; M.F. Boni et al., "Evolutionary Origins of the SARS-CoV-2 Sarbecovirus Lineage Responsible for the COVID-19 Pandemic," *Nature Microbiology*, July 28, 2020.
62：A. Rambaut, "Phylogenetic Analysis of nCoV-2019 Genomes," *Virological*, March 6, 2020.
63：T. Bedford et al., "Cryptic Transmission of SARS-CoV-2 in Washington State," *medRxiv*, April 16, 2020.
64：M. Worobey et al., "The Emergence of SARS-CoV-2 in Europe and the US," *bioRxiv*, May 23, 2020.
65：J.R. Fauver et al., "Coast-to-Coast Spread of SARS-CoV-2 during the Early Epidemic in the United States," *Cell* 2020; 181: 990-996.e5.

Implement These Eight Preventive Measures?" *State Council of the People's Republic of China*, February 22, 2020.
35：Anonymous, "March 31: Daily Briefing on Novel Coronavirus in China," *National Health Commission of the People's Republic of China*, March 31, 2020.
36：G. Cossley, "China Starts to Report Asymptomatic Coronavirus Cases," *Reuters*, April 1, 2020; W. Zheng, "Funeral Parlour Report Fans Fears over Wuhan Death Toll from Coronavirus," *South China Morning Post*, March 30, 2020.
37：S. Chen et al., "Wuhan to Test Whole City of 11 Million as New Cases Emerge," *Bloomberg*, May 12, 2020.
38：Anonymous, "First Travel-Related Case of 2019 Novel Coronavirus Detected in the United States," *CDC*, January 21, 2020; M.L. Holshue et al., "First Case of 2019 Novel Coronavirus in the United States," *New England Journal of Medicine* 2020; 382: 929-936.
39：T. Bedford et al., "Cryptic Transmission of SARS-CoV-2 in Washington State," *medRxiv*, April 16, 2020.
40：P. Robison et al., "Seattle's Patient Zero Spread Coronavirus despite Ebola-Style Lockdown," *Bloomberg Businessweek*, March 9, 2020.
41：M. Worobey et al., "The Emergence of SARS-CoV-2 in Europe and the US," *bioRxiv*, May 23, 2020.
42：J. Healy and S.F. Koveleski, "The Coronavirus's Rampage through a Suburban Nursing Home," *New York Times*, March 21, 2020; M. Baker et al., "Washington State Declares Emergency amid Coronavirus Death and Illness at Nursing Home," *New York Times*, February 29, 2020.
43：T.M. McMichael et al., "COVID-19 in a Long-Term Care Facility—King County, Washington, February 27-March 9, 2020," *CDC Morbidity and Mortality Weekly Report* 2020; 69: 339-342; T.M. McMichael et al., "Epidemiology of Covid-19 in a Long-Term Care Facility in King County, Washington," *New England Journal of Medicine* 2020; 382: 2005-2011; J. Healy and S.F. Kovaleski, "The Coronavirus's Rampage through a Suburban Nursing Home," *New York Times*, March 21, 2020.
44：T. Tully, "After Anonymous Tip, 17 Bodies Found at Nursing Home Hit by Virus," *New York Times*, April 15, 2020; H. Krueger, "Almost Every Day Has Brought a New Death from Coronavirus at the Soldiers' Home in Holyoke; 67 Have Died So Far," *Boston Globe*, April 27, 2020.
45：S. Moon, "A Seemingly Healthy Woman's Sudden Death Is Now the First Known US Coronavirus-Related Fatality," *CNN*, April 24, 2020; J. Hanna et al., "2 Californians Died of Coronavirus Weeks before Previously Known 1st US Death," *CNN*, April 22, 2020.
46：I. Ghinai et al., "First Known Person-to-Person Transmission of Severe Acute Respiratory Syndrome Coronavirus 2（SARS-CoV-2）in the USA," *The Lancet* 2020; 395: 1137-1144; G. Kolata, "Why Are Some People So Much More Infectious Than Others?" *New York Times*, April 12, 2020.
47：M. Worobey et al., "The Emergence of SARS-CoV-2 in Europe and the US," *bioRxiv*, May 23, 2020.
48：S. Fink and M. Baker, "'It's Just Everywhere Already': How Delays in Testing Set Back

'Rectification,' Hindering Its COVID-19 Research," *South China Morning Post*, February 28, 2020.
17 : T. Reals, "Chinese Doctor Was Warned to Keep Quiet After Sounding the Alarm on Coronavirus," *CBS News*, February 4, 2020.
18 : K. Elmer, "Coronavirus: Wuhan Police Apologise to Family of Whistle-Blowing Doctor Li Wenliang," *South China Morning Post*, March 19, 2020.
19 : C. Buckley, "Chinese Doctor, Silenced After Warning of Outbreak, Dies from Coronavirus," *New York Times*, February 6, 2020; Anonymous, "China Identifies 14 Hubei Frontline Workers, Including Li Wenliang, as Martyrs," *Global Times*, April 2, 2020.
20 : C. Huang et al., "Clinical Features of Patients Infected with 2019 Novel Coronavirus in Wuhan, China," *The Lancet* 2020; 395: 497-506.
21 : M.H. Wong, "3 Billion Journeys: World's Biggest Human Migration Begins in China," *CNN*, January 10, 2020.
22 : J.S. Jia et al., "Population Flow Drives Spatio-Temporal Distribution of COVID-19 in China," *Nature* 2020; 582: 389-394.
23 : C.Q. Zhou, "Xi Jinping Made an Important Directive Regarding Pneumonia Caused by the Novel Coronavirus: Citizens' Health and Safety Are Top One Priorities and the Spread of the Virus Must Be Controlled, Li Keqiang Made Further Arrangements," *XinhuaNet*, January 20, 2020.
24 : Y. Wang, "Years after SARS, a More Confident China Faces a New Virus," *AP News*, January 22, 2020; J.C. Hernández, "The Test a Deadly Coronavirus Outbreak Poses to China's Leadership," *New York Times*, January 21, 2020.
25 : E. Xie, "Build-Up to Coronavirus Lockdown: Inside China's Decision to Close Wuhan," *South China Morning Post*, April 2, 2020.
26 : D.L. Yang, "China's Early Warning System Didn't Work on COVID-19," *Washington Post*, February 24, 2020.
27 : S. Ankel, "A Construction Expert Broke Down How China Built an Emergency Hospital to Treat Wuhan Coronavirus Patients in Just 10 Days," *Business Insider*, February 5, 2020.
28 : Anonymous, "As Xiangyang Railway Station Closes, All Cities in Hubei Are Now Placed in Lockdown," *Pengpai News*, January 29, 2020.
29 : J.B. Zhu, "30 Provinces, Municipalities and Autonomous Regions Announce Highest-Level Public Health Emergency," *Sina News*, January 25, 2020.
30 : P. Hessler, "Life on Lockdown in China: Forty-Five Days Avoiding the Coronavirus," *The New Yorker*, March 30, 2020.
31 : Q.Y. Zhu, "Why Is China Able to Practice Closed-Off Community Management?" *China Daily*, April 7, 2020.
32 : C. Cadell and S. Yu, "Wuhan People Keep Out: Chinese Villages Shun Outsiders as Virus Spreads," *Reuters*, January 28, 2020.
33 : R. Zhong and P. Mozur, "To Tame Coronavirus, Mao-Style Social Control Blankets China," *New York Times*, February 20, 2020.
34 : Y. Wang, "Must-See Instructions for Workplace Reopening! Does Your Workplace

原注

第 1 章 AN INFINITESIMAL THING

1：B. Westcott and S. Wang, "China's Wet Markets Are Not What Some People Think They Are," *CNN*, April 15, 2020.
2：F. Wu et al., "A New Coronavirus Associated with Human Respiratory Disease in China," *Nature* 2020; 579: 265-269; T. Mildenstein et al., "Exploitation of Bats for Bushmeat and Medicine," *Bats in the Anthropocene: Conservation of Bats in a Changing World*, Cham, Switzerland: Springer, 2016, pp. 325-375.
3：A.C.P. Wong et al., "Global Epidemiology of Bat Coronaviruses," *Viruses* 2019; 11: 174.
4：D. Ignatius, "How Did Covid-19 Begin? Its Initial Origin Story Is Shaky," *Washington Post*, April 2, 2020.
5：J.T. Areddy, "China Rules Out Animal Market and Lab as Coronavirus Origin," *Wall Street Journal*, May 26, 2020.
6：C. Huang et al., "Clinical Features of Patients Infected with 2019 Novel Coronavirus in Wuhan, China," *The Lancet* 2020; 395: 497-506.
7：X. Zhang et al., "Viral and Host Factors Related to the Clinical Outcome of COVID-19," *Nature* 2020; 583: 437-440.
8：Z. Wu and J.M. McGoogan, "Characteristics of and Important Lessons from the Coronavirus Disease 2019（COVID-19）Outbreak in China," *JAMA* 2020; 323: 1239-1242; J.L. Zhou et al., "Raising Alarms: A Dialogue with the First Person to Report the Epidemic, Zhang Jixian," *XinhuaNet*, April 20, 2020.
9：W.W. Le and C.Z. Li, "Hubei Government Gives Zhang Dingyu and Zhang Jixian Great Merit Award," *XinhuaNet*, February 6, 2020.
10：D.L. Yang, "China's Early Warning System Didn't Work on COVID-19," *Washington Post*, February 24, 2020.
11：S.P. Zhang, "Huanan Seafood Market Is Closed Starting Today," *Beijing News*, January 1, 2020.
12：S.P. Zhang, "Patients of Unusual Pneumonia in Wuhan Transferred to an Infectious Disease Hospital, Residents near the Huanan Market Found Infected," *Beijing News*, January 2, 2020.
13：Anonymous, "China Detects Large Quantity of Novel Coronavirus at Wuhan Seafood Market," *XinhuaNet*, January 27, 2020.
14：J.Q. Gong, "The Whistle-Giver," *People Magazine*（China）, March 10, 2020.
15：J.X. Qin et al., "The Whistleblower Li Wenliang: Truth Is the Most Important," *Caixin*, February 7, 2020.
16：D. Ji, "Third Session of 13th Hubei Provincial People's Congress Will Be Held on January 12th, 2020," *People's Daily Online*, November 29, 2019; P. Zhuang, "Chinese Laboratory That First Shared Coronavirus Genome with World Ordered Closed for

プロフィール

ニコラス・クリスタキス（Nicholas A. Christakis）
イェール大学ヒューマンネイチャー・ラボ所長およびイェール大学ネットワーク科学研究所所長。医師。医学、社会学、ネットワーク科学、進化生物学、遺伝政治学、行動遺伝学など幅広い専門研究分野から、“アメリカを代表する知性”“世界の知の巨人”と評される。2009年に『タイム』誌の「世界で最も影響力のある100人」に、2009年および2010年に『フォーリン・ポリシー』誌の「トップ・グローバル・シンカー」に選出される。
ハーバード・メディカルスクールで医学博士号を、ペンシルベニア大学で社会学博士号を取得。著書はベストセラーとなっており、『つながり［原題 *CONNECTED*］』（共著・講談社）ではネットワーク科学の先駆者として、人と人とのつながりが個人と社会におよぼす影響について明示。『ブループリント［原題 *BLUEPRINT*］』（上下巻・NewsPicksパブリッシング）では歴史学と進化生物学などの研究者として、未来のための人類史を展開した。本書については、スティーブン・ピンカー（心理学者）、ウィリアム・ノードハウス（ノーベル経済学賞受賞者）、ジェフリー・フライヤー（元ハーバード大学医学部長）などから、推薦の声が寄せられている。

庭田よう子（Yoko Niwata）
翻訳家。慶應義塾大学文学部卒業。訳書にゲーノ『避けられたかもしれない戦争』（東洋経済新報社）、ロス『スタンフォード大学dスクール 人生をデザインする目標達成の習慣』（講談社）、ストームほか『イスラム過激派二重スパイ』（亜紀書房）、スナイダー『目に見えない傷』ハリントン『ウェルス・マネジャー 富裕層の金庫番』ファン・デル・クナープ編『映画『夜と霧』とホロコースト』（以上、みすず書房）などがある。

疫病《えきびょう》と人類知《じんるいち》
新型《しんがた》コロナウイルスが私《わたし》たちにもたらした深遠《しんえん》かつ永続的《えいぞくてき》な影響《えいきょう》

2021年5月6日　第1刷発行

著者……………………ニコラス・クリスタキス
訳者……………………庭田《にわた》よう子《こ》
装幀……………………重原 隆
本文レイアウト………山中 央

発行者…………………鈴木章一
発行所…………………株式会社講談社
東京都文京区音羽2丁目12－21［郵便番号］112－8001
電話［編集］03－5395－3522
［販売］03－5395－4415
［業務］03－5395－3615
印刷所…………………株式会社新藤慶昌堂
製本所…………………株式会社国宝社

ISBN978-4-06-522570-7